Thieme

Das Handbuch für den Praxiserfolg

Praxismarketing und Praxisorganisation für niedergelassene Ärzte

Heinz Welling

3., überarbeitete Auflage

43 Abbildungen
6 Tabellen

Georg Thieme Verlag
Stuttgart · New York

Heinz Welling
Unterstraße 45 a
42929 Wermelskirchen

Bibliografische Information
der Deutschen Bibliothek

Die Deutsche Bibliothek verzeichnet diese Publikation in der Deutschen Nationalbibliografie; detaillierte bibliografische Daten sind im Internet über http://dnb.ddb.de abrufbar.

Rüdigerstraße 14
D-70469 Stuttgart
Homepage: http://www.thieme.de

Printed in Germany

Umschlaggestaltung: Thieme Verlagsgruppe
Umschlaggrafik: Martina Berge, Erbach
Grafiken: Ziegler + Müller, Kirchentellinsfurt
Satz: Ziegler + Müller, Kirchentellinsfurt
Satzsystem: 3B2 (6.05)
Druck und Verarbeitung: Grafisches Centrum Cuno GmbH & Co. KG, Calbe/Saale

ISBN 3-13-105703-3 1 2 3 4 5 6

Vorwort zur 3. Auflage

In fast 13 000 Arztzimmern liegt nun schon das Handbuch für den Praxiserfolg und gibt den Lesern die Möglichkeit, das Unternehmen Arztpraxis zu optimieren. In der Ihnen nun vorliegenden 3. Auflage finden Sie die Erfahrungen aus 12 Jahren Beratertätigkeit mit einigen 1000 Ärzten und Praxen!

Die Prioritäten haben sich verschoben, da die Gegebenheiten unseres Gesundheitsmarktes sich immer schneller verändern. **Professionalisierung, Flexibilität und Kooperation** werden immer wichtiger, um die Unternehmen erfolgreich und profitabel zu halten. Die dritte Auflage hat das besonders berücksichtigt.

Folgende Themen sind **neu in der 3. Auflage:**

1. Die Basis des Praxiserfolges
   - Günstiges Führungsverhalten
   - Die Unternehmensvision
   - Konfliktfelder in der Führung
2. Raumnutzung und Praxisablauf
   - Schichtbetrieb
   - Weg vom „Tante-Emma-Laden"
3. Das Terminsystem
   - Elektronisches Zeitmanagement
4. Privatpatienten
   - Brief für neue Privatpatienten
   - Brief Zufriedenheitsbefragung
   - Sprechstunde „Vitalität und mehr"
   - Checkliste Privatpatienten
5. Unternehmenskonzepte
   - Medizinische Versorgungszentren
   - Branding
   - Integrierte Versorgung

Alle anderen Kapitel sind an die aktuellen Gegebenheiten angepasst und häufig deutlich erweitert worden!

Ich hoffe, dass auch die 3. Auflage genauso angenehm leicht zu lesen sein wird und trotzdem wieder reichlich Stoff bietet, die eigene Situation zu überdenken und, noch wichtiger, dann auch **entsprechend zu handeln!**

Wermelskirchen, Heinz Welling
Frühjahr 2005

Hinweis: In diesem Buch werden viele wirtschaftlich relevante Aspekte der Praxisführung dargestellt. Die Komplexität und die ständige Neu- und Umgestaltung dieser Materie macht es dringend ratsam, **jede Haftung und Gewähr auszuschließen!**

Geleitwort

Die Arztpraxis muss heute sehr komplexen Ansprüchen gerecht werden. Fortschritte in der Medizin und ihren Randgebieten, wie Pharmazie und Medizintechnik, sind zu berücksichtigen, die wirtschaftliche Situation wird schwieriger, die Arzt-Patienten-Beziehung wird zunehmend durch Gesetze und Rechtsbestimmungen beeinflusst, und schließlich werden die rechtlichen Rahmenbedingungen ständig durch Gesundheitsreformen geändert.

Für den Arzt bedeutet das zusätzliche Anforderungen und zusätzlichen Zeitaufwand. Er kann sich nicht mehr allein auf die Behandlung seiner Patienten konzentrieren, sondern muss, weit mehr als früher, sich auch um das Management seines Unternehmens Arztpraxis kümmern. Gerade unter den heute schwierigeren wirtschaftlichen Bedingungen einer vertragsärztlichen Praxis können sich Fehler in der Organisation oder der Führung der Praxis rasch verhängnisvoll auswirken. Für die Zusatzaufgabe ist der Arzt in der Regel nicht ausgebildet. Es besteht Beratungsbedarf.

Schwarz Pharma Deutschland hat diesen Beratungsbedarf schon vor vielen Jahren erkannt und eigene Mitarbeiter ausgebildet und in diesem Bereich Erfahrungen sammeln lassen. So entstand ein Servicekonzept zunächst hausärztlicher, später auch fachärztlicher Praxisberatung, das heute, vielfach bewährt, weithin Anerkennung gefunden hat. Der Autor dieses Buches, Heinz Welling, seit 16 Jahren Mitarbeiter des Unternehmens, ist profilierter und erfolgreicher Praxisberater der ersten Generation. Seine Erfahrungen gibt er schon lange als Trainer an Mitarbeiter des Außendienstes weiter.

Das Unternehmen wird damit seinen eigenen Ansprüchen gerecht, die weit über den Vertrieb von Arzneimitteln hinausgehen: Aktive Mitwirkung an Verbesserungen der Effizienz des deutschen Gesundheitssystems.

Dieses Buch bietet Ärzten eine Hilfestellung für die tägliche Praxis und will auch den Ärzten, die eine Niederlassung in eigener Praxis planen, zur Vorbereitung ihrer Tätigkeit behilflich sein.

Dr. med. Erich Schröder
Leiter Unternehmenskommunikation
der Schwarz Pharma Deutschland GmbH

Inhaltsverzeichnis

Allgemeine Situation *1*

Was tun? *3*

Qualitätsmanagement in der Praxis *6*
Medizinische Qualität *9*
Organisatorische Qualität der Praxis *9*
Einführung von QM *11*
Zertifizierung *11*
Patientenbefragung *12*
Befragung von Praxisbesuchern *14*
Mitarbeiterbefragung *15*

Spezialisierung *16*
Die richtige Strategie *16*
Besonderer Versorgungsbedarf *18*

Die Basis des Praxiserfolges *19*
Günstiges Führungsverhalten *19*
Die Teambesprechung *24*
Die Unternehmensvision *28*
Leistungsorientierte Bezahlung *29*
Konfliktfelder in der Führung *30*
Patientenorientierte Praxisführung *31*
Die Praxisorganisation *36*

Die Arzt-Patienten-Kommunikation *42*
Die Organisation der Konsultation *42*
Ein angenehmes Gesprächsklima schaffen *44*
Die Struktur des Gesprächs *46*
Allgemeine Tipps zur Gesprächsführung *48*
Bewusste Wortwahl *51*
Der Umgang mit schwierigen Patienten *54*
Kommunikation in der Medizin *55*

Raumnutzung und Praxisablauf *57*
Grundlegende Kriterien *57*
Der Ablauf in Facharztpraxen *60*
Der Ablauf in Mehrarztpraxen *61*

Terminsystem *64*
Vorteile von funktionierenden Zeitsystemen *64*
Voraussetzungen *65*
Differenzierte Kontaktmodule *65*
Einführung von Terminsystemen *68*

EDV-Einsatz in der Arztpraxis *70*
Nutzen der EDV *70*
Datensicherheit *72*
Hardware *73*
Software *74*
Wechsel des Softwarehauses *74*

Preisliste *77*
Führerscheinuntersuchung *78*
Sportuntersuchung *78*
Reiseimpfung *78*
Gutachten für die Lebensversicherung *79*

Telekommunikation *80*
Das Telefon *80*
Der Anrufbeantworter *81*
Das Servicetelefon *82*

Ist eine Fallzahlsteigerung sinnvoll? *84*

Geschäftsfeld chronisch kranke Patienten *85*

Geschäftsfeld Prävention *87*
Check-up *87*
Jugend-Gesundheits-Untersuchung (J1) *91*
Impfungen *91*
Sportuntersuchungen in der Praxis *92*
Kooperation mit einem Fitnessstudio *92*

Geschäftsfeld Patientenschulungen *95*
Disease-Management-Programme *95*
Schulungen im Non-GKV-Bereich *95*

Praxisambiente *97*
Beleuchtung *97*
Spiegel *97*
Bilder *97*
Das Wartezimmer *97*
Musik *98*
Corporate Identity *98*
WC-Hygiene *100*
Die Garderobe *100*
Hinweisschilder *101*
Info- und Praxisbroschüren *101*

Privatpatienten *103*
Brief für neue Privatpatienten *105*
Brief Zufriedenheitsbefragung *105*
Sprechstunde Vitalität und mehr *105*

Non-GKV-Leistungen *108*
Daten *108*
Kooperation *109*
Wie bietet man die Leistungen an? *111*
Tipps zum Verkaufsgespräch *112*
Gewerbliche Aktivitäten *114*

Die eigene Internetadresse *116*
Was benötigen Sie, um eine Homepage zu erstellen? *117*

Praxiswertermittlung *118*
Der Good-will-Wert *118*
Der materielle Wert *120*
Fazit *120*

Regresse *121*

Unternehmenskonzepte *123*
Gemeinschaftspraxis *124*
Der Zeitentlastungsassistent *125*
Partnerschaftsgesellschaft *126*
Medizinische Versorgungszentren *126*
Branding *127*
Integrierte Versorgung *127*
Vernetzung *128*

Literatur zum Themenbereich Praxisführung *131*

Sachverzeichnis *132*

Allgemeine Situation

Seit dem Beginn der 80er-Jahre ist ein deutlicher Umbruch im Gesundheitswesen festzustellen.

- Das medizinische Wissen verdoppelt sich alle fünf Jahre. Durch diesen Fortschritt verteuerten sich die Diagnose- und Behandlungskosten überproportional.
- Als im vorletzten Jahrhundert das Sozialgesetzbuch V eingeführt wurde, starb der Pflichtversicherte im Durchschnitt mit 58 Jahren. Heute werden die Bundesbürger über 20 Jahre älter!
- Daher stieg die Zahl der chronisch kranken Patienten und die Zahl der Pflegefälle. Die Menschen erleben ihre Erkrankungen noch, und das wird für das gesamte System teuer.
- Die Wiedervereinigung Deutschlands erschwerte die Situation noch weiter. Die Sozialausgaben der neuen Bundesländer konnten zu Beginn dort nur zu 30% selbst erbracht werden. Auch heute ist ein Finanztransfer über den Risiko-Strukturausgleich (RSA) noch immer erforderlich.
- In den letzten 10 Jahren ist der Anteil der Grundlohnsumme am Bruttosozialprodukt um 9% gesunken. Die Grundlohnsumme ist die Bemessungsgrundlage für die Abgaben an die gesetzliche Krankenversicherung.
- Jedes Jahr kommen neu niedergelassene Ärzte hinzu, die sich die immer knapper werdenden Mittel teilen müssen.

Das Versprechen der Politik, im Falle einer Krankheit des Bürgers immer das Bestmögliche ohne Eigenverantwortung der Menschen zu tun, konnte nicht mehr gehalten werden.

Bismarck hatte übrigens den Sozialstaat anders verstanden. Ihm ging es ursprünglich um eine Basisversorgung, die im Falle der Erkrankung des Bürgers zur Verfügung gestellt werden sollte. Dafür hatte er das Sozialgesetzbuch V der Reichsversicherungsordnung geschaffen. Darin kam zum Ausdruck, dass die Versorgung:

- zweckmäßig
- ausreichend
- wirtschaftlich
- notwendig

zu sein hatte und nicht mehr!

In den 50er- und 60er-Jahren dagegen wurde den Menschen von der Politik und den Kassen suggeriert, alles wäre finanzierbar, auch die „Luxusmedizin" sei selbstverständlich für alle Kassenpatienten zu haben. Die gesetzlichen Krankenkassen wurden sogar als „Verschiebebahnhof" genutzt, um die Renten- und Arbeitslosenversicherung zu stützen. Daran hat sich bis heute nichts geändert.

Die Forderung, diese versicherungsfremden Leistungen aus der GKV herauszunehmen, um mehr Geld für den stattgefundenen medizinischen Fortschritt zur Verfügung zu haben, sind genauso berechtigt wie weltfremd. In diesem Fall müssten die Arbeitslosen- und Rentenversicherungen erhöht bzw. die Steuern müssten erhöht werden. Letztlich würde auch das eine Steigerung der Lohnnebenkosten bedeuten. Im Interesse der Diskussion um die Attraktivität des Standortes Deutschland will das niemand. Wir haben ohnehin eine der höchsten Abgabenquoten der Löhne und Gehälter, und jede neue Regierung und alle Parteien versprechen uns regelmäßig, diese Quote zu senken.

Wie sehen die Auswege aus dieser Falle aus? Kassen und Politik wollen mehr **Transparenz** im Gesundheitswesen schaffen. Die Patienten sollen z.B. wissen, was ihre Behandlung kostet. Ein Vorschlag von Herrn Möllemann war vor einigen Jahren, den GKV-Patienten eine Aufstellung ihrer Behandlungskosten, in jedem Quartal, zur Verfügung zu stellen. Ob das sinnvoll ist, sei dahingestellt. Eine andere Form der Transparenz ist der ICD 10. Dadurch werden Verordnungen und Behandlungen transparent, und eine Qualitätskontrolle wird möglich.

Sicher ist, dass **Qualität und Wirtschaftlichkeit** in Zukunft die entscheidenden Größen des Gesundheitssystems werden. Wie sonst soll das System finanziert werden, wenn nicht mehr Geld zur Verfügung steht?

So sollen z.B. die Disease-Management-Programme langfristig Kosten sparen. Qualität und Wirtschaftlichkeit bedeutet aber auch EBM. Was nicht einheitlicher Bewertungsmaßstab bedeutet, sondern **„Evidence Based Medicine"**. Dies sind diagnostische und therapeutische Leitlinien zur Unterstützung der Qualitätsplanung und Qualitätssicherung. Die kleine Einzelpraxis wird kaum in der Lage sein, die geforderte Qualität zu gewährleisten. Die vernetzten Strukturen und die größeren Zentren wie z.B. große Gemeinschaftspraxen oder Medizinische Versorgungszentren (MVZ) werden deutlich an Attraktivität gewinnen.

Qualität bedeutet jedoch auch die Optimierung der Praxisabläufe und Strukturen. Die 72. Gesundheitsministerkonferenz hat bei ihrer Tagung am 9. und 10.6.1999 in Trier festgelegt:

- Alle Einrichtungen im Gesundheitswesen haben bis zum 1.1.2003 **jährliche Qualitätsberichte** vorzulegen und diese in geeigneter Form zu veröffentlichen.
- Alle Einrichtungen im Gesundheitswesen haben bis zum 1.1.2005 ein **am Stand der Wissenschaft und Technik** orientiertes Qualitätsmanagement einzuführen.

Mit dem GMG vom 1.1.2004 hat die Bundesregierung festgeschrieben, dass niedergelassene Ärztinnen und Ärzte nun ein Qualitätsmanagementsystem einzuführen haben!

Der Sachverständigenrat der Bundesregierung führt den Qualitätsgedanken mit folgendem Vorschlag fort:

„Der Gesetzgeber/Körperschaften der Selbstverwaltung werden bis zum 1.1.2008 Möglichkeiten prüfen, nach denen Planung, Zulassung, Kündigungen von Versorgungsverträgen und/oder Vergütungen soweit wie möglich auch an Qualitätskriterien gekoppelt werden. Dabei sind besonders die Auswertungen von Ergebnisqualitäten zu berücksichtigen."

Der Gesetzgeber schreibt also nicht nur Qualität in der Dokumentation vor (ICD 10), sondern zwingt jede Praxis auch Qualitätsmanagementsysteme einzuführen. Im Kapitel **Qualitätsmanagement in der Praxis** wird darauf noch gesondert eingegangen!

Fazit

- Es wird nicht mehr Geld ins Gesundheitssystem fließen. Die einzelne Praxis muss sich darauf einstellen, tendenziell weniger Mittel aus der GKV zu erhalten. Der Ausweg wird wohl ein Ausweichen in sinnvolle Angebote außerhalb der GKV sein!
- Die Qualitätsanforderungen an niedergelassene Ärzte werden steigen, was den Wettbewerbsdruck forcieren wird.
- Großpraxen, Medizinische Versorgungszentren und an Kliniken angegliederte Zentren werden den Wettbewerbsdruck erhöhen mit besseren Angeboten an Kostenträger und Patienten!
- Die Einstellung: „Die KV wird schon für mich sorgen, egal, wie ich die Praxis führe", entspricht der Mentalität der fünfziger und sechziger Jahre des letzten Jahrhunderts. Sie wird den heutigen Anforderungen nicht mehr gerecht. Der Wettbewerb hat schon lange begonnen. Der Gesetzgeber hat mit den **Medizinischen Versorgungszentren** und der **Integrierten Versorgung** einige neue Möglichkeiten geschaffen, die den Wettbewerb weiter verschärfen werden.

Was tun?

Wissen und nicht danach zu handeln,
heißt noch nicht zu wissen.
Buddhistische Weisheit

Was soll man tun, um den Herausforderungen der Zukunft zu begegnen? Entscheidend wird es sein, nicht nur unternehmerisch zu denken, sondern auch so zu handeln. Zurzeit denken ca. 20% der niedergelassenen Ärzte unternehmerisch, jedoch nur 5% handeln auch so!

> **Wer aufgehört hat, besser zu werden, hat aufgehört gut zu sein!**
> ***Phillip Rosenthal***

Diesen Slogan habe ich z. B. in der Werkstatt eines Autohauses gefunden. Er trifft nicht nur auf die Mitarbeiter dieser Firma zu. Er hat für Ihre Berufsgruppe eine noch größere Bedeutung! Die Fortschritte in der Medizin sind unübersehbar und der wirtschaftliche Druck ist täglich zu spüren.

Um auch in Zukunft im Gesundheitsmarkt bestehen zu können, ist daher Folgendes unabdingbar:

1. **Die Vergangenheit so zu lassen, wie sie ist, und nicht in ihr zu leben.** Sicher ist es sinnvoll, aus dem zu lernen, was man erlebt hat, jedoch ein ständiges Jammern, wie schön doch alles einmal war, hilft nicht die Herausforderungen der Zukunft zu meistern. Ich kenne das Lamentieren einiger älterer Mediziner aus den alten Bundesländern über die goldenen 70er-Jahre. Ähnliches höre ich auch, wenn ich in den neuen Ländern unterwegs bin. Dort trauert manch einer der vergangenen sozialen Sicherheit nach und bedauert den heutigen Marktdruck.
   Beides hilft heute nicht weiter, denn die Zeit und die Anforderungen haben sich geändert und dem muss Rechnung getragen werden!

> **Man kann nicht vorwärts gehen und dabei nach hinten sehen.**

2. **Die Gegenwart sollte Sie naturgemäß beschäftigen.** Denn es ist Ihr Beruf, Menschen zu helfen *und* ein Unternehmen zu führen. Bestimmen Sie heute Ihren Standort, schauen Sie sich genau an, was Sie tun und vor allem, wie Sie etwas tun. Nutzen Sie dabei sämtliche Feedbackmöglichkeiten in Ihrer Familie, bei Ihren Mitarbeiterinnen und Patienten. Damit haben Sie die Möglichkeit die Zukunft erfolgreich zu gestalten.
3. **„Die Zukunft fasziniert mich, denn ich werde in ihr leben!" (Albert Einstein).**
   Ich möchte diesen treffenden Ausspruch von Albert Einstein übersetzen: **Wer heute z. B. Qualitätsmanagement in die Praxis integriert, wird der Gewinner von morgen sein.** Darin wird Ihr Erfolg liegen. Heute werden die Weichen für morgen gestellt, und wer das nicht erkennt, der wird den Anschluss verpassen. Der Spruch **„wer vordenkt, braucht nicht nachzudenken"** hat seine absolute Berechtigung!
   Oder wie hat es Emmet (Doc) Brown ausgedrückt: „Die Zukunft ist das, was du daraus machst!"

> **Wer heute den Kopf in den Sand steckt, hat morgen Sand zwischen den Zähnen!**

Es gibt genügend andere, die nicht stehen bleiben werden und die Zukunft aktiv gestalten. Diese werden erfolgreicher werden und Sie rechts und links überholen, weil sie attraktiver für die Kunden (Patienten) werden. Häufig höre ich, dass Patienten keine Kunden seien. Ich halte diese Behauptung für einigermaßen weltfremd. Sicherlich gibt es einen Unterschied zwischen einem „normalen" Kunden und einem Patienten. Der Patient ist schließlich krank und kann seinen Leistungsanbieter nicht immer so einfach auswählen wie ein normaler Kunde das in einem Käufermarkt tun kann. Andererseits ist, ökonomisch betrachtet, jeder ein Kunde, der ein Bedürfnis hat. Völlig unstrittig hat das auch ein Patient. Die **ökonomische Betrachtungsweise** muss man daher selbstverständlich auch zulassen. Denn jedes Unternehmen der ambulanten medizinischen Versorgung ist darauf angewiesen Gewinne zu machen. Täte es das nicht, wären massive Konflikte mit Banken, dem Finanzamt oder den Mitarbeitern vorprogrammiert!

Was ich nicht verhindern kann, gestalte ich mit!

Dieser alte unternehmerische Grundsatz gilt erst recht für niedergelassene Ärzte. Es macht keinen Sinn, den neuen Kollegen, der sich nebenan niederlässt, zu bekämpfen. Verhindern können Sie seine Niederlassung sowieso nicht. Also machen Sie das Beste daraus und versuchen, mit ihm zu kooperieren. Sprechen Sie sich ab, auf welchen Feldern Sie gemeinsam tätig werden wollen und wo Sie sich ergänzen können. Damit holen Sie das Optimum für alle Beteiligten heraus.

Stichwort Kooperation: Wenn sich in Ihrer Region ein Netz bildet, ist es sinnvoll, aktiv an der Gestaltung teilzunehmen und das Feld nicht anderen zu überlassen. Das gilt besonders für Fachärzte. Denn diese werden in Zukunft immer stärker auf Kooperationen unter Kollegen und auf Zuweiser angewiesen sein.

Grundsätzlich sollten Sie sich über Kooperationen (Mehrarztpraxen, Medizinische Zentren) Gedanken machen, denn diesen gehört nun einmal die Zukunft. Denn:

- Diese Kooperationsformen sind in der Lage, durch eine verbesserte Einnahme- und optimierte Kostensituation, deutlich wirtschaftlicher zu arbeiten.
- Der zeitliche Arbeitsaufwand ist für den Einzelnen in einer Kooperation eindeutig geringer.
- Die Attraktivität für die Patienten ist durch unterschiedliche Persönlichkeiten und Angebote größer.
- Nur Kooperationen werden in Zukunft überhaupt noch in der Lage sein, allen Anforderungen des Marktes, der Politik und der Kassen Rechnung tragen zu können. Beispielhaft seien hier nur die DMP, die leitliniengestützte Medizin oder das Qualitätsmanagement zu nennen. Und nur große Einheiten werden als Vertragspartner für Kostenträger oder Krankenhäuser interessant sein!

Antizyklisches Verhalten wird belohnt!

Diese altbekannte Tatsache trifft besonders für die niedergelassene Ärztin und den Arzt zu. Wenn die Gegenwart schwieriger wird, macht es Sinn, in die Zukunft zu investieren. Ein anschauliches Beispiel hat uns die Firma Daimler-Benz Ende der 80er-Jahre geliefert. Die Produkte waren nicht mehr marktkonform, die Konkurrenz hatte zu dieser Zeit attraktivere und schickte sich an, Daimler-Benz zu überholen. Es folgten riesige Investitionen des Unternehmens, insbesondere in zwei Bereichen:

1. Die technische Entwicklung neuer Produkte in **neuen Marktsegmenten** wurde forciert, z B. kleinere Modelle, Sport- und Geländefahrzeuge etc.
2. Es wurde deutlich mehr Geld für die Werbung der bestehenden Produktpalette zur Verfügung gestellt. (Henry Ford sagte einmal zu diesem Thema: Wenn ich zwei Dollar einnehmen möchte, muss ich zuerst einmal einen Dollar investieren.)

Daimler-Benz ist heute eines der führenden Industrieunternehmen weltweit.

Dieser Erfolg ist ohne Einschränkung für den niedergelassenen Arzt übertragbar und bedeutet:

1. Suche nach **neuen Produkten** innerhalb, aber besonders außerhalb der GKV und evtl. auch im gewerblichen Bereich.
2. Praxismarketing ist nicht nur Werbung, sondern Ausrichtung des gesamten Unternehmens Arztpraxis auf die Bedürfnisse der Kunden (Patienten).
   Kundenorientierte Serviceangebote machen Ihr Unternehmen für die Patienten interessanter. Die Schaffung eines funktionierenden Terminsystems oder spezielle Sprechzeiten für bestimmte Patientengruppen sind aktives Marketing!

Ihre Patienten kommen nicht zu Ihnen, weil Sie gute Mediziner/innen sind!

Das können die Patienten gar nicht einschätzen, da ihnen die medizinischen Grundkenntnisse fehlen. Es müssen demnach andere Gründe sein, warum sie zu Ihnen kommen.

Die Erklärung ist recht simpel. Sie kommen zu Ihnen, aufgrund Ihrer Kommunikationsfähigkeit und Ausstrahlung, also weil von Ihnen etwas Positives „rüber kommt". Alle Menschen wollen auf der Seite der „Gewinner" im Leben stehen, das ist unsere Natur. Die erfolgreichsten Fußballklubs z. B. haben immer die größten Fangemeinden. Nicht weil sie so sympathisch sind, sondern wegen ihres Erfolges, der die Menschen magisch anzieht.

Erfolgreiche Mediziner, das ist immer wieder zu beobachten, haben diese positive Ausstrahlung, die sie so erfolgreich macht! Letztlich hat jeder Arzt die Patienten, die er verdient – im positiven wie auch im negativen Sinn.

Seien Sie sich Ihrer Wirkung auf andere bewusst. Aus der Kommunikationsforschung wissen wir, dass jeder Mensch zu jeder Zeit kommuniziert, ob er will oder nicht!

Veränderungen müssen nicht immer mit Geld bezahlt werden, viele Dinge kann man ohne Geld bekommen!

Das Einzige, was Sie benötigen, ist die Initiative und den Umsetzungswillen, etwas zu verändern! Genau das werde ich in diesem Buch aufzeigen. Die eigentliche Herausforderung wird es für Sie sein, **sich selbst** und den eigenen Arbeitsalltag infrage zu stellen und ggf. zu optimieren. Um es mit Horst Seehofer zu sagen: Wer nicht handelt, wird behandelt!

Abschließend etwas zum Thema Sicherheit:

**Ein Schiff im Hafen ist sicher.
Aber dafür werden Schiffe nicht gebaut.**

Qualitätsmanagement in der Praxis

Kontinuierliche Verbesserung ist besser als hinausgeschobene Vollkommenheit.

Mark Twain

Qualitätsmanagement in die Praxis zu implementieren, wird ein entscheidender Faktor sein, langfristig erfolgreicher und zukunftssicherer im Markt bestehen zu können. In der Zeit knapper werdender Mittel fordert die Politik im § 135 – 137, SGB V, Qualität in allen Einrichtungen des Gesundheitswesens ein. Wie schon beschrieben, werden daher jährliche Qualitätsberichte höchstwahrscheinlich obligatorisch werden. Ab 2005 wird ein Qualitätsmanagement, das sich an Wissenschaft und Technik orientiert, Pflicht. Der Gesetzgeber wird sogar noch weiter gehen: Ab 2008 wird man Leistungserbringer, die die geforderte Ergebnisqualität nicht erreichen, abstaffeln bzw. ganz von der Vergütung ausschließen (Vorschlag des Sachverständigenrates im Gesundheitsministerium). Es sind jedoch nicht nur die politischen, sondern auch die wirtschaftlichen Rahmenbedingungen, die eine Qualitätsausrichtung der Praxis erforderlich machen.

Qualitätsdenken muss grundsätzlich im Kopf entstehen. Es kann nicht von oben verordnet werden. Allen Teammitgliedern einer Praxis muss der Qualitätsgedanke bei jeder Leistungserbringung selbstverständlich sein.

Effektive Qualität kann daher nur auf der Mikroebene erbracht werden! Japan hat uns diese Tatsache in den letzten Jahrzehnten z. B. in der Automobilindustrie eindrucksvoll demonstriert. Jede Arbeiterin und jeder Arbeiter am Fließband ist sich dort jederzeit bewusst, dass nur Höchstleistungen für den Kunden **bei jedem Arbeitsschritt** zählen! In den 80er- und 90er-Jahren des letzten Jahrhunderts waren japanische Autos daher immer auf den erfolgreichen Plätzen der Pannenstatistiken zu finden. Die deutsche Automobilindustrie hat sich jahrelang sehr schwer getan, diesen Weg nachzuvollziehen, ist nun jedoch auch auf dem richtigen Weg.

Einige japanische Hersteller hatten Kooperationen mit amerikanischen Automobilproduzenten, indem man die gleichen Autos, jeweils unter eigenem Namen und eigener Herstellung produzierte. Die amerikanischen Käufer bevorzugten jedoch in schöner Regelmäßigkeit das japanische Produkt. Diese Autos hatten interessanterweise deutlich weniger Defekte und eine längere Lebensdauer aufzuweisen. Zerlegte man nun z. B. die Getriebe beider im Prinzip identischen Fahrzeuge, so stellte man fest, dass beide Getriebe absolut der geforderten Norm entsprachen. Unter dem Mikroskop jedoch sah die Sache völlig anders aus. Die japanischen Teile hatten, deutlich zu erkennen, die bessere Fertigungspräzision, die dadurch zu einer optimierten Haltbarkeit und einer besseren Laufruhe führte.

Diese Strategien verfolgten die Japaner über Jahrzehnte: Dinge zu kopieren und dabei ständig deutlich zu verbessern. Gerade im Automobilbau war das immer wieder zu beobachten. Sie handelten nach der Maxime von Henry Ford: Nicht mit Erfindungen, sondern mit Verbesserungen macht man ein Vermögen!

Auf die Arztpraxis übertragen bedeutet das:

Systematische Überprüfung jedes Arbeitsschrittes auf Effizienz und Möglichkeit der Optimierung.

Qualitätsmanagement hat dabei den Fokus, bei jedem Prozess in der Praxis die **Patienten- und Mitarbeiterzufriedenheit** (externe und interne Kunden) auf den Prüfstand zu stellen.

Qualität zu leben, bedeutet folgende Fragen zu stellen und zu beantworten:

1. Wo stehen wir heute?
2. Wo liegen unsere Stärken?
3. Wo sind Verbesserungsmöglichkeiten?
4. Was wollen wir erreichen?

Qualität ist somit der Vergleich zwischen Zielen und dem Grad der Zielerreichung!

Der gesamte Prozess der Leistungserbringung wird durch ein Qualitätsmanagement systematisch erfasst (dokumentiert) und patienten- und lösungsorientiert beurteilt.

Vorteile von QM

1. Jede Ärztin und jeder Arzt ist für die **Qualität der Leistung** ohnehin verantwortlich. Vielfach wird das erst bewusst, wenn ein Schadensersatzprozess ins Haus steht. Mit dokumentierter Qualität ist man weitgehend auf der sicheren Seite.
2. Qualität zu demonstrieren, sei es mit einem Zertifikat oder mit diversen Maßnahmen, wird ein **entscheidender Marketingfaktor** werden. Bei der Recherche im Internet z. B. werden diejenigen Praxen einen Wettbewerbsvorteil erhalten, die Qualitätsnormen erfüllen, das gilt insbesondere bei Berücksichtigung neuer Versorgungsstrukturen bzw. Internationalisierung des Gesundheitswesens. Sollten die Kassen in nächster Zeit Leistungen einkaufen können, werden sie es mit Sicherheit dort tun, wo ihren Mitgliedern Qualität geboten wird.
3. Langfristig haben qualitätsstrukturierte Praxen **Kostenvorteile**.
   - Die Fehlerquote ist in diesen Teams denkbar gering.
   - Neue Teammitglieder können durch Arbeitsplatzbeschreibungen, Verfahrensanweisungen sowie Checklisten schnell und einfach integriert werden.
4. Das **Know-how wird durch Checklisten und Verfahrensanweisungen gesichert und standardisiert**. Auch wenn Mitarbeiterinnen die Praxis verlassen, bleibt daher das Wissen erhalten!
5. Da das Team das QM gemeinsam trägt, sind alle Teammitglieder in die Entscheidungsprozesse einbezogen. Daher arbeiten Teams in qualitätsstrukturierten Praxen mit einer deutlich höheren Zufriedenheit. Außerdem vereinfacht QM den Praxisalltag und lässt somit ein **entspanntes und weitgehend fehlerfreies Arbeiten** zu.
6. Die Patientenzufriedenheit und damit **die Patientenbindung ist in diesen Praxen deutlich höher als anderswo**. Das ist ein Ergebnis vieler Umfragen.
7. Das Qualitätsdenken beschränkt sich dabei nicht nur auf die Praxisinhaber. Es wird dezentralisiert und damit auf viele Schultern verteilt.

Das Qualitätsmanagement beschreibt drei verschiedene „Qualitäten“:

1. **Strukturqualität**
   - Die gesamte Praxisausstattung hinsichtlich Diagnostik und Therapie, jedoch auch die Hilfsmittel wie EDV, Kommunikationseinrichtungen etc.
   - Das Umfeld und die Lage der Praxis
   - Die Räumlichkeiten
   - Die gegebenen Finanzen
   - Die Qualifikation der Ärzte und des gesamten Teams
2. **Prozessqualität**
   - Diagnostik
   - Therapie
   - Alle organisatorischen Abläufe der Praxis, wie z. B. die Wartezeiten
   - Verfügbarkeit von Daten
   - Strukturierter Einsatz der Mitarbeiterinnen (Arbeitsplatzbeschreibungen)
3. **Ergebnisqualität**
   - Vermeidbare Komplikationen
   - Beschwerdemanagement
   - Heilungsdauer und Erfolg
   - Sicherheit der Diagnose
   - Lebensqualität
   - Patientenzufriedenheit
   - Wirtschaftliches Ergebnis

Häufig genug sind Mängel der Strukturqualität zu erkennen. Die Folge davon sind naturgemäß Mängel der Prozessqualität, von der Ergebnisqualität erst gar nicht zu reden. Eine Verbesserung der Strukturqualität ist jedoch nur mit finanziellem Einsatz zu erreichen, darüber muss man sich im Klaren sein!

Qualität muss täglich neu gelebt werden, wenn sie erfolgreich sein soll. Die Japaner zeigen mit ihrem kontinuierlichen Verbesserungsprozess, dem **Kaizen**, eindrucksvoll, wie effizient, wirkungsvoll und lukrativ kontinuierliche, qualitative Verbesserung sein kann, denn was heute gut ist, ist morgen meist Mittelmaß. Andere Leistungsanbieter arbeiten auch am Unternehmen und den Prozessen

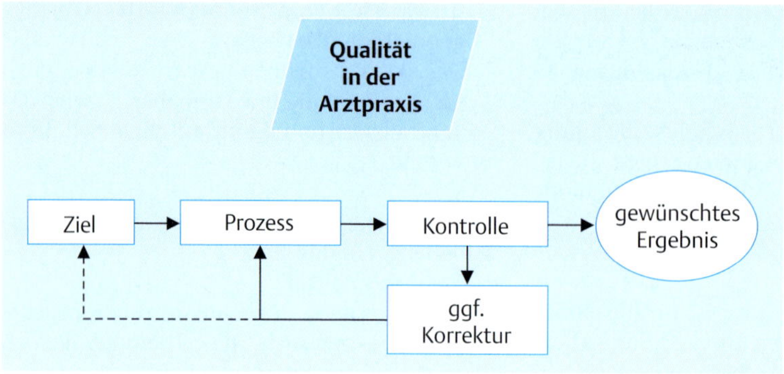

Abb. **1** Regelkreis Qualitätsmanagement.

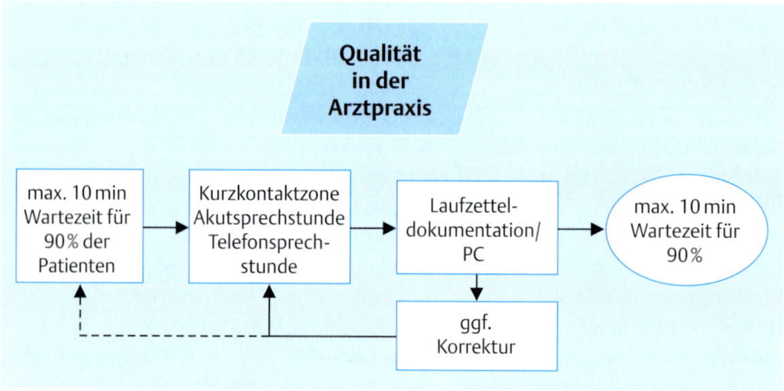

Abb. **2** Regelkreis Qualiätssicherung.

und darum gilt es sich selbst und die Praxis ständig weiter zu entwickeln.

Qualitätsmanagement beginnt mit der **Benennung eines Zieles** und einem Prozess, in dem Mittel, Eigenschaften und Fähigkeiten eingesetzt werden, um das Ziel zu erreichen. Nach einem definierten Zeitraum wird der Grad der Zielerreichung kontrolliert und ggf. Korrekturen an den eingesetzten Mitteln oder aber am Ziel vorgenommen (Abb. **1**).

Dieser Regelkreislauf hat für das gesamte Qualitätsmanagement Gültigkeit und kann zur Erreichung aller Ziele genutzt werden. Im „klassischen" Qualitätsmanagement wird der Kreislauf P-D-C-A oder „Deming-Zyklus" genannt. Die Buchstaben stehen für „plan-do-check-act", oder:

1. Planen
2. Ausführen
3. Überprüfen
4. Verbessern

Beispiel: Das Ziel wird definiert mit der Erreichung einer maximalen Wartezeit von 10 Minuten für 90% der Terminpatienten!

Für den Prozess werden folgende Maßnahmen eingesetzt (siehe Kap. *Terminsystem*):

- Die Einführung einer Akutsprechstunde
- Telefonsprechstunde
- Eine Kurzkontaktzone

Die Qualitätssicherung besteht aus einem Laufzettel, mit dem die Wartezeiten der Patienten kontrolliert werden können, oder bei der Führung einer Warteliste, die Kontrolle über diese Liste (Abb. **2**)!

Wird das Ziel nicht auf Anhieb erreicht, kommen noch weitere qualitätsfördernde Maßnahmen in Betracht wie z. B. die Reduzierung der Terminanzahl pro Stunde etc.

Anhand dieses Beispieles wird deutlich, dass Qualitätsmanagement nicht allein auf den Schultern der Praxisinhaber umgesetzt werden kann. **QM ist ein stetiger Prozess**, der nur im gesamten Team umgesetzt werden kann!

Medizinische Qualität

- In Diagnostik und Therapie werden **Leitlinien** zur Selbstverständlichkeit werden. Viele vernetzte Strukturen nutzen Leitlinien schon heute. Praxen, die sich keiner dieser Strukturen anschließen wollen, werden Leitlinien (z.B. über DMP) vorgegeben bekommen, wenn sie an der kassen- und privatärztlichen Versorgung weiterhin teilnehmen wollen!
- Wie im Kapitel *chronisch kranke Patienten* zu sehen, sind **Behandlungspläne** auch ein Teil des Qualitätsmanagements. Durch sie erkennt der Patient, dass eine Therapie nicht nur mit Medikamenten durchzuführen ist, sondern auch einer systematischen Überprüfung bedarf, wenn sie erfolgreich sein soll! Ein Ziel könnte z.B. sein, 80% der Typ-2-Diabetiker mit Behandlungsplänen zu führen.
- Ein Qualitätskriterium bei der Behandlung chronischer Erkrankungen ist ein **Recallsystem.** Untersuchungen zeigen die hohe Akzeptanz der Patienten, wenn sie an ihre anstehenden Untersuchungstermine erinnert werden. So zeigt eine Umfrage aus 2001, dass nur 4% der Befragten ein Recallsystem ablehnten. Fast 90% fanden eine Erinnerung gut oder sehr gut!
- Für viele chronische Erkrankungen sind **Behandlungsausweise** sinnvoll. Sie geben verschiedenen Behandlern Informationen über Therapie und abgelaufene Diagnostik und ersparen damit u.a. Doppeluntersuchungen und Doppelverordnungen.
- **Patienteninformationsrezepte** ersparen als Textbausteine viel Zeit in der Konsultation. Sie sind jedoch auch eine sinnvolle Ergänzung zur verbalen Aufklärung der Patienten, da sie die Compliance verbessern. So können die Patienten die Therapieempfehlungen später noch einmal nachlesen.

Organisatorische Qualität der Praxis

- **Arbeitsplatzbeschreibungen** sind für eine optimierte Praxisführung eine Notwendigkeit. Nur durch Arbeitsplatzbeschreibungen erhält die Praxis die Gewähr, dass alle Arbeiten durchgeführt werden und diverse Routinen nicht doppelt durchlaufen werden.
- Ein weiterer Schritt zur Optimierung sind **Checklisten**. Sie garantieren, dass alle Leistungen bestmöglich erbracht werden und nichts vergessen wird. Neue Teammitglieder können damit schnell und mit geringem Aufwand in die Arbeitsabläufe der Praxis integriert werden. Das angesammelte Wissen der Mitarbeiter verbleibt in der Praxis, auch wenn sie aus dem Team ausscheiden sollten. Eine **Checkliste „Hygienekontrolle"** gehört selbstverständlich ebenfalls zum Qualitätsmanagement der Praxis. Mehrfach am Tag dokumentiert die zuständige Mitarbeiterin (laut Arbeitsplatzbeschreibung) die Kontrolle des Toilettenbereiches.
- Checklistenübergreifende Arbeitsschritte werden durch **Verfahrensanweisungen** beschrieben. Auch diese Anweisungen, in Ablaufdiagramme gefasst, geben dem Team Sicherheit und gewährleisten immer gleichmäßig wiederkehrende Arbeitsabläufe.
- Ein weiterer elementarer Baustein des Qualitätsmanagements sind **Patientenbefragungen**. Nur durch Befragungen erhält das Team ein Feedback seiner Patienten. Diese Befragung sollte nach Möglichkeit jährlich und mit einem standardisierten Fragebogen durchgeführt werden (Beispiel am Ende des Kapitels). Schwachstellen in der Organisation können somit aufgedeckt und die Effizienz der Gegenmaßnahmen nach einiger Zeit eingeschätzt werden. Wenn Sie dazu den *Qualitätsregelkreis* nutzen, könnte es ein Ziel sein, in allen Belangen besser als mit der Note 3 abschneiden zu wollen. Stellen Sie nach der Befragung fest, dass ein oder mehrere Punkte diesem Ziel nicht entsprechen, werden zur Erreichung eines besseren Ergebnisses qualitätsfördernde Maßnahmen eingesetzt, um bei einer weiteren Befragung besser abzuschneiden.

Zu beachten ist dabei, dass die meisten Patienten wenig objektiv mit ihren Ärzten umgehen. Sie benoten in der Regel die Praxis zu positiv. Eine Erklärung hierfür ist sicherlich die unterschiedliche Rollenverteilung Arzt – Patient und die Abhängigkeit, die daraus resultiert.

- Es kann sehr nützlich sein, den Fragebogen in abgewandelter Form der **Privatrechnung** beizulegen. Damit bezeugen Sie dieser überaus wichtigen Klientel Ihre Bereitschaft zur Verbesserung und Qualitätssteigerung! Mehr dazu im Kapitel *Privatpatienten*.

- Empfehlenswert ist eine **Befragung bei Praxisbesuchern** (Beispiel am Ende des Kapitels). Sie sollten Laborboten, Paketdienste, Postboten, Lesezirkelverteiler und insbesondere Pharmareferenten ansprechen. Garantieren Sie strikte Anonymität und Sie werden ein weitgehend objektives Bild Ihrer Praxis bekommen. Vor allem die Pharmareferenten können, da kommunikativ gut geschult, Ihre Kommunikationsfähigkeit sehr gut einschätzen.
- Zur Qualitätsoptimierung im Unternehmen Arztpraxis gehört es selbstverständlich, wie in jedem anderen Unternehmen auch, dass die Mitarbeiter den/die Chefs anonym beurteilen. In größeren Praxen erhält man mit einer **Mitarbeiterbefragung** ein Feedback über die Qualität Ihrer Leitungsfunktion und die Zufriedenheit im Team. In kleineren Teams sollte zumindest beim jährlichen Arbeitsgespräch (nächster Punkt) die Zufriedenheit abgefragt werden. Es gilt, nicht stehen zu bleiben, sondern sich ständig zu verbessern. Ein Beispiel eines Befragungsbogens finden Sie ebenfalls am Ende dieses Kapitels. Falls Sie in einer vernetzten Struktur mitarbeiten, bieten sich alle Fragebögen zum **Benchmarking** an. Benchmarking bedeutet, sich an den Besten zu orientieren, um auch deren hohen Qualitätsstand zu erreichen. Falls also eine andere Praxis in einem oder mehreren Punkten deutlich besser abschneidet, macht es sehr viel Sinn, genau hinzusehen, was dieses Team anders macht als man selbst, und diese Abläufe ggf. zu übernehmen. Man muss ja nicht unbedingt das Rad noch einmal erfinden!
- Regelmäßige **Fördergespräche** mit Ihren Mitarbeiterinnen und regelmäßige Teambesprechungen sind notwendige Bausteine von QM (Kap. *Die Basis des Praxiserfolges*).
- Im Praxisalltag ist eine effiziente **Fehlerkultur** eine Voraussetzung für effizientes QM. Fehler treten in jeder Organisation immer wieder auf. Sie sind niemals ganz zu vermeiden, geben jedoch die Möglichkeit zu lernen und Schwachstellen langfristig zu beseitigen. Hat ein Teammitglied einen „Fehler" begangen, so ist das eine reelle Chance, die Praxisorganisation an dieser Stelle dauerhaft zu verbessern. „Fehler" sind Herausforderungen oder noch besser „unerwünschte Resultate" und keine Probleme. Sie müssen erlaubt sein und jedem die Möglichkeit geben, ohne Gesichtsverlust die Sache nicht nur einzugestehen, sondern auch selbst zur Sprache zu bringen. Sinnvoll ist es, wenn derjenige, der einen Fehler eingesteht, auch gleich eine Lösung anbieten kann.

> **Um erfolgreich zu werden, muss man seine Fehlerquote verdoppeln.**
> ***Tom Watson,***
> **Gründer und Direktor von IBM**

Ein Beispiel für eine gelungene Fehlerkultur hat uns Tom Watson geliefert. Einer seiner Angestellten hatte einen gravierenden „Fehler" begangen, der das Unternehmen immerhin 10 Millionen Dollar kostete. Als der Mitarbeiter zum Chef gerufen wurde, sagte er: „Ich denke, Sie werden mich nun entlassen." Darauf Tom Watson: „Wo denken Sie hin, wo wir gerade 10 Millionen Dollar in Ihre Ausbildung investiert haben!"

Nur um nicht missverstanden zu werden, möchte ich festhalten, dass es natürlich Ziel sein muss, „Fehler" zu vermeiden!

Sie sollten die politische Forderung nach **Qualität als Chance** für Sie und Ihre Praxis sehen. Setzen Sie sich Ziele, denn damit fängt Qualitätsmanagement überhaupt erst an, und planen Sie die entsprechenden Maßnahmen. Sie erhalten damit einen großen Vorsprung vor den vielen anderen Praxen, die erst darauf warten, zur Qualität gezwungen zu werden. **Dokumentieren** Sie den gesamten Vorgang:

- Die Zielsetzung
- Die geplanten Maßnahmen
- Die Umsetzung der Maßnahmen
- Die Ergebnisse

Dokumentation ist sicherlich nicht alles, jedoch ohne Dokumentation ist alles nichts!

Jedes Teammitglied muss den **Qualitätsgedanken verinnerlichen** und bei allen Besprechungen immer wieder in den Vordergrund stellen. Alle Routinen und Abläufe immer wieder auf ihre qualitativen Aspekte zu durchleuchten bedeutet Qualitätsmanagement zu leben. Denn was heute noch gut und richtig ist, kann vielleicht morgen in anderer Weise effizienter erreicht werden.

Einführung von QM

Um ein Qualitätsmanagement in die Praxis zu integrieren, ist selbstverständlich zuerst einmal die **Information des Teams** erforderlich. Die Präsentation der Vorteile von QM sollte sehr gut vorbereitet werden. Es ist an diesem Punkt besonders wichtig, alle Teammitglieder mit ins Boot zu nehmen. Natürlich werden einige zaudern, denn man lässt sich ja auf etwas völlig Neues ein. Zum Teil befürchten die Mitarbeiter, sie würden nun genauer kontrolliert. Bei diesen Mitarbeitern ist selbstverständlich noch Überzeugungsarbeit zu leisten. Sollten Mitarbeiter jedoch QM strikt ablehnen und sich nicht überzeugen lassen, evtl. sogar gegen das QM intrigieren, so sollten Sie sich besser von diesen Mitarbeitern trennen. Langfristig ist ansonsten der Praxiserfolg infrage gestellt!

Der nächste Schritt ist die Benennung eines **Beauftragten für QM,** auch Qualitätsmanager (QMB) genannt. In kleineren Praxen sollte das der Inhaber sein. In größeren Praxen kann es auch jemand aus dem Team sein, wenn sich der Praxisinhaber nicht mit QM beschäftigen kann oder möchte. Ganz offen gesagt ist das jedoch die zweitbeste Lösung. Ich bin prinzipiell der Meinung, dass man diese entscheidende Schlüsselstelle des Praxismanagements selbst besetzen sollte, denn diese sichert langfristig den Erfolg des gesamten Projektes!

Der weitere Schritt, Qualitätsmanagement in der Praxis einzuführen, sollte die Einrichtung eines **Qualitätsmanagementhandbuches** sein. Dieses kann als elektronisches Dokument oder aber als Papierversion angelegt sein. Darin wird das QM-System benannt und beschrieben. Das Handbuch beschreibt die Ist-Situation der Praxis und bedarf daher einer permanenten Anpassung. Alle qualitätssichernden Maßnahmen der Praxis (Patientenbefragungen etc.) werden dort dokumentiert. Das Handbuch ist zur Dokumentation der QM-Maßnahmen für Ihr Team und selbstverständlich auch für Ihre Kunden (Patienten) angelegt. Ein Exemplar sollte daher als Werbeträger im Wartezimmer ausliegen.

Verfahrensanweisungen, Prozessbeschreibungen, Arbeitsplatzbeschreibungen, Checklisten und Arbeitsanweisungen sind natürlich nicht für die Öffentlichkeit bestimmt. Diese gehören daher nicht in das Handbuch!

Ein weiterer wichtiger Schritt QM umzusetzen ist die **Benennung eines Leitbildes** oder Zieles für die gesamte Praxis. Dieser Prozess sollte mit dem gesamten Team umgesetzt werden. Das Leitbild beschreibt, wo die Praxis in einigen Jahres stehen soll, sie beschreibt also das **Praxisziel** (auch im Kap. *Die Basis des Praxiserfolges* [S. 19] beschrieben).

Zertifizierung

Die Zertifizierung ist, solange es der Gesetzgeber nicht vorschreibt, kein unbedingtes Muss, obwohl sie sicherlich einen deutlichen Wettbewerbsvorteil bedeutet. Sie kann mit einem gut geführten QM, mit relativ überschaubarem Aufwand erreicht werden. Auf der anderen Seite muss die Frage erlaubt sein, falls ein funktionierendes QM eingeführt worden ist, warum man sich den weiteren und werbewirksamen Schritt des Zertifikates erspart?

Es gibt verschiedene Ansätze QM in die Praxis zu integrieren. **EN ISO 9000** oder **EFQM** sind grundsätzlich zwei unterschiedliche Möglichkeiten. Einfacher ist sicherlich die sehr prozessorientierte ISO-Norm, denn EFQM, das weitgehend auf dem TQM (Total Quality Management) beruht, ist weitaus schwieriger in der Praxis anzuwenden. **EN ISO 9000 dokumentiert** und regelt damit alle Prozesse, Kompetenzen, Verantwortlichkeiten und Ressourcen.

Auch die KVen arbeiten daran QM-Systeme anzubieten. Einen lobenswerten Weg ist hier die KVWL mit ihrem **KPQ** gegangen.

Allerdings wird erst Ende 2004 feststehen, welche QM-Norm niedergelassene Ärzte zu erfüllen haben!

Falls Sie ein Qualitätsmanagement einführen wollen, empfehle ich Ihnen das Buch meiner Kollegin Ingeborg Freudenthaler. Sie beschreibt selbsterklärend, leicht verständlich und detailgenau mit vielen Checklisten und Handlungstipps die einzelnen Schritte zur Einführung von QM (Freudenthaler, I. Der zufriedene Patient. Berlin: Springer Verlag, 2002).

Patientenbefragung

Sehr geehrte Patientin, sehr geehrter Patient,

das Anliegen unserer Praxis und aller Mitarbeiter ist es, Sie so umfassend und so gut wie möglich zu betreuen. Aus diesem Grund interessiert es uns natürlich, wie Sie unsere Arbeit beurteilen. Deshalb möchten wir Sie bitten, sich einige Minuten Zeit zu nehmen und den folgenden Fragebogen auszufüllen. Er ist anonym gehalten und lässt keine Rückschlüsse auf Ihre Person zu. Bitte beantworten Sie alle Fragen entweder durch Ankreuzen der aus Ihrer Sicht am ehesten zutreffenden Alternative oder durch eine kurze stichwortartige Schilderung. Den ausgefüllten Bogen können Sie dann in den hierfür vorgesehenen Kasten werfen.

Vielen Dank für Ihre Mitarbeit.

Geschlecht: weiblich ☐ männlich ☐
Kassenpatient ☐ Privatpatient ☐

Alter: unter 25 ☐ 35–55 ☐ über 55 ☐

Sind Sie zum ersten Mal in unserer Praxis?
nein ☐ ja ☐

Was hat Ihnen während Ihres Aufenthaltes in unserer Praxis am besten gefallen?

....

....

Hat Sie etwas bei uns besonders gestört?

....

....

BITTE WENDEN

Abb. **3** Patienten-Fragebogen zur Praxisbewertung.

Bitte geben Sie für die folgenden Merkmale in der Rubrik „Wichtigkeit" an, wie groß deren jeweilige Bedeutung für Sie generell bei der Bewertung von Arztpraxen ist, und vermerken Sie immer zusätzlich in der zweiten Rubrik „Zufriedenheit", wie Sie das entsprechende Merkmal in unserer Praxis bewerten:

	Wichtigkeit für Ihre Bewertung von Arztpraxen generell				**Zufriedenheit** mit der Leistung unserer Praxis			
	sehr wichtig	wichtig	weniger wichtig	unwichtig	sehr zufrieden	zufrieden	weniger zufrieden	sehr unzufrieden
Empfang/Telefon								
Freundlichkeit	☐	☐	☐	☐	☐	☐	☐	☐
Betreuung am Telefon	☐	☐	☐	☐	☐	☐	☐	☐
Kompetenz der Ansprechpartner	☐	☐	☐	☐	☐	☐	☐	☐
Praxis								
optischer Eindruck	☐	☐	☐	☐	☐	☐	☐	☐
Ausstattung des Wartezimmers	☐	☐	☐	☐	☐	☐	☐	☐
Orientierungsmöglichkeit	☐	☐	☐	☐	☐	☐	☐	☐
Sauberkeit	☐	☐	☐	☐	☐	☐	☐	☐
Organisation								
Wartezeit mit Termin	☐	☐	☐	☐	☐	☐	☐	☐
Wartezeit ohne Termin	☐	☐	☐	☐	☐	☐	☐	☐
schnelle, unproblematische Terminvergabe	☐	☐	☐	☐	☐	☐	☐	☐
telefonische Erreichbarkeit	☐	☐	☐	☐	☐	☐	☐	☐
Betreuung								
Zuwendung und Anteilnahme des Praxispersonals	☐	☐	☐	☐	☐	☐	☐	☐
Zuwendung und Anteilnahme des Arztes	☐	☐	☐	☐	☐	☐	☐	☐
Freundlichkeit des Personals	☐	☐	☐	☐	☐	☐	☐	☐
individuelle und diskrete Behandlung	☐	☐	☐	☐	☐	☐	☐	☐
Information								
Information über Untersuchungen, Therapien, etc.	☐	☐	☐	☐	☐	☐	☐	☐
Informationen zum Verhalten im Alltagsleben	☐	☐	☐	☐	☐	☐	☐	☐
Information über Behandlungs-alternativen	☐	☐	☐	☐	☐	☐	☐	☐
Praxisleistung								
Qualität des ärztlichen Gesprächs	☐	☐	☐	☐	☐	☐	☐	☐
Länge des Arztkontaktes	☐	☐	☐	☐	☐	☐	☐	☐
umfangreiche Untersuchungs- und Behandlungsmöglichkeiten	☐	☐	☐	☐	☐	☐	☐	☐
Zusammenarbeit zwischen Haus- und Facharzt	☐	☐	☐	☐	☐	☐	☐	☐

Abb. **3** Patienten-Fragebogen zur Praxisbewertung *(Fortsetzung)*.

Befragung von Praxisbesuchern

Liebe Praxisbesucher!

Wir wollen für Sie noch besser werden. Sie können uns dabei helfen und diesen Fragebogen ausfüllen. Wir werden Ihre Anregungen umsetzen. Selbstverständlich ist diese Umfrage anonym, uns geht es ausschließlich um Ihre Meinung!

Bitte legen Sie den ausgefüllten Bogen in den Kasten an der Anmeldung.

Danke!

Bitte beurteilen Sie unsere Praxis, im Vergleich mit den vielen andere Praxen, die Sie tagtäglich sehen (**1** = deutlich besser als andere Praxen, **2** = besser als andere, **3** = genau wie andere, **4** = schlechter als andere, **5** = deutlich schlechter als andere Praxen).

	1	2	3	4	5
Wie beurteilen Sie unser Praxisteam am Empfang?					
1. Freundlichkeit gegenüber Patienten und Besuchern?	☐	☐	☐	☐	☐
2. Das Zusammenspiel innerhalb des Teams?	☐	☐	☐	☐	☐
3. Ruhe und Übersicht des Praxisteams?	☐	☐	☐	☐	☐
4. Die allgemeine Organisation am Empfang?	☐	☐	☐	☐	☐
Wie beurteilen Sie das Äußere der Praxis?					
5. Die Lage der Praxis?	☐	☐	☐	☐	☐
6. Die Beschilderung bzw. Wegweiser?	☐	☐	☐	☐	☐
7. Die äußere Aufmachung der Praxis?	☐	☐	☐	☐	☐
Wie beurteilen Sie die Praxisräume?					
8. Den Zustand der Farben, Wände und Böden?	☐	☐	☐	☐	☐
9. Das Ambiente allgemein?	☐	☐	☐	☐	☐
Eine Frage an die Damen und Herren Pharmareferenten:					
10. Wie beurteilen Sie die kommunikative Kompetenz unseres Teams?	☐	☐	☐	☐	☐
11. Wie beurteilen Sie die kommunikative Kompetenz von Frau/Herrn Dr. XXX?	☐	☐	☐	☐	☐

Wenn Sie mögen, können Sie auch Anregungen oder Wünsche, evtl. in freier Form, auf die Rückseite schreiben.

Vielen Dank **Ihr Praxisteam**

Abb. **4** Besucher-Fragebogen zur Praxisbewertung.

Mitarbeiterbefragung

Bitte nehmen Sie sich ausreichend Zeit! Diese Befragung nützt Ihnen selbst, Ihre Stellung in der Praxis zu beurteilen und der Praxis, weitere Verbesserungen durchzuführen.

Bitte beurteilen Sie mit Note „**1**“ bis „**6**“, sehr gut bis ungenügend!

		1	2	3	4	5	6
1.	Unsere Praxis hat eine gute Führung.	☐	☐	☐	☐	☐	☐
2.	Die Praxis ist für Neuerungen aufgeschlossen.	☐	☐	☐	☐	☐	☐
3.	Bei Entscheidungen, die mein Aufgabengebiet betreffen, werde ich einbezogen.	☐	☐	☐	☐	☐	☐
4.	Wenn ich gute Arbeit leiste, erhalte ich Anerkennung.	☐	☐	☐	☐	☐	☐
5.	Der Vorgesetzte versteht es, Mitarbeiter zu motivieren.	☐	☐	☐	☐	☐	☐
6.	Gegenüber Dritten verantwortet mein Vorgesetzter meine Handlungen und Entscheidungen.	☐	☐	☐	☐	☐	☐
7.	Mein Vorgesetzter akzeptiert mich als gleichberechtigten Gesprächspartner.	☐	☐	☐	☐	☐	☐
8.	In unserer Praxis herrscht ein gutes Klima.	☐	☐	☐	☐	☐	☐
9.	Unsere Praxis pflegt Kollegialität.	☐	☐	☐	☐	☐	☐
10.	Die Vertretung einer Kollegin (z.B. Urlaub) funktioniert reibungslos.	☐	☐	☐	☐	☐	☐
11.	Ich werde für meine Arbeit ausreichend informiert.	☐	☐	☐	☐	☐	☐
12.	Wir schaffen es immer, den Patienten das Gefühl zu geben, dass wir für sie da sind.	☐	☐	☐	☐	☐	☐
13.	Unsere Patienten werden unkompliziert und schnell behandelt.	☐	☐	☐	☐	☐	☐
14.	Die Arbeitsbelastung ist gut zu bewältigen.	☐	☐	☐	☐	☐	☐
15.	Die Arbeitsplatzgestaltung ist gut.	☐	☐	☐	☐	☐	☐
16.	Ich habe bei meiner Arbeit genügend Gestaltungsfreiheit.	☐	☐	☐	☐	☐	☐
17.	Ich bin mit meinen Bezügen im Vergleich zu dem, was man aus anderen Praxen hört oder vermutet, zufrieden.	☐	☐	☐	☐	☐	☐
18.	Die Arbeit in der Praxis hat einen hohen Stellenwert in meinem Leben.	☐	☐	☐	☐	☐	☐

Auf der Rückseite können Sie in freier Form notieren:

19. Was fehlt Ihnen an Unterstützung, damit Sie noch besser arbeiten können?

20. Was Sie schon immer einmal loswerden wollten!

Abb. **5** Mitarbeiterbefragung zur Praxisbewertung.

Spezialisierung

Machen Sie nicht alles, aber das Richtige.
Siggi Kröger

Die richtige Strategie

Niemand kann auf allen Gebieten absolute Spitzenleistungen bieten. Höchstleistungen allen Patienten zur Verfügung zu stellen, mit ihren verschiedenen Bedürfnissen, Persönlichkeiten und Anforderungen, wird nie möglich sein. **Spitzenleistungen sind es jedoch, welche die Menschen faszinieren**. Wie viele Exemplare des „*Guinness Book of Records*" werden jedes Jahr verkauft? Wie viele Fernsehshows wie z. B. „*Wetten dass*" beschäftigen sich mit Höchstleistungen und haben dabei traumhaft hohe Einschaltquoten? Warum interessieren sich so viele Menschen für sportliche Spitzenleistungen, z. B. Fußballbundesliga, Weltmeisterschaften, Formel-1-Rennen oder Tour de France? Gerade bei diesem Spitzenradrennen: Wieso haben die Bergetappen, bei denen die Spitzenfahrer bis an die Grenze der menschlichen Leistungsfähigkeit und manchmal darüber hinaus gehen, die meisten Zuschauer? Warum werden die Fernsehrechte dieser Megaevents, genau wie die Rechte für die Übertragung der Olympischen Spiele, so teuer verkauft? Alle Fragen können Sie damit beantworten, dass die Leser und Zuschauer immer wieder neue Spitzenleistungen sehen wollen. Durchschnittliche Leistungen sind eben nicht so interessant!

Genauso empfinden auch Ihre Patienten. Ich empfehle daher allen Praxisinhabern, eine Spezialisierung auf bestimmten Gebieten anzustreben. Mit einer einschränkenden KV-Abrechnung kann man nicht dagegen argumentieren. In diesen Fällen, wo z. B. die Budgetgrenzen erreicht werden, können Sie immer mit einem besonderen Versorgungsbedarf argumentieren. Ich kenne z. B. den Fall eines Allgemeinarztes, der 80% phlebologische Fälle auf Zuweisung behandelt (siehe auch Kap. *Regresse* und den Anhang dieses Kapitels mit dem Thema „*besonderer Versorgungsbedarf*").

Auf bestimmten Spezialgebieten kompetenter zu sein als andere und diese Kompetenz auch zu demonstrieren, bringt den gewünschten Erfolg.

> **„Sie müssen sich darüber klar werden, auf welchem Gebiet Sie besser sind als jeder andere und dann Ihre Anstrengungen kompromisslos darauf konzentrieren."**
>
> ***Andrew Grove,***
> **Generaldirektor Intel**

Richten Sie Ihren Fokus auf eine bestimmte Facette Ihrer Tätigkeit und verzetteln Sie sich nicht. **Suchen Sie also die Tiefe statt die Breite!** Es ist unsinnig, immer mehr anzubieten und das dann zwangsläufig mit einer mittelmäßigen Perfektion. Falls Sie eine bestimmte Leistung nur einmal in der Woche oder im Monat erbringen, können Sie logischerweise nicht so perfekt sein wie bei einer Leistung, die sehr häufig in Ihrem Arbeitsalltag vorkommt!

Suchen Sie nach Möglichkeiten, tiefer in einen bestimmten Markt einzudringen und die Bedürfnisse einer Gruppe von Patienten zu erkennen und zu befriedigen. Konzentrieren Sie also Ihre Kräfte und werden Sie Spezialist für eine bestimmte Zielgruppe. Sie haben damit bei diesen Menschen alle Vorteile auf Ihrer Seite.

> **Bieten Sie einem bestimmten Patientenkreis einen besonderen Nutzen, der unübersehbar ist!**

Für Hausärzte sind in erster Linie Non-GKV-Leistungen interessant, aber auch bestimmte GKV-Leistungen.

Eine gute Möglichkeit ist z. B. die Traditionelle Chinesische Medizin (TCM). In den nächsten Jahren ist eine verstärkte Nachfrage nach TCM zu erwarten. Wenn Sie diese Methode richtig in die Praxis integrieren, haben Sie die Möglichkeit dieses Geschäftsfeld zum stärksten Umsatzträger Ihrer Praxis zu machen.

Weitere Möglichkeiten sind die Akupunktur, Ernährungsberatung, Sportmedizin, Umweltmedizin, Naturheilverfahren, Arbeitsmedizin, Bioresonanzverfahren, Managercheck oder die Chirotherapie. Mithilfe dieser Felder können Sie bestimmte Patientengruppen ansprechen.

Um die Spezialisierung erfolgreich zu machen, bedarf es einer guten Strategie. Der Erfolg wird sich nicht von heute auf morgen einstellen, er muss strategisch geplant werden und kann nur in einem über Jahre andauernden Prozess erreicht werden.

Erfolgreich zu sein bedeutet, die richtige Strategie zu haben.

Zur richtigen Strategie gehört ein Leitspruch, der das Unternehmensziel darstellt:

Wir wollen am Ort der kompetenteste Problemlöser für Patienten mit XY sein.

Kompetenz zu demonstrieren ist der Kern der Strategie. Diese Kompetenz ist Ihr USP (Unique Selling Proposition), also ein Alleinstellungsmerkmal im Markt.

Dieses Merkmal muss „nur noch" von Patienten erkannt werden. Dazu stehen Ihnen viele Werbemaßnahmen zur Verfügung. In erster Linie natürlich die Werbung innerhalb der Praxis. Das beginnt beim Plakat und hört bei einer Vitrine oder Litfasssäule auf. Die Mitarbeiterinnen sollten bei jeder sich bietenden Gelegenheit die Spezialisierung und die guten Ergebnisse damit kommunizieren. Nach den ersten Erfolgen wird die Mundpropaganda ihr Übriges dazu tun.

Generell kann man empfehlen, etwas forscher mit der Werbung umzugehen. Das europäische Recht, das ja über kurz oder lang das Kammerrecht weitgehend ablösen wird, bietet deutlich mehr Werbemöglichkeiten!

Auch heute schon zeigt die deutsche Justiz eine Annäherung an Europa. So sagt ein Urteil des Bundesverfassungsgerichtes vom 8. Januar 2002 (1. BVR, 1147/01) z. B. aus, dass Ärzte mit ihren besonderen praktischen Erfahrungen werben dürfen. Der erste Senat des Bundesverfassungsgerichtes stellte fest, dass eine Klinik ihre Ärzte als *Spezialisten* bezeichnen darf, weil seit Jahren in diesem Fall 7000 Wirbelsäulen- und 13 000 Knieoperationen durchgeführt wurden!

Die Bezeichnung „Spezialist" ist weder eine unzulässige Werbung, noch verstößt sie gegen das Wettbewerbsrecht, sondern ist eine „interessengerechte und angemessene Information für die Patienten". „Der Einzelne kann sich einer ihn allein auszeichnenden Erfahrung berühmen, weil er sich besonders intensiv gewidmet hat." (Originalzitat)

Bundesverfassungsrichterin Renate Jäger führte aus, dass „Patienten ein legitimes Interesse daran haben zu erfahren, welche Ärzte über solche vertieften Erfahrungen verfügen." Den Kammern stehen lediglich Reglementierungen zu, die sich innerhalb dieser verfassungsrechtlichen Grenzen bewegen. Die Kernaussage dieses wegweisenden Urteils ist daher:

„Patienteninteresse geht vor Kammerrecht"

Sie dürfen also prinzipiell **alles kommunizieren, was Patienten interessiert**. Es muss natürlich angemessen sein und weder aufdringlich noch vergleichend. Selbstverständlich dürfen Sie auch keine falschen Hoffnungen wecken. Diese Rechtsprechung gilt für Anzeigen und Broschüren und selbstverständlich auch für das Internet.

Auch die Kontaktaufnahme zu **Selbsthilfegruppen** kann hilfreich sein. Ich kenne einige Fälle, wo die Kooperation mit diesen Gruppen den Erfolg brachte. Patienten aus ganz Deutschland suchen heute gezielt diese Praxen auf. Kontakt zu vielen Selbsthilfegruppen können Sie über das Internet aufbauen.

Eine sehr gute Darstellungsmöglichkeit Ihrer Kompetenz und Ihres USP haben Sie durch die Kooperation mit den örtlichen Krankenkassen oder großen Unternehmen. Die Kassen haben Patientengruppen, bei denen Sie als Problemlöser auftreten können. Es bieten sich z. B. Vorträge an, die von den Kassen aktiv oder in

Apothekenaktionen und Anzeigen beworben werden können.

Für Fachärzte lohnt selbstverständlich auch eine Spezialisierung innerhalb der GKV. So kann es z. B für Dermatologen sinnvoll sein, sich auf Umweltmedizin, Allergologie oder auf bestimmte Krankheitsbilder z. B. Neurodermitis, zu konzentrieren.

Eine Spezialisierung ist prinzipiell für alle Fachgruppen möglich, sinnvoll und erstrebenswert!

Besonderer Versorgungsbedarf

Die „Vereinbarung zur Einführung von Praxisbudgets", vom 1. 7. 1997 (Spitzenverbände der Kassen und KBV): Das beantragte Zusatzbudget nach 4.3, Allgemeine Bestimmungen A I des EBM insbesondere dann gewährt werden kann, wenn die genannten Krankheitsbilder den Schwerpunkt der Praxistätigkeit darstellen. Im Einzelfall und zur Sicherstellung eines besonderen Versorgungsbedarfs.

Die KV Berlin hatte als Kriterium für die Vergabe von Zusatzbudgets einen 20%-Fallwertverlust vorgegeben. Das Sozialgericht verwarf diese Norm:

Der geforderte Fallwertverlust könne keinen Aufschluss über die Notwendigkeit der beantragten Budgeterweiterung geben. Bedingung dafür könne nur die **Sicherung eines bestimmten Versorgungsbedarfes** sein.

Das Sozialgericht Potsdam warf der KV Brandenburg vor, es hätte die Kompetenznorm des EBM verkannt und den Ermessensspielraum (im Bezug auf Erteilung von Zusatzbudgets) unterschritten. Die Geltung der Praxisbudgets müsse für Praxen gelockert werden, deren Leistungsspektrum unter qualitativen oder quantitativen Gesichtspunkten atypisch sei.

Das Sozialgericht Magdeburg hatte eine ausschließliche Vergabe von Zusatzbudgets an Praxen, die über 60% Schwerpunktleistungen abrechnen, verworfen:

Auch für Praxen mit **ausgeprägter Spezialisierung und Schwerpunkttätigkeit** sei das denkbar. Behandlungsintensive Patientengruppen können auch dann den Schwerpunkt einer Praxistätigkeit darstellen, wenn die sonstigen Patienten zahlenmäßig eine Überzahl darstellen.

Sinn der Zusatzbudgets sei es, flexibel auf atypische Versorgungsstrukturen zu reagieren.

Sozialgericht Karlsruhe: Ein **erheblich über dem Arztgruppendurchschnitt liegender Überweisungsanteil** muss berücksichtigt werden! Es widerspreche dem Sinn und Zweck der Budgets bzw. Zusatzbudgets, spezialisierte Praxen als Standardpraxen umzufunktionieren. Es müsse auch Platz für Spezialisierungen geben, wenn dafür Bedarf bestehe.

Analog ist der **Umgang mit Arzneimittelrichtlinien** zu bewerten. Für besonders spezialisierte Praxen können die Prüfungsausschüsse durch eine Vorabprüfung von einer Wirtschaftlichkeitsprüfung absehen. Es wird dabei Bezug auf Praxen genommen, die eine ähnliche Spezialisierung haben. Jede Ärztin und jeder Arzt, die eine solche Spezialisierung haben, sollten ihre Praxisbesonderheiten frühzeitig, am besten mit der Abrechnung, bekannt geben.

Für Allgemeinärzte müssen die KV'en eigene Vergleichsgruppen bilden, falls sich die Praxisstruktur hinsichtlich der Patientenklientel oder des Diagnose- und Behandlungsangebotes von einer Allgemeinpraxis so weit entfernt hat, dass der primäre Versorgungsauftrag nicht mehr umfassend wahrgenommen wird (BSG, Az: B 6 KA 36/98 R).

Logischerweise sollte diese Begründung auch für andere Fachgruppen analog gelten!

Die Basis des Praxiserfolges

Nur zufriedene Mitarbeiter
schaffen zufriedene Patienten

Günstiges Führungsverhalten

Wie bereits beschrieben, werden Sie durch das Medizinstudium nicht automatisch erfolgreich in Ihrem Beruf. Patienten werden anspruchsvoller und Medizin muss, will man auch wirtschaftlich erfolgreich sein, auch verkauft werden. Der Kunde/Patient ist in einer komfortablen Situation, denn gute Medizin wird von vielen angeboten. Er kann also auswählen und tut das in der Regel auch. Die Leistungsanbieter, die seinen Anforderungen nicht nachkommen wollen oder können, werden abgewählt. Er stimmt mit den Füßen ab, wo er behandelt werden möchte. In der Volkswirtschaftslehre nennt man so etwas einen Käufermarkt, wenn es ein breites, vergleichbares Angebot von Leistungsanbietern oder Produkten gibt. Der Käufer kann somit auswählen, im Gegensatz zum Verkäufermarkt, der eine Mangelwirtschaft charakterisiert.

Durch die Situation des Käufermarktes sind viele Faktoren von eminenter Bedeutung, wenn man eine Praxis oder ein Zentrum erfolgreich führen möchte. Wichtig sind z. B. eine ansprechende, patientenfreundliche Einrichtung oder ein funktionierendes Zeitmanagement. Jedoch aus allen Umfragen heraus wissen wir, dass mit weitem Abstand das ärztliche Gespräch als eines der beiden wichtigsten Kriterien für die Praxiswahl (oder Abwahl) herangezogen wird.

Umfragen zeigen, dass ca. 50% der Praxis- bzw. Arztwechsel wegen eines Umzuges der Patienten erfolgen. Jedoch der erste beeinflussbare Faktor, weshalb Patienten die Praxis wechseln, ist in allen Umfragen die **Unzufriedenheit mit dem Arztgespräch**. Es ist dabei nicht die medizinische Fachkompetenz, die als Bewertungskriterium herangezogen wird. Diese kann von den Patienten normalerweise gar nicht eingeschätzt werden, denn es fehlt das nötige Wissen dazu.

Ein weiterer, entscheidender und ebenfalls beeinflussbarer Faktor, weshalb Patienten die Praxis wechseln, ist die Freundlichkeit bzw. Unfreundlichkeit, also die **Kommunikationskompetenz des Praxisteams**. Denn wie bereits festgestellt ist es für Patienten fast unmöglich, die medizinischen Unterschiede zwischen Arztpraxen und deren Teams zu erkennen. Beim Service und der Patientenorientierung dagegen sind die Unterschiede für jeden Praxisbesucher sehr leicht erfassbar. So bietet besonders dieser Bereich eine ideale Möglichkeit, jede Praxis auf den Erfolgskurs zu bringen bzw. zu halten. Bis heute haben das nur sehr wenige niedergelassene Ärztinnen und Ärzte erkannt, ansonsten wären lange Wartezeiten und unaufmerksame Mitarbeiterinnen nicht die Norm!

Wenn Sie dem Patienten nicht die Hand reichen, tun das andere!

Eine hohe Patientenzufriedenheit erreicht man über ein engagiertes und motiviertes Praxisteam. Nur motivierte Mitarbeiterinnen werden bereit sein, eine hohe Qualität in Kommunikation und Service zu erbringen!

Leider sind solche Mitarbeiterinnen nicht überall anzutreffen. Nach meiner Erfahrung trifft man vier verschiedene Arten von Mitarbeiterinnen in Praxen an:

1. 10% der Mitarbeiterinnen haben ein hohes Engagement und Eigeninitiative. Sie **begeistern andere** mit ihren Ideen und ihrer Kreativität und sind bereit, weit mehr zu leisten als gefordert wird. Sie sichern den Praxiserfolg durch ihren konsequenten Einsatz. Falls Sie solche Mitarbeiterinnen haben, lassen Sie diese um Gottes willen nicht gehen. Sie sind das Beste, was Ihrer Praxis passieren kann!

2. 40% der Mitarbeiterinnen arbeiten ohne Eigeninitiative. Sie lassen sich jedoch von anderen begeistern, mehr Leistung und hohes Engagement zu erbringen. **Es lohnt sich auf jeden Fall, um diese Mitarbeiterinnen zu kämpfen**. Auch bei diesen ist die stärkste Motivation, ihren Arbeitsbereich selbst gestalten zu können und Entscheidungsspielräume zu haben!
3. Weitere 30% sind nur **sehr schwer und in geringem Ausmaß zu motivieren**. Sie handeln lediglich auf Anweisung und haben keinerlei Ehrgeiz.
4. 20% sind **durch nichts zu motivieren** und tun bloß das Nötigste, um am Monatsende ihre Gehaltsüberweisung auf dem Konto zu haben.

Dass sich diese Struktur nicht nur in Arztpraxen wiederfindet, zeigt eine repräsentative Befragung des Meinungsforschungsinstitutes „Gallup". Man befragte weltweit einige Zehntausend Arbeitnehmer in Interviews nach ihrer Motivationslage. Die Ergebnisse waren erschütternd:

- 15% arbeiteten voll motiviert.
- 68% machten Dienst nach Vorschrift.
- 17% hatten innerlich gekündigt.

Gallup belässt den schwarzen Peter übrigens nicht bei den Arbeitnehmern. Denn als Ursache für diese unerfreulichen Ergebnisse benennt man klipp und klar **schlechtes Management!**

Zuerst einmal bedeuten diese Daten für Ihre Praxis, dass die Mitarbeiterinnen der 3. oder 4. Kategorie auf Dauer die Garanten dafür sind, dass Patienten abwandern, da sie sich schlecht betreut fühlen. Falls Sie solche Mitarbeiterinnen beschäftigen, überlassen Sie diese besser Ihren Kollegen und **trennen Sie sich so schnell wie möglich von ihnen**. Markus Buckingham und Curt Coffmann schreiben dazu in ihrem Buch „Erfolgreiche Führung":

> **„Die Menschen sind weniger veränderbar, als wir glauben. Verschwende nicht deine Zeit mit dem Versuch, etwas hinzuzufügen, das die Natur nicht vorgesehen hat. Versuche herauszuholen, was in ihnen steckt. Das ist schwer genug."**

Ich beobachte es leider immer wieder, dass Vorgesetzte nicht die notwendige Energie aufbringen, eine wirklich notwendige Trennung kurz und relativ schmerzlos zu vollziehen. Sei es durch ihren medizinisch ethischen Anspruch oder durch sonstige Argumente, werden diese Mitarbeiterinnen über Jahre mitgeschleppt. Leider wird es über die Jahre immer schwerer, menschlich und juristisch, sie zu entlassen! Diese Mitarbeiterinnen bedeuten dann einen gewaltigen Hemmschuh für jede Praxis- bzw. Teamentwicklung. Leider tun Sie diesen Mitarbeiterinnen und sich selbst überhaupt keinen Gefallen damit, sie weiter zu beschäftigen. Entweder sind diese gar nicht in der Lage, die geforderte Leistung zu erbringen, dann werden sie in einer anderen Position eher zu beruflicher Zufriedenheit gelangen. Denn:

Arbeit macht entweder Spaß oder krank!

Andererseits gibt es auch Mitarbeiter, die die geforderte Leistung gar nicht erbringen wollen. Besonders dann besteht absoluter Handlungsbedarf, diese so schnell wie möglich aus dem Team zu entfernen!

Die entscheidende Herausforderung für den Praxiserfolg ist nach meinen Beobachtungen: **Nur zufriedene Mitarbeiterinnen schaffen zufriedene Patienten.** Diese Erkenntnis ist der Schlüssel für die erfolgreiche Praxisführung. Vorgesetzte, die das erkannt haben und nutzen, werden schnell auf die Erfolgsstraße bzw. auf die Überholspur gelangen. Leider hat sich dieses Wissen noch nicht überall durchgesetzt. Ich erkenne es häufig u. a. auch an den Bezeichnungen, die viele Praxisinhaber für ihre Mitarbeiterinnen haben. Da ist von „meinen Mädels", „meinen Damen" oder gar vom „Hühnerstall" die Rede. Allein schon die Berufsbezeichnung „Arzthelferin" ist absolut idiotisch. Das klingt wie „mein Helferlein" und sehr viele Praxisinhaber agieren genau so mit ihren Mitarbeiterinnen. Sie werden unwissend gehalten und sollen „ihren Job tun". Es ist die häufigste Art der Mitarbeiterführung in Deutschland, die **Champignon-Methode:** Die Mitarbeiter werden im Dunkeln gehalten, bekommen regelmäßig jede Menge Mist übergekippt und wer den Kopf rausstreckt, wird abgeschnitten!

Nur leider werden diese Mitarbeiter niemals von sich aus Kreativität entwickeln und Spaß an der Arbeit haben können, den hat ein Helferlein nun einmal nicht. Tatsache ist: **Der Beruf der „Arzthelferin“ verdient eine andere Bezeichnung: Praxisassistentin!**

Dieser Begriff trifft die vielfältigen und anspruchsvollen Aufgaben der Mitarbeiterinnen in Praxen in idealer Weise. Bis vor einiger Zeit, war die Mitarbeiterin in der Arztpraxis dazu da, den Patienten zum Arzt zu bringen („Sie dürfen jetzt zu Herrn Doktor“) und evtl. noch ein Bestrahlungsgerät einzuschalten. Heute sind die Anforderungen astronomisch angestiegen. Die Praxisassistentin muss heute, wenn sie erfolgreich arbeiten will:

- Kommunikative Kompetenz als Erfolgsfaktor Nummer eins besitzen.
- Solide medizinische Kenntnisse in Diagnostik und Therapie haben.
- Soziales Engagement und Einfühlungsvermögen mitbringen.
- Teamfähigkeit haben.
- Interesse für Technik in Diagnostik und der Praxisverwaltung besitzen.
- Qualitätsmanagement beherrschen und täglich umsetzen können.

Um im Beruf der Praxisassistentin erfolgreich zu sein, muss man motiviert sein. Diese Motivation hat es jedoch in sich! Wie genau kommt sie zustande oder was genau bedeutet Motivation?

1. Motivation ist der Antrieb, **etwas von sich aus zu tun**. Das bedeutet, man kann niemanden motivieren. Das können die Menschen nur selbst!
2. Motivation ist immer **emotional begründet**, nie rational. Motivation ist also das gute Gefühl, etwas gerne zu tun, **aus innerer Bereitschaft heraus**. Menschen suchen Tätigkeiten, in denen sie Sinn erkennen können. Mit Logik und Ratio kann sich niemand motivieren! Professor Gertrud Höhler hat das so beschrieben: Niemand ist im Stande, über längere Zeit Einsatz zu bringen, ohne den Sinn zu erkennen!
3. Die stärkste Motivation ist es, **Prozesse selbst gestalten und verändern zu können**, dass so genannte personal control. Daher sind, wie später noch beschrieben wird, klar definierte Tätigkeits- und Verantwortungsbereiche und regelmäßige Teambesprechungen sehr wirkungsvolle Motivationsfaktoren.

Hoch motivierte Mitarbeiter sind doppelt so produktiv.

80 % der Motivation wird durch Führungsverhalten beeinflusst, günstiges Führungsverhalten wie auch ungünstiges:

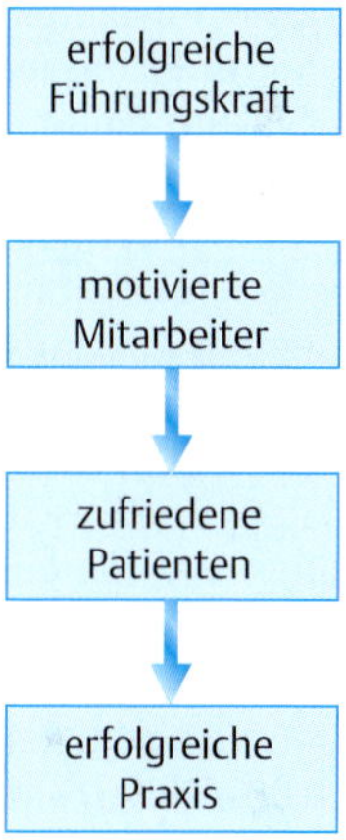

Effektives Führungsverhalten bedeutet letztlich immer, eine günstige Unternehmenskultur zu pflegen! Die Frage, die sich daraus ergibt und die es nun zu beantworten gilt: **Wie erreicht man eine wirkungsvolle, produktive, günstige Unternehmenskultur?**

Das Wichtigste, was Sie selbst jeden Tag tun können und was immer im Vordergrund stehen sollte: **Unterlassen Sie alles Demotivierende!** Geben Sie Ihren Mitarbeiterinnen das Gefühl, in einem Team zu arbeiten, in dem alle **Beachtung**, **Respekt** und **Anerkennung** verdienen. Auch Kritik, worauf ich noch zu sprechen kommen werde, dient immer nur dazu, Motivation aufzubauen und nicht Menschen klein zu reden bzw. ihnen den Spaß an der Arbeit zu nehmen.

Ihre Mitarbeiterinnen müssen gerne in die Praxis kommen. Es muss ihnen Spaß machen, in Ihrer Praxis zu arbeiten. Es darf, nein es sollte dabei auch gelacht werden. Bei Patientenbefragungen zeigt sich immer wieder, dass ein fröhliches und gut gelauntes Team von Patienten sehr geschätzt wird. Ich kenne Praxen, die in keiner Weise einem optischen Idealbild entsprechen. Das Zeitmanagement ist in diesen Praxen zumeist eine mittlere Katastrophe. Und trotzdem, das Team lacht sehr viel und ist in der Lage, ein herzliches Verhältnis zu den Patienten aufzubauen. Trotz aller Mängel werden auch diese Praxen von sehr vielen Patienten geliebt. Der einzige Schönheitsfehler an der Sache ist, es sind nicht gerade die wirtschaftlich interessantesten Patienten, die in Massen diese Praxen aufsuchen!

Der Schlüssel zum Erfolg jeder Praxis und jedes Zentrums ist und bleibt ein engagiertes und motiviertes Team. Humor, Lachen und der respektvolle Umgang miteinander bringen dabei Lebendigkeit, Leichtigkeit und Farbe in den beruflichen Alltag von Routine und Konformität.

Es ist sogar erwiesen, dass heitere Menschen nicht nur als sympathischer und kompetenter von Kunden wahrgenommen werden, die Mitarbeiter fühlen sich sogar wohler und sind gesünder. Sie sehen ihre Arbeit als Herausforderung an und erledigen ihre Aufgaben verantwortungsvoll, erfolgreich und zügig.

Die häufigste Ursache für ein demotiviertes, lustloses Team ist nach meinen Beobachtungen: **Fehlende Kommunikation zwischen ärztlicher Leitung und dem Praxisteam**. Sie sollten sich daher ausreichend Zeit für Ihr Team nehmen. Zeitersparnis, durch minimierte Kommunikation im Alltagsgeschäft, rächt sich bitter. Die Zeit, die Sie selbst hierbei einsparen, müssen Sie später als Krisenmanager potenziert aufbringen. Im täglichen Umgang miteinander ist es immer lohnenswert, einige Worte miteinander zu wechseln. Ein **morgendliches Briefing** z. B. ist eine sinnvolle Maßnahme, um die Kommunikation im Team zu fördern und den Tagesablauf bestmöglich vorzubereiten.

Das Wichtigste bei jedem Gespräch mit Ihren Mitarbeitern (im Übrigen auch bei jedem Gespräch, das Sie allgemein führen): Hören Sie zu, hören Sie genau zu! **Werden Sie ein Meister des Zuhörens:**

- Nur wer zuhören kann, dem hören andere auch zu.
- Zuhören demonstriert das Interesse am anderen.
- Zuhören bedeutet, sich dem anderen zuwenden und ihm Wertschätzung zu geben (ich gebe dir einen Teil meiner Zeit).
- Wer zuhört demonstriert, dass das Gesagte wichtig ist.

Geben Sie Ihren Mitarbeitern Anerkennung, falls sie es verdienen! Anerkennung ist besser als Lob, denn Lob wird immer von oben herab gegeben. Es ist sinnvoll, die Anerkennung vor dem gesamten Team auszusprechen, denn damit potenziert sich der Effekt. Das funktioniert jedoch nur in einem Team, das eine Erfolgskultur und ein positives Leistungsklima pflegt! In einem patriarchalisch geführten, konservativen Unternehmen kann es dagegen ordentlich daneben gehen, wenn vor der Gruppe gelobt wird. Wenn Sie also noch auf dem Weg sind, ein positives Leistungsklima aufzubauen, kann es durchaus vorteilhafter sein in einem Vieraugengespräch Anerkennung zu geben!

Kritik effektiv zu geben, bedarf schon einiger Regeln, ansonsten geht die Sache nach hinten los und man erreicht lediglich Demotivation. Zunächst einmal sollte der Begriff in „Feedback geben" verändert werden. **Feedback geben bedeutet, eine konkrete Situation oder Handlung zu beschreiben und nicht eine Person pauschal zu be- bzw. verurteilen.** Ein Feedback kann ich viel leichter anhören und insbesondere annehmen als Kritik. Denn es wird nicht meine Person, sondern lediglich meine Handlung beschrieben! Somit kann ich selbst einschätzen, was ich davon annehmen möchte und was nicht.

Falls Sie eine Handlung beurteilen und keine Person, ist deutlich weniger Emotion auf beiden Seiten im Spiel! Ein Feedback-Gespräch wird daher immer mit Ich-Botschaften geführt. „Ich habe beobachtet …", „ich denke …", „nach meiner Meinung …" Ich-Botschaften sind keine universellen Weisheiten oder Wahrheiten, sondern stellen letztlich Ihre eigene, persönliche Meinung dar. Darüber kann der Angesprochene emotionsloser reflektieren, als über Botschaften wie: „Sie sind ein schlechter Mitarbeiter." „Dazu sind Sie nicht in der Lage." „Das haben Sie falsch gemacht."

Am Ende des Gespräches immer einen Tipp geben, wie die Sache evtl. besser zu machen ist. Bitte nie den kompletten Lösungsweg aufzeigen, sondern nur einen Hinweis geben. Ein häufiger Fehler vieler Führungskräfte ist es, den Weg genau zu beschreiben. Damit raubt man dem Angesprochenen ein großes Stück Motivationsmöglichkeit. Denn gerade den Weg selbst zu entdecken und zu gestalten bietet das zuvor beschriebene *personal control*. Außerdem führen häufig mehrere Wege nach Rom und neue Wege können häufig bessere Ergebnisse bringen!

Ein Feedback-Gespräch gehört **immer unter vier Augen!** Nie vor anderen Teammitgliedern führen, ansonsten wird der Angesprochene, um vor den anderen sein Gesicht zu wahren, emotional und unklug reagieren. Diese Gespräche führen damit zu keiner Lösung, sondern zu weiteren Herausforderungen und vor allen Dingen zu Demotivation.

Feedback bei unerwünschtem Verhalten ist eine Sache. Feedback zu geben um erwünschtes, produktives Verhalten noch weiter zu intensivieren, ist etwas anderes. Es ist eine ideale Möglichkeit Menschen zu fördern. Alles, was Sie positiv herausheben, wird beim nächsten Mal noch bewusster und intensiver vom Mitarbeiter eingesetzt werden. Sie machen Ihren Mitarbeitern ihre Stärken häufig erst bewusst. Es ist wieder einmal die Kunst effektiver Menschenführung, Stärken noch weiter zu verstärken!

Erfolgreiche Vorgesetzte verstärken die Stärken ihrer Mitarbeiter!

Auch eine Führungskraft muss dazu in der Lage sein, selbst Feedback anzunehmen. Denn **wer Feedback gibt, muss auch Feedback annehmen können**.

- Feedback kann helfen, Ihnen blinde Flecken bei der Selbsteinschätzung etwas zu erhellen. Daher können Sie **Feedback als persönliches Geschenk betrachten**.
- Reagieren Sie nicht sofort überschnell mit einer Rechtfertigung. Wir neigen dazu, die eigenen Handlungen immer sofort rechtfertigen zu wollen, weil wir uns persönlich getroffen fühlen. **Reagieren Sie locker** und lassen Sie die Emotionen beiseite, hören erst einmal zu und überdenken später, was Sie von der Kritik annehmen wollen und was nicht.

Eine weitere wichtige Aufgabe jeder Führungskraft ist **die Entwicklung und Förderung von Mitarbeitern**.

Dazu zuerst eine kleine Aufgabe für Sie. Nehmen Sie ein Blatt Papier und schreiben Sie auf der linken Seite die Namen Ihrer Mitarbeiter von oben nach unten auf. Oben sollte die/der produktivste bzw. beste Mitarbeiter stehen. Nehmen Sie sich dazu einige Zeit, denn besonders im mittleren Bereich fällt es den meisten Führungskräften schwer zu differenzieren. Nachdem Sie das erledigt haben, schreiben Sie nun auf der rechten Seite, wieder von oben nach unten auf, welchem Mitarbeiter Sie persönlich die meiste Zeit opfern. Sei es in Briefings, längeren Besprechungen oder allgemeinem Feedback.

Nun verbinden Sie bitte die gleichen Namen. Sehr häufig erhalten Führungskräfte viele diagonale Linien, die sich überschneiden. Das bedeutet nichts anderes, als dass man sehr viel Zeit mit den unproduktiveren Mitarbeitern verschwendet. Aus zwei Gründen ist diese Vorgehensweise für den Unternehmenserfolg eher kontraproduktiv:

1. Es kennzeichnet meist ein Vorgehen über Kontrollmechanismen und Restriktionen. Sicherlich ist Kontrolle auch eine wichtige Funktion der Führungskraft, sie darf jedoch nicht im Mittelpunkt des Führungsverhaltens stehen oder gar zum Selbstzweck werden.
2. Die Führungskraft beschäftigt sich in erster Linie damit, bei schwächeren Mitarbeitern etwas hinzuzufügen, was nicht vorhanden ist. Besser ist es dagegen, die Mitarbeiter zu fördern, die bestimmte Talente schon haben! Dazu noch einmal die **Kernaussage von Buckingham und Coffman:**

„Die Menschen sind weniger veränderbar, als wir glauben. Verschwende nicht deine Zeit mit dem Versuch, etwas hinzuzufügen, das die Natur nicht vorgesehen hat. Versuche herauszuholen, was in ihnen steckt. Das ist schwer genug".

Konzentrieren Sie sich also auf Ihre „Stars" und diese werden noch besser werden. **Geben Sie ihnen häufig positives Feedback** zu ihren erfolgreichen Tätigkeiten. Es ist ein häufiger Irrglaube, dass die „Stars" so etwas nicht brauchen. Gerade sie warten auf positives Feedback. Bei einigen ist es sogar so, dass sie ihre Hauptmotivation, ihre Triebfeder, aus der Anerkennung ziehen, die sie erhalten. Glauben Sie also bitte nie, dass Menschen Anerkennung nicht mehr benötigen! Erarbeiten Sie gemeinsam mit Ihren überdurchschnittlichen Mitarbeitern individuelle Ziele, um sie noch erfolgreicher zu machen. Kümmern Sie sich um Ihre Besten und sie werden es Ihnen danken!

Führen Sie über Ziele, nicht über Wege. Die Herausforderung, die sich für jeden Führenden stellt, ist bei den Mitarbeitern Höchstleistungen zu erzielen, die diese motiviert und gerne erbringen. Nun macht es wenig Sinn die Wege zum Erfolg in allen Schritten zu beschreiben. Menschen haben unterschiedliche Stärken und finden daher auch ihren eigenen Weg zum Erfolg. Und Ihnen als Führungskraft kann letztlich nur der Erfolg wichtig sein und nicht die Einhaltung eines bestimmten Systems!

Z.B. entwickeln Mitarbeiterinnen an der Anmeldung mit Sicherheit unterschiedliche Methoden, damit Patienten sich in der Praxis als wichtig empfinden bzw. wohl fühlen können. Eine hat ein phänomenales Gedächtnis und spricht Patienten immer wieder auf persönliche, familiäre oder berufliche Dinge an. Andere haben ein sehr gutes optisches Gedächtnis und kennen die Namen der Patienten noch nach Jahren. Wiederum andere haben eine betont herzliche und liebevolle Art mit Patienten umzugehen oder können Menschen sehr gut beruhigen. Viele Wege führen nach Rom und letztlich ist es nur der Erfolg der zählt. Das Ziel kann es also demnach nur sein, in Patientenbefragungen bei der Frage nach der Freundlichkeit an der Anmeldung ein bestimmtes gutes Ergebnis zu bekommen. Jede Führungskraft weiß auch, dass sie nicht permanent neben dem Mitarbeiter stehen kann, um zu kontrollieren, ob vorgegebene Wege regelmäßig eingehalten werden. Die Führungskraft ist also dazu gezwungen loszulassen und die Mitarbeiter alleine arbeiten zu lassen.

In der Personalführung ist die Lösung für beide Herausforderungen **die Führung über Ziele**. Dabei ist man in der komfortablen Situation, die Mitarbeiter ihre eigenen Wege finden zu lassen. Das schon beschriebene „personal control" bringt enorme Motivationsmöglichkeiten mit sich. Auch der Leistungsdruck, der dadurch entsteht, bringt Kreativität und wachsendes Selbstbewusstsein mit sich!

Zugegeben, nicht alle Mitarbeiter lassen sich durch diese Methode führen. Es werden jedoch immer die Talentierten und Fähigen sein, so dass das Führen über Ziele auch ein positiver Selektionsprozess sein kann!

Seien Sie selbst optimistisch und versprühen dieses Gefühl auch. Nur wenn Sie vom Erfolg selbst überzeugt sind, können das auch Ihre Mitarbeiterinnen sein. Falls Sie selbst am Morgen griesgrämig die Praxis betreten, können Sie von keinem Teammitglied Motivation erwarten.

> **Du kannst nur entzünden, was in dir brennt.**
>
> *Augustinus*

Beziehen Sie Ihre Mitarbeiterinnen in Entscheidungsprozesse mit ein. Dazu dienen die regelmäßigen Teambesprechungen. Fragen Sie nach Ideen und nehmen Sie diese Anregungen wirklich ernst. Es ist häufig im Team ein großer Erfahrungsschatz (z.B. aus früheren Arbeitsverhältnissen) vorhanden. Diese Erfahrung oder vorhandene Kreativität zu wecken und zu nutzen, ist eine ideale Möglichkeit Mitarbeiterinnen zu motivieren.

Die Teambesprechung

Zuverlässige, loyale und freundliche Mitarbeiterinnen sind Gold wert. Man erhält sie jedoch nur dann, wenn man sie wert schätzt und ernst nimmt. Falls Sie vom beschriebenen Ideal noch entfernt sein sollten, beginnen Sie unbedingt mit Teambesprechungen. Teambesprechungen sind von elementarer Bedeutung für die Entwicklung jeder Praxis.

Eine wichtige Voraussetzung für gelungene Besprechungen ist die **Regelmäßigkeit dieser Institution**. Sie muss zur Unternehmenskultur gehören und daher selbstverständlich sein. Ist das nicht der Fall, bekommen Besprechungen häufig den faden Beigeschmack der „Fehlerdiskussion." Die Mitarbeiterinnen haben dann das Gefühl, dass nun wieder so viele „Fehler" aufgelaufen sind, dass nun eine Besprechung erforderlich wird. Entsprechend gering wird dann die Motivation sein, an der Besprechung teilzunehmen.

Bei entsprechender Praxisgröße sollte die Besprechung wöchentlich z. B. Mittwoch 13.30 Uhr durchgeführt werden. Selbst wenn aktuell einmal inhaltlich nichts zu besprechen sein sollte, lassen Sie das Ganze als Kurzbesprechung trotzdem stattfinden. Bei einer Tasse Tee oder Kaffee kann man diese zur **sozialen Kontaktpflege** immer nutzen. Denn besonders dazu dient jede Besprechung selbstverständlich ebenfalls.

Die Teambesprechung ist selbstverständlich **Arbeitszeit der Mitarbeiterin**. Die zentralen Themen der Besprechung werden mindestens eine Woche vorher mit der Bitte bekannt gegeben, sich entsprechend vorzubereiten! Zugleich sollte bestimmt werden, wer die Besprechung moderiert und wer das Protokoll führt. Dazu sind übrigens Vielredner im Team bestens geeignet.

Zu Beginn sollten Sie **selbst die Moderation übernehmen**. Später, wenn die Struktur der Besprechungen selbstverständlich geworden ist, ist es sinnvoll die Moderation abwechselnd im Team durchzuführen. Die Mitarbeiterinnen lernen bei dieser verantwortungsvollen Tätigkeit, Gruppen zu führen. Der Idealzustand ist erreicht, wenn Ihr Team die Besprechungen auch ohne die ärztliche Leitung erfolgreich durchführen kann.

Themen der Besprechungen können sein: **Organisatorische Herausforderungen**, jedoch nicht um Schuld zuzuweisen, denn die Vergangenheit ist nicht mehr zu ändern! Falls lediglich Schuldige gesucht werden, verpuffen sinnvolle Energien für Rechtfertigungen und nicht für Lösungen! Lösungen werden sinnvollerweise durch offene Fragen, die so genannten „W-Fragen" erreicht: „Wie können wir erreichen, dass ...? Was müsste geschehen, damit ...?"

Daher ist die erste und wichtigste Regel für jede Besprechung:

Maximal eine Minute für ein Problem, der Rest der Zeit für die Lösung!

Falls Sie diese Regel nicht beachten, haben Sie häufig „Meckerstunden" und keine Lösungsstunden.

Effektive Ergebnisse werden Sie mit dieser Art der Besprechung nicht erzielen. Es ist sinnvoller, die Energien für gute Ergebnisse zu verwenden, als für vergangene Dinge, die sowieso nicht mehr zu ändern sind!

Ein wichtiges Hilfsmittel aus dem Qualitätsmanagement ist die **Fehlerliste**. Diese liegt im Sozialraum oder an der Anmeldung aus. Alle Fehler werden dort notiert und bei der nächsten Besprechung abgearbeitet. Dabei ist das Ziel, aus Fehlern zu lernen und Lösungen zu finden, welche die Fehlerwahrscheinlichkeit in Zukunft herabsetzen werden!

Anregungen aus dem **Ideenbuch** werden diskutiert. Häufig haben Mitarbeiterinnen gute Ideen, die jedoch im Stress des Alltags gleich wieder vergessen werden. Diese Ideen kann jedes Teammitglied im Ideenbuch niederlegen um sie beim nächsten Teammeeting besprechen zu lassen.

Eine gute Möglichkeit ist es, Ideenbuch und Fehlerliste als Word-Datei im PC anzulegen.

Als Arzt verfügen Sie über ein breites Allgemeinwissen. Außerdem lesen und hören Sie viel Neues, z. B. bei Kongressen und Fortbildungsveranstaltungen. Einiges dürfte auch für Ihr Team interessant sein. Halten Sie ein 10-minütiges **Referat** über eines dieser Themen. Das trainiert auch das Auftreten als Redner vor Gruppen!

Evtl. hat eine Ihrer Mitarbeiterinnen ein Hobby, das für andere auch interessant ist. Sie kann dann ebenfalls ein kurzes Referat halten.

Früher gefasste **Ziele** werden auf ihre Erreichung überprüft, gegebenenfalls erfolgt eine Anpassung des Zeitrahmens oder der Maßnahmen.

Um ein sinnvolles, erreichbares **Ziel definieren** zu können, müssen bestimmte Zielkriterien vorliegen. Die exakte Formulierung kann über Erfolg oder Misserfolge des Zieles entscheiden. Die Beachtung folgender Regeln ist daher von elementarer Bedeutung:

1. Ziele müssen **erreichbar und realistisch** sein. Es ist z. B. ein schönes Ziel im nächsten Quartal 200 neue Patienten zu behandeln, aber wahrscheinlich kaum erreichbar und daher wenig realistisch.

2. Die Ziele müssen **selbst erreichbar** sein, d. h. unabhängig von externen, nicht beeinflussbaren Faktoren z. B. anderen Personen, Kassen oder KV'en.
3. Ziele müssen **positiv formuliert** sein. Nicht: „Wir wollen nicht mehr XY tun", sondern: „Wir werden Z tun".
4. Ziele sind **in einem Satz** zu formulieren, um sie transparent zu machen.
5. Sie sollten **klar und konkret** sein und nicht nebulös.
6. Ziele dürfen **keine Konjunktive** enthalten. Nicht: „Wir sollten", sondern: „Wir werden ..."
7. Ziele müssen **sinnesspezifisch messbar** sein, um die Erreichung genau festzustellen. Das bedeutet, man muss die Zielerreichung sehen, hören oder spüren können.
8. Ein **schriftlicher Zeitrahmen** muss definiert werden, um die Erreichung überprüfen zu können, aber auch um die einzelnen Abschnitte zur Zielerreichung bereits zu beschreiben, Schritt für Schritt.

Mit einer derartigen, „wohlgeformten" Zielbeschreibung erhält Ihr Ziel die Energie, die notwendig ist, es zu erreichen!

Sollte eins dieser Kriterien nicht zutreffen, handelt es sich um einen Wunsch und kein Ziel! Wünsche zu erreichen, hängt mehr oder weniger vom Zufall ab. Ziele können definiert, geplant und umgesetzt, also strukturiert erreicht werden.

Darüber hinaus ist es sinnvoll, die Zielerreichung gedanklich durchzuspielen, um zu überprüfen, ob das Ziel ökologisch ist: Wie reagiert meine/unsere Umwelt, wenn das Ziel erreicht ist?

Ein Beispiel anhand des Zieles, im übernächsten Jahr in jedem Quartal 200 Patienten mehr zu behandeln:

- Wie sieht es dann mit der Patientenzufriedenheit aus, wenn noch weniger Zeit für den einzelnen Patienten zur Verfügung steht?
- Ist das Ziel dann noch sinnvoll, wenn mit drastischen Patientenreaktionen zu rechnen ist?
- Werden wir dann Patienten verlieren?
- Macht die Arbeit mir/uns dann noch Spaß?
- Benötigen wir dann evtl. mehr Mitarbeiter, Räume oder Ärzte?

Teambesprechungen dienen, nicht nur im Rahmen von QM, dazu, **Lösungen für Herausforderungen** (Probleme) zu finden. Das gesamte Team ist naturgemäß eher dazu in der Lage als eine einzelne Person. Hilfreich sind **Brainstormings**, um zu neuen Wegen zu gelangen. Diese ideale Art der Ideenfindung bedarf einiger Spielregeln:

- Kritik an neuen Ideen ist nicht erlaubt. Es werden lediglich Ideen gesammelt. Die Ideen also nicht bewerten, zerreden oder kritisieren.
- Es zählt zuerst einmal die Quantität der Ideen, nicht die Qualität. Je mehr gesammelt werden, um so besser, denn eine Idee einer Mitarbeiterin stimuliert evtl. die nächste zu einer anderen.
- Die Fantasie der Gruppe gilt es zu fördern, nicht zu bremsen.
- Die Ideen anderer Teilnehmer aufnehmen und weiter verwerten.

Killerphrasen sind grundsätzlich verboten:

- Das geht bei uns nicht.
- Das haben wir schon versucht.
- So haben wir das immer gemacht.
- So ein Blödsinn.
- Das ist viel zu teuer.
- Das funktioniert nie und nimmer.
- Ja, aber ...

Auch **nonverbale Ablehnungen** wie: Kopfschütteln, mitleidiges Lächeln, demonstratives Abwenden usw. sind zu unterbinden. Verbale und nonverbale Ablehnung verhindern Kreativität der Besprechungsteilnehmer. Auch „verrückte" Ideen können hervorragende Ergebnisse produzieren. Das Wort „verrückt" kommt schließlich von verrücken, etwas aus einer anderen Perspektive betrachten!

Später werden die Ideen einem „**was wäre wenn Spiel**", unterzogen. Das Team diskutiert, wie sich die neuen Ideen im Praxisalltag auswirken werden. Damit werden zuerst einmal die Chancen und Möglichkeiten ausgelotet. Wenn der Benefit klar ersichtlich wird, kann man entscheiden, welchen Preis man bereit ist, dafür zu zahlen. Denn eines wird jedem Team bei der gedanklichen Umsetzung immer sehr schnell klar werden: Jedes Ziel hat einen Preis und dieser muss das Ergebnis wert sein, ansonsten ist es kein erstrebenswertes Ziel!

10 Gebote für Besprechungen: Diese gelten für alle Besprechungsteilnehmer und sollten idealerweise im Besprechungs- oder Personalraum ausgehängt werden:

1. Sei pünktlich.
2. Nimm aktiv an der Besprechung teil.
3. Sei konstruktiv.
4. Zeige Konsensbereitschaft.
5. Fasse dich kurz.
6. Lasse deinen Gesprächspartner ausreden.
7. Hierarchien spielen keine Rolle.
8. Verlasse nie die sachliche Ebene.
9. Jede Idee ist erlaubt.
10. Denke immer an das Ziel.

Häufig werden Teambesprechungen zur Meckerstunde. Eine Mitarbeiterin „legt den Finger in eine Wunde" und alle anderen haben noch mehr „Probleme" einzubringen. Um das zu verhindern, sollte jede Teambesprechung **mit der Erfolgsfrage beginnen**. Dadurch erhält jedes Team die Gewähr für einen positiven Start der Besprechung und damit für ein Klima, in dem Lösungen im Vordergrund stehen. Jedes Teammitglied wird zu Beginn nach dem größten Erfolg oder besten Erlebnis der letzten Zeit in der Praxis gefragt. Es können auch kleine oder überraschende Erfolge sein. Wichtig ist ein genaues Nachfragen wie dieser Erfolg zustande kam: „Frau XY, wie genau haben Sie es erreicht, dass die Patientin so zufrieden war? Was genau haben Sie dafür getan?" Häufig wird der Mitarbeiterin dadurch überhaupt erst bewusst, dass das gute Ergebnis auf ihrer persönlichen Arbeit beruht. Damit hat sie die Chance, diese effektive Handlungsweise auch bei nächster Gelegenheit wieder einzusetzen. Die anderen Teammitglieder haben darüber hinaus die Möglichkeit, das erfolgreiche Vorgehen von Frau XY für sich zu übernehmen.

Das Team wird ziemlich verblüfft sein, falls die Teambesprechung mit der Erfolgsfrage begonnen wird. Wir alle kennen es nicht über unsere eigenen Erfolge zu reden. Motto: Man lobt sich nicht selbst, sondern wartet immer, bis andere das tun. Weshalb jedoch sollen Erfolge im Verborgenen bleiben? Wir dürfen stolz sein, Positives zu präsentieren!

Der Erfolgstrainer Dr. G. Bittner beschreibt ein **positives Leistungsklima** so:

- Leistung macht allen Spaß.
- Patienten sagen: „Ihnen merkt man an, dass Sie gerne arbeiten."
- Im Team wird wenig gejammert.
- Es wird häufig darüber geredet, wie es nach vorn weitergeht.
- Mitarbeiter/innen kommen zusammen, um Lösungen zu finden.
- Mitarbeiter/innen sind gut gelaunt und arbeiten gleichzeitig zügig.
- Im Team herrscht ein positives Klima.
- Mitarbeiter/innen tauschen sich darüber aus, wie sie Aufgaben lösen, was gut geklappt hat und wieso jeder vom anderen gelernt hat.
- Mitarbeiter/innen gehen zu Vorgesetzten und sagen statt: „Ich habe ein Problem", „Ich möchte mit Ihnen eine Lösung besprechen."
- Gute Mitarbeiter bleiben lange und gern im Team.
- Gute Mitarbeiter bewerben sich von extern, weil sie in einem positiven Arbeitsklima arbeiten möchten.
- Es werden positiv denkende Mitarbeiter eingestellt.
- Besprechungen beginnen mit der Erfolgsfrage.
- Führungskräfte beginnen viele Gespräche mit der Erfolgsfrage oder dem Erfolgsbericht, und beenden manche Gespräche auch damit.
- Probleme werden nur kurz angesprochen, um sie zu lösen.
- Es gehört zur Teamkultur, Probleme als Fragestellung oder Herausforderung zu benennen.
- Im Team wird gegenseitig gelobt und anerkannt.

Ein strukturiertes Protokoll der Besprechung hilft bei der Umsetzung der besprochenen Themen (Tab. **1**):

Häufig wird in Besprechungsprotokollen weder ein Verantwortlicher für die Umsetzung noch ein Zeitrahmen benannt. Diese Vorgehensweise programmiert Fehlschläge zwangsläufig. Eine allgemeine Plauderstunde über „Probleme" ohne echtes Protokoll hilft nicht weiter!

Tabelle **1** Protokoll der Teambesprechung

Datum: _____ **2005**
Teilnehmer: ______________________________

	besprochen	Ziel	verantwortlich	zu erledigen bis
1				
2				
3				
4				
5				
6				

Die Unternehmensvision

Eine weitere überaus wichtige Maßnahme erfolgreicher Unternehmensführung ist die gemeinsame **Aufstellung einer Unternehmensvision**. Diese definiert das mittel- bzw. langfristige Ziel des Zentrums oder der Praxis. Diese Vision ist kein detaillierter Entwurf. Sie gibt lediglich die Richtung vor, in die sich Ihr Unternehmen entwickeln soll. Es ist ein Bild einer möglichen Zukunft, welches Ziele umfasst, die eine Praxis oder ein Zentrum in der Zukunft erreichen möchten. Eine solche gemeinsam erarbeitete Vision ist dazu in der Lage, ein Praxisteam noch enger zusammenzuschweißen. Gemeinsam erarbeitete Visionen bedeuten zusammen auf dem Weg zu einem bestimmten Ziel zu sein, also **eine Mission zu haben**. Das stärkt nicht nur den Teamgedanken und die Loyalität im Alltag, sondern wird auch den nachfolgenden Teambesprechungen eine eigene Dynamik verleihen.

Darüber hinaus kann eine Vision auch das **Wertesystem eines Unternehmens darstellen und bekannt machen!**

Die Vision sollte folgende Eigenschaften haben:

1. Da die Vision ein **Fernziel** ist, sollte sie **einen Rahmen bilden**, der auch in einem veränderten Gesundheitsmarkt noch Gültigkeit haben muss!
2. Die Vision sollte neben den Unternehmenszielen auch die **langfristigen Interessen der Mitarbeiter, der Patienten und der Leitung berücksichtigen.**
3. Um effektiv zu sein, ist die Vision **kurz und knapp** zu beschreiben. Sie muss innerhalb weniger Minuten erklärbar sein.
4. Die Vision sollte sich einer **bildhaften Sprache** bedienen und nicht nur den Verstand ansprechen. Sie muss auch den **Wünschen und Emotionen** der Mitarbeiter Rechnung tragen.
5. Sie muss **ehrgeizig und motivierend** für alle Beteiligen sein.

Die Vision ist also der Leuchtturm, der dem Unternehmen in der nächsten Zeit den Weg weisen soll. Allen Teammitgliedern wird es mit einer gemeinsam getragenen Vision einfacher, Veränderungen zu akzeptieren und mit zu tragen. Sie hat einen starken Motivationscharakter und ist in der Lage Energien des Teams in eine bestimmte Richtung zu lenken, ja **sie kann mittelfristig sogar ein hierarchisch geführtes Unternehmen in ein partnerschaftliches verwandeln!** Die Vision kann Sinn stiften und das ist wie bereits gesagt etwas, was viele Menschen antreibt.

Um eine solche Vision zu erarbeiten, reicht selbstverständlich eine Routinebesprechung nicht aus. Dazu benötigt man deutlich mehr Zeit, als normalerweise zu Verfügung steht. Sinnvoll kann es daher sein, an einen anderen, kreativeren Ort auszuweichen, als die Praxis. Häufig wird man einen professionellen Moderator benötigen, der die Suche nach einer Vision in die richtige Richtung bringen kann.

Grundsätzlich geht es darum, die Zukunft der Praxis bzw. des Gesundheitsmarktes einzuschätzen und daraus die richtigen Schlüsse zu ziehen. Ein mögliches Verfahren, um eine Vision entwickeln zu können, wird als **Retropolieren** bezeichnet: Man stellt sich die Zukunft in ca. 10 Jahren vor und blickt von dort aus in die heutige Gegenwart zurück, um mit dem zukünftigen Wissen die heutige Situation analysieren zu können und die richtigen Schritte einzuleiten. Mit dieser Technik löst man sich von der heutigen Situation und kann diese kritischer analysieren. Visionen sollten so einfach wie möglich beschrieben werden. Sie sollten suggestiv sein und bestimmte Vorstellungen wecken können. Wenn man einen berühmten Satz von Albert Einstein abwandelt, trifft man den Kern der Sache:

> **„Eine Vision muss so einfach wie möglich sein, jedoch nicht einfacher!"**

Visionen können den zukünftigen Weg der Praxis oder des Zentrums beschreiben. Sie können den Wert der Praxis für die Patienten/Kunden beschreiben oder auch das Selbstverständnis des Teams.

Das Wichtigste, um eine Vision erfolgreich im Unternehmen wirken zu lassen, ist jedoch, dass Sie diese **selbst tagtäglich leben**. Leben bedeutet, so zu handeln, denn Menschen sind immer am überzeugendsten durch ihre Handlungen und nicht durch ihre Worte. Aussagen und Worte können die Handlungen noch verstärken, sind aber nicht in der Lage diese zu ersetzen. Mahatma Ghandi, Nelson Mandela, Mutter Teresa oder Martin Luther King haben ihre Visionen nicht nur verkündet, sondern aktiv gelebt. Anders wären sie nie und nimmer zu charismatischen Führern geworden und ihre Visionen („I have a dream") wären blasse Schemen der Geschichte geblieben! Visionen sind zu Beginn erst einmal nur ein Umriss der möglichen Zukunft. Jedoch, je mehr Menschen sie kennen lernen und je mehr Menschen diese aktiv teilen, um so stabiler und um so wahrscheinlicher wird sie werden! **Das Entscheidende ist das aktive Vorleben der Vision, um andere zu überzeugen!**

Visionen in einem Unternehmen, die nicht aktiv gelebt werden, sind verpuffte Energie. Sie sind sogar dazu in der Lage, das Unternehmensklima zu vergiften. Denn:

> **Menschen beurteilen andere immer nach dem was sie tun und nicht was sie sagen!**

Eine wichtige Voraussetzung für eine wirkungsvolle Vision ist auch, dass sie die Interessen der Mitarbeiter berücksichtigt und nicht nur als Deckmantel zur Ausbeutung dieser Ressource genutzt wird! Wenn der neuen Mitarbeiterin gleich von ihren Kolleginnen die angebliche Vision als leere Worthülse dargestellt wird, ist das überaus kontraproduktiv.

Höchstleistungen können nur in einer positiven Atmosphäre erzielt werden! Diese erreicht man, in dem man sich persönlich ein Stück näher kommt. Dazu ist es sinnvoll, außerhalb der Arbeitszeit etwas Privates miteinander zu unternehmen, z. B. einen Theater- oder Konzertbesuch. Auch ein regelmäßig durchgeführter Teamausflug kann viel bewirken.

Für ein gutes Betriebsklima ist es sinnvoll, Hierarchien soweit wie möglich abzubauen. Mehr dazu später.

Leistungsorientierte Bezahlung

Ein wichtiger Motivationsfaktor ist natürlich Geld! Natürlich ist Geld nicht der wichtigste Faktor, um ein zufriedenes, engagiertes und optimistisches Praxisteam zu haben. Es ist jedoch elementarer Baustein dazu. Wenig Effekt hat die übertarifliche Zuzahlung. Sie wird schnell zur Gewohnheit und damit selbstverständlich. Ein Prämiensystem ist dagegen sinnvoller:

Leistungsorientierte Bezahlung ist nicht mit dem „Quartalsblick" zu sehen, sondern eine strategische Maßnahme der Praxisführung. Sie ist langfristig angelegt und trotz Budgetierung und restriktiver RLV's durchzuführen. Darüber hinaus werden die nicht von der KV honorierten Patienten als Basis für spätere Berechnungen gewertet. (Siehe Kapitel „ist Fallzahlsteigerung sinnvoll?")

Ein Rechenbeispiel, um den Effekt von Prämien zu verdeutlichen:

Ein Arzt setzt am Jahresende ein Ziel für die kommenden vier Quartale. Er möchte in jedem Quartal 100 GKV-Patienten mehr behandeln als im Vergleichsquartal des Vorjahres.

Die Praxis behandelt zurzeit 1200 Patienten im Quartal, bei einem Fallwert von 40 EUR plus Privatpatienten liegt der Umsatz damit bei ca. 210 000 EUR im Jahr.

Die Praxis arbeitet mit zwei Stellen.

Der Praxisinhaber stellt eine Prämie von 10 000 EUR bei Zielerreichung in Aussicht. Das sind immerhin 410 EUR je Stelle und Monat.

Erreicht das Team dieses Ziel, stellt sich das so dar:

100 × 40 EUR Fallwert × vier Quartale ergibt 16 000 EUR Mehreinnahmen. Je nach Abstaffelung oder Fallzahlbegrenzung werden ca. 10 000 EUR mehr in der Kasse sein.

Wird nur ein Teil des Zieles erreicht, wird die Prämie selbstverständlich nur anteilmäßig ausgezahlt.

Für den Praxisinhaber ist das Ganze im ersten Jahr ein Nullsummenspiel. Im nächsten Jahr rechnet es sich, da die erreichte Fallzahl die Berechnungsgrundlage für die neuen Prämien ist.

Sie können auch andere Ziele als eine Fallzahlsteigerung anvisieren:

- Je Quartal 3000 EUR mehr an Privatliquidation.
- Je Quartal 300 Check-up.
- Je Quartal 20 neue Privatpatienten (das wäre ein gigantischer Erfolg!).
- etc.

Es ergeben sich viele Möglichkeiten für Ziele und die Höhe des Prämientopfes ist selbstverständlich flexibel.

Dieser variable Gehaltsanteil ist nicht ausschließlich als motivierender Faktor zu sehen, sondern als faire Beteiligung am Erfolg des Unternehmens!

Von entscheidender Bedeutung ist dabei, dass es sich um keine Inividual-, sondern um eine Teamprämie handelt. Mit Individualprämien fördern Sie lediglich den Wettbewerb innerhalb des Teams. Mit der gemeinschaftlichen Prämie wird dagegen der Teamgedanke unterstützt!

Der variable Gehaltsanteil ist nicht am Gewinn zu bemessen. Dieser wird erst 1–2 Jahre später ermittelt und ist für die Mitarbeiterinnen nicht vollständig transparent, da er von Faktoren wie z. B. Abschreibungen etc. abhängig ist. Die Fallzahlen sind dagegen für alle Teammitglieder transparent.

Regelmäßige Teambesprechungen mit Soll-Ist-Vergleich sind unabdingbar für ein funktionierendes System. Jeder muss wissen, wie es um die Zielerreichung steht und was das Team leisten muss, falls das Ziel noch nicht erreicht ist!

Der größte Gewinn den ein Prämiensystem bringen kann, liegt in einem hoch motivierten Team, das sich selbst kontrolliert und mit hohem Engagement auf die Patienten zugeht!

Die Einführung eines Prämiensystems ist in einer laufenden Praxis schwierig. Möglichkeiten dazu gibt es lediglich, wenn Mitarbeiterinnen ausscheiden.

Unabhängig davon, ob Sie mit einem Prämiensystem einen höheren Umsatz erzielen oder nicht, ist es immer sinnvoll Geld aus der „eigenen Tasche" in den Prämientopf einzuzahlen. Denn:

Wer nur mit Erdnüssen zahlt, ist meist von Schimpansen umgeben!

Falls Sie am Personal sparen, sparen Sie an der falschen Stelle. Gute Leute kosten nun einmal Geld und sind nicht „billig" zu bekommen!

Und glauben Sie nicht den Menschen die behaupten: „Mit Geld kann man nicht motivieren." Der Satz lautet richtig: „Mit Geld alleine kann man nicht motivieren!" Denn es ist auch eine wichtige Erkenntnis, dass man Motivation nicht kaufen kann!

Konfliktfelder in der Führung

Fehlzeiten durch **Krankheiten der Mitarbeiter** bedingt, sind häufige Konfliktfelder in vielen Unternehmen. Ihre Führung sollte damit strukturiert umgehen und differenzieren:

1. **Motivationsgespräch nach jeder Erkrankung der Mitarbeiterin.** Dabei sollten Sie zuerst einmal Ihre Freude ausdrücken, dass die Mitarbeiterin wieder gesund ist und die Krankheit überstanden hat. Bringen Sie auch zum Ausdruck, dass Sie sie vermisst haben und nun alles wieder in gewohnten Bahnen laufen kann. Ihr Ziel sollte es sein, den Start zu erleichtern und klar zu machen, dass Sie froh sind, sie wieder im Team zu haben.

Fragen Sie nach den Ursachen der Erkrankung, bedenken jedoch dabei, dass Ihre Mitarbeiterin nicht darüber reden muss! Sollten Ursachen zur Sprache kommen, schauen Sie genau hin, ob es betriebsbedingte Gründe sein können. Diese sind dann häufig wiederkehrende Problemfelder! Achten Sie besonders auf zwischenmenschliche Herausforderungen im Team. Es können jedoch auch technische Dinge sein wie z.B. Arbeitsmittel, Bildschirme, Sitzmöbel etc.
Nehmen Sie sich ausreichend Zeit für dieses Gespräch und falls es erforderlich sein sollte, bieten Sie ggf. einen langsamen Wiedereinstieg an!

2. Sollte die Krankmeldung nach Ihrer Meinung **aus einem anderen Grund als einer wirklichen Erkrankung** erfolgt sein, ist das für jede Führung eine echte Herausforderung. Gerade in kleineren Teams muss die tägliche Routine dann auf andere Schultern verteilt werden. Das kann zu vielen Spannungen führen.
   Erscheint die Mitarbeiterin wieder in der Praxis, führen Sie selbstverständlich zuerst einmal ein Gespräch mit ihr. Beginnen Sie in jedem Fall ohne anzuklagen oder Schuld zuzuweisen und schildern Ihrer Mitarbeiterin lediglich Ihre persönlichen Wahrnehmungen (Ich-Botschaft, keine Du-Botschaft). Seien Sie sehr konkret dabei und nennen Sie Fakten. Beispiel, anstatt: „Durch Ihr häufiges Fehlen in letzter Zeit …" sagen Sie besser ganz konkret: „Sie haben sich in diesem Jahr bereits 6-mal krank gemeldet. Das waren insgesamt 16 Fehltage. Das ist für unser gesamtes Team ein ziemliches Problem." Fragen Sie nun nach den Ursachen für dieses häufige Fehlen. Ich habe es selbst häufiger erlebt, dass Mitarbeiter es unumwunden zugegeben haben, dass die Abwesenheit andere Ursachen hatte.
   Fragen Sie nun nach dem Verhalten in Zukunft, wie sie sich dieses vorstellt. I.d.R. werden Sie dann hören, dass sie sich nur dann wirklich krank melden wird, wenn das den Tatsachen entspricht.
   Halten Sie das Ergebnis der Besprechung schriftlich fest und kündigen an, dass ein Fehlverhalten in Zukunft Konsequenzen haben wird. Dabei müssen Sie noch nicht konkret werden.
3. Erkennen Sie **keine Änderung im Verhalten**, und die Mitarbeiterin fehlt trotzdem immer wieder, ist selbstverständlich ein weiteres Gespräch erforderlich. Dieses sollte wie unter Punkt 2 geführt werden, jedoch mit dem Unterschied, dass Sie einen weiteren Gesprächstermin in 3 oder 4 Wochen mit ihr vereinbaren. Darüber hinaus kündigen Sie im Falle der Nichteinhaltung der Vereinbarung Sanktionen an. Diese können eine Arbeitsunfähigkeitsbescheinigung vom ersten Tag an sein bzw. eine Abmahnung.
   Ändert sich das Verhalten trotz aller Maßnahmen nicht, ist eine Abmahnung unumgänglich. Falls diese auch nicht fruchtet, müssen Sie in jedem Fall kündigen.
   Wichtig: Sammeln Sie in jedem Fall Zahlen, Daten und Fakten, auf allen 3 Stufen. Führen Sie von allen Gesprächen auf der Stufe 2 und 3 Protokolle, die Sie sich von Ihrer Mitarbeiterin jeweils unterschreiben lassen. Eine Kopie des Protokolls erhält die Mitarbeiterin. Das wird Ihre Chancen bei arbeitsgerichtlichen Vorgängen deutlich verbessern!
4. **Kündbar kann ein Arbeitsverhältnis auch wegen Krankheit sein:**
   - Bei häufigen Kurzerkrankungen.
   - Bei einer hohen Summe von Fehlzeiten, die jeweils über einen längeren Zeitraum gehen.

Voraussetzung für eine krankheitsbedingte Kündigung ist:

- Eine negative Gesundheitsprognose, denn es ist davon auszugehen, dass auch zukünftig mit hohen Fehlzeiten zu rechnen ist.
- Wirtschaftlicher Schaden durch Fehlzeiten, beispielsweise erhöhte Aufwendungen, um eine Vertretung zu organisieren oder teurer Zukauf externer Dienstleistungen.

Patientenorientierte Praxisführung

Patientenorientierung bedeutet, dass Sie und Ihre Mitarbeiterinnen konsequent und kompromisslos im Handeln und Denken den Patienten in den Mittelpunkt stellen. Nicht darüber nachzudenken, was für die Praxis das Beste ist, sondern was das Beste für den Patienten ist. Denn:

Es ist deutlich **teurer und aufwändiger, neue Patienten zu gewinnen, als Stammpatienten zu halten.** Denn es gibt für niedergelassene Ärzte nur wenig Werbemaßnahmen. Stammpatienten jedoch mit einer patientenorientierten Praxisführung zufrieden zu stellen, ist eine relativ einfache Möglichkeit erfolgreicher Praxisführung.

Viele Patienten, die mit dem Praxisteam unzufrieden sind, wechseln die Praxis. Das merkt man häufig leider viel zu spät, um zu reagieren. Ein Anruf hilft in der Regel nicht, um sie erneut zu gewinnen, denn mit ziemlicher Sicherheit haben die Patienten bis dahin jemand anderes gefunden und zu ihm oder zu ihr Vertrauen gefasst.

Zufriedene Patienten oder besser begeisterte, sind Multiplikatoren. Das effektivste Werbemedium einer Arztpraxis sind zufriedene oder noch besser begeisterte Patienten, die mit der Leistung des Praxisteams zufrieden sind.

Machen Sie Ihre Patienten zu Ihren Außendienstmitarbeitern!

Leider sind unzufriedene Patienten auch Multiplikatoren und zwar in noch höherem Maß als die zufriedenen. Das liegt am Wesen der Menschen, die eher bereit sind, über negative Dinge zu berichten als über Positives. Hören Sie sich einmal die Gespräche von Patienten in den Wartezimmern an. Hauptthema sind Krankheiten und Katastrophen, eigene oder fremde. Mit diesen Geschichten stehen die Menschen im Mittelpunkt des Interesses!

Oder besuchen Sie eine Party bzw. eine Tagung. Diejenigen, die vorher im Stau gestanden haben, werden ihre Erlebnisse in epischer Breite jedem erzählen. Sind sie jedoch reibungslos zum Zielort gekommen, ist das keine Silbe wert. Die Journalisten nennen das: „Bad news are good news!"

Daher werden besonders die Patienten, die unzufrieden mit dem Service einer Praxis sind, das bei jeder sich bietenden Gelegenheit weitertragen.

Der Preis einer Non-GKV-Leistung wird von zufriedenen Stammpatienten eher akzeptiert werden, als von Patienten, die zum ersten Mal in Ihrer Praxis sind. Auch Patienten, die tendenziell unzufrieden mit dem Praxisteam waren, werden kaum bereit sein, Geld für Non-GKV-Leistungen in dieser Praxis zu investieren.

Daher

„Geben Sie dem Kunden (Patienten) das Gefühl ...,
dass Sie ihm zuhören.
dass Sie ihn verstehen.
dass Sie ihn sympathisch finden.
dass Sie ihn respektieren.
dass Sie ihm behilflich sein können.
dass Sie ihn schätzen und achten."

Michael Baber
Integrated Business Leadership Through Cross Marketing

Es gibt grundsätzlich drei Möglichkeiten, die Ihr Patient erleben kann:

1. **Er erhält weniger Service und Dienstleistungen in Ihrer Praxis, als er erwartet.**
   In diesem Fall wird er bei nächster Gelegenheit die Praxis wechseln, denn er wird keinen Grund darin sehen, bei Ihnen zu bleiben.
2. **Er erhält genau das, was er erwartet.**
   Er wird mit Ihnen und Ihrem Team zufrieden sein. Weiter empfehlen wird er Sie kaum, denn Sie haben ihn nur zufrieden gestellt. Unter Umständen wird er sogar die Praxis wechseln, wenn er ein gleich gutes oder besseres Angebot bekommt.
3. **Er bekommt wesentlich mehr Service und Dienstleistung, als er erwartet.**
   Termine werden weitgehend eingehalten, das Praxisteam ist zuvorkommend und herzlich. Er spürt, dass er in der Praxis willkommen ist und dass man sich freut, wenn er zur Türe hereinkommt.
   In diesem Fall wird er Ihre Praxis bei jeder Gelegenheit loben und der beste Multiplikator für Sie werden. Auf keinen Fall wird er wechseln, denn er ist ein überzeugter und begeisterter Patient!

Zufriedene Patienten genügen uns nicht, wir brauchen „Fans" der Praxis!

Tabelle **2**

Unterbleiben sollte	**Die Alternative**
Das weiß ich nicht, da müssen Sie den Chef fragen.	Ich werde mich für Sie informieren.
Am Mittwoch haben wir keinen Termin frei.	Wir haben am Donnerstag noch zwei Termine für Sie frei.
Ich habe im Moment keine Zeit.	Ich bin gleich für Sie da.
Ich bin hier nicht zuständig.	Frau XY hilft Ihnen gleich weiter.
Ich kann nichts dafür, dass Sie warten müssen.	Ich überlege, wie ich Ihnen helfen kann.
Ich weiß nicht, ich habe keine Ahnung.	Ich werde mich gleich informieren.
Rufen Sie doch später noch einmal an.	Ich rufe gleich zurück, wann passt es Ihnen?
Gehen Sie nach hinten durch.	Nehmen Sie bitte vor Raum XY Platz.
Frau XY, ins Sprechzimmer.	Frau XY, gehen Sie bitte zum Sprechzimmer.
Sie dürfen schon einmal Platz nehmen.	Nehmen Sie bitte in Sprechzimmer 1 Platz.
Wir können nicht zaubern.	Sie sehen ja, im Moment ist bei uns viel los. Ich bin trotzdem gleich für Sie da.
Das hat mich noch kein Patient gefragt.	Eine interessante Frage, ich muss darüber nachdenken.
Das hat uns noch kein Patient gesagt.	Das ist interessant, ich werde sehen, was wir für Sie tun können.

Top Service beginnt an der Rezeption und ist leider nicht selbstverständlich. Mürrische unzufriedene Mitarbeiterinnen oder die herrische Erstkraft sind keine Seltenheit. Die Anmeldung ist jedoch der erste Anknüpfungspunkt für neue Patienten und daher eine entscheidende Stelle in jeder Praxis. Das Urteil neuer Patienten entscheidet sich in den ersten Sekunden ihrer Anwesenheit.

Herrscht Hektik, Chaos, oder sieht er lange Warteschlangen, schließt der Patient damit auf die medizinische Qualität der Praxis.

Für den ersten Eindruck gibt es keine zweite Chance!

Es ist ratsam, die Anmeldung nur von einer versierten Praxisassistentin managen zu lassen. Die Auszubildende im ersten Ausbildungsjahr gehört nicht an die Anmeldung. Bestenfalls kann sie assistieren (Tab. **2**).

Aussagen wie: „Das geht nicht" oder „das können wir nicht" dürfen in Ihrer Praxis nicht fallen. Es gibt immer einen Weg, den Patienten entgegenzukommen oder Alternativen anzubieten. Darüber hinaus sollten Ihre Mitarbeiterinnen in der Lage sein, positiv zu formulieren.

Als professioneller Kommunikator ist der Ausspruch: „Sie haben mich nicht richtig verstanden" ebenfalls wenig hilfreich. Wesentlich besser ist: „Ich habe mich wohl unklar ausgedrückt." Es ist im Interesse einer funktionierenden Kommunikation unwichtig, wer die Schuld an Missverständnissen trägt. Wichtig ist einzig und allein das Ergebnis der Kommunikation und dafür benötigen wir einen zufriedenen Patienten!

> **„Der Erfolg Ihres Unternehmens wird von zwei Faktoren bestimmt: Von den Kunden und von dem Produkt. Wenn Sie sich um den Kunden bemühen, kommt er zurück. Wenn Sie sich um Ihr Produkt kümmern, kommt es nicht mehr zurück. So einfach ist das und doch so schwer."**
>
> ***Richard Whiteley***

Daher wird **jeder Patient aktiv zur Kenntnis genommen,** denn jede Kommunikation beginnt mit der Wahrnehmung! Es genügt schon ein kleines Lächeln der Mitarbeiterin, auch wenn sie gerade telefonieren sollte, um eintretenden Patienten zu signalisieren: „Sie sind bei uns willkommen, schön dass Sie da sind." Lächeln ist darüber hinaus ein entscheidendes Instrument für alle Teammitglieder. Lächeln bedeutet:

- Ich bin dein Freund.
- Du kannst ganz beruhigt und entspannt sein.
- Du kannst dich auf mich verlassen.
- Schön, dass du da bist.
- Ich finde dich gut.
- Ich mag dich.

> **Wer nicht lächeln kann, darf keinen Laden aufmachen.**
>
> ***Chinesisches Sprichwort***

Kennt die Mitarbeiterin den Namen des Patienten, spricht sie ihn gleich damit an. Für den Patienten bedeutet das: Ich muss wichtig sein, denn nur von wichtigen Menschen merkt man sich den Namen!

Falls Sie professionellen Umgang mit Kunden kennen lernen wollen, achten Sie bei einem Ihrer nächsten Hotelaufenthalte auf die Begrüßung des Personals. In allen guten Hotels ist der Service an der Rezeption vorbildlich!

> **„Wir können unsere Vertriebsleistung im Inland um 25 % steigern, wenn sich alle Beschäftigten angewöhnen, jeden Kunden, den sie sehen, freundlich zu begrüßen."**
>
> ***Hilmar Kopper***
> **(Aufsichtsratsvorsitzender der Deutschen Bank)**

Jeder Patient bekommt die volle Aufmerksamkeit. Was nichts anderes bedeutet, als dass der Patient während des Gesprächs die absolute Nummer Eins ist. Nebentätigkeiten, wie z. B. Schreibarbeiten oder telefonieren müssen unterbleiben! Der richtige Umgang mit dem Telefon wird später beschrieben.

Jede Routinefrage wird ernst genommen. Es ist unprofessionell, auf Fragen, die für die Mitarbeiterin selbstverständlich sind, herablassend zu antworten. Es gibt nämlich keine dummen Fragen – aber leider jede Menge dumme Antworten: „Fräulein XY, brauchen Sie heute meine Chipkarte?" „Aber Herr Sowieso, die haben Sie doch in diesem Quartal schon abgegeben!" (Sie Dummer)

Bitte und Danke, diese Zauberworte gestalten jegliche Kommunikation sympathischer, angenehmer und zeugen von Respekt für den Gesprächspartner. Eine Unterhaltung, die so geführt wird, zeigt dem anderen eine hohe Akzeptanz seiner Person!

Die Frage: „Waren Sie schon einmal in unserer Praxis?" kränkt jeden Stammpatienten. Ihre Mitarbeiterinnen können aber beileibe nicht jeden Patienten wiedererkennen, der jemals in der Praxis war. Hat sie keine Möglichkeit, durch Karte oder PC festzustellen ob es sich um einen neuen Patienten handelt oder nicht, klingt es für einen Stammpatienten deutlich besser wenn sie fragt: „Wann waren Sie das letzte Mal in unserer Praxis?" Neue Patienten werden sich nach dieser Frage als solche vorstellen.

Jede Beschwerde muss ernst genommen werden. Wir wissen aus Untersuchungen, dass nur jeder Zehnte, der Anlass zu einer Beschwerde hat, sie auch anbringt. Angst sich lächerlich zu machen und das Gefühl, doch nichts am Zustand ändern zu können, hindern die meisten Patienten an Kritik. Sie sollten dem

Menschen, der sich beschwert, hohen Respekt zollen. Er spricht aus, was viele denken!

> **Der Widerspruch ist es, der uns produktiv macht.**
> ***Johann Wolfgang von Goethe***

Sie erhalten durch die Beschwerde eine Möglichkeit, einen wenig produktiven Zustand zu verbessern.

Der Beschwerdeführer rechnet damit, eine Antwort im gleichen Stil und Ton zu bekommen, in dem er die Beschwerde angebracht hat. Darin liegt eine Chance für Sie und Ihr Team. **Durchbrechen Sie die erwartete Reaktion des Patienten!** Erst kurz schlucken, um sich zu fassen. Danach in aller Freundlichkeit erklären, dass man Verständnis hat und den Zustand ändern wird.

Alle Beschwerden sollten in folgender Reihenfolge behandelt werden:

1. Zuhören, ohne zu unterbrechen, ist Pflicht. Unterbricht man den Beschwerdeführer, kann die Situation eskalieren!
2. Danach mit eigenen Worten die Beschwerde noch einmal zusammenfassen und Verständnis zeigen. Sie werden überrascht sein, wie häufig viele Patienten bei einer Zusammenfassung positiver reagieren. Etwa so: „Nein, so habe ich das nicht gemeint!“
3. Vorschläge machen, wie man dem Beschwerdeführer entgegen kommen kann.

Auf gar keinen Fall sollten Ihre Mitarbeiterinnen auf ihre eigenen Probleme aufmerksam machen:

- „Ich kann Sie ja verstehen, aber ich bin heute alleine an der Anmeldung.“
- „Ich kann auch nichts dafür, dass Sie warten müssen.“
- „Wir haben heute so viel zu tun.“
- „Das kommt durch die Grippewelle, wir sind völlig überfordert.“

Jede einzelne dieser Ich-Botschaften spiegelt lediglich die wenig perfekte Organisationsstruktur. Darüber hinaus wird keine einzige Antwort den Patienten wirklich interessieren. Das Einzige, was ihn wirklich interessiert, ist die Lösung seines Problems!

Ein deutscher Unternehmer, Claus Wisser, hat es auf den Punkt gebracht: „Besonders allergisch reagiere ich, wenn einer meiner Mitarbeiter vom Kunden erwartet, dass dieser Verständnis für seine Probleme haben soll, statt dass er die Probleme des Kunden löst.“

Mir ist es vor einiger Zeit bei einer Veranstaltung in einem Tagungshotel passiert, dass ein Teil meiner Gäste zu Mittag keinen gedeckten Tisch vorfand. Auf meine Anfrage beim Personal, was man da machen könne, erhielt ich zur Antwort: „Bei mir ist nur für 50 Personen bestellt worden.“ Das hatte nun meine Frage überhaupt nicht beantwortet. Mit der Antwort: „Eine dumme Situation, ich kann Sie verstehen. Ich kümmere mich gleich darum, dass alle Gäste einen Platz bekommen,“ wäre ich mit Sicherheit absolut zufrieden gewesen!

Bei unsachlichen oder unklaren Beschwerden reagiert man am besten mit einer Gegenfrage, u. a. damit der Beschwerdeführer konkret wird: „Wie würden Sie das machen?“ Oder: „Was schlagen Sie vor?“ Mit diesen Fragen machen Sie den Beschwerdeführer erst einmal wichtig, nehmen ihn ernst und beziehen ihn in den Prozess mit ein.

Manche Beschwerden sind so unsachlich, dass man am liebsten selbst „in die Luft gehen“ möchte. Spürt man den Ärger derart in sich hoch steigen, hilft es sich zu dissoziieren. Man stellt sich vor, dass man von außen auf sich selbst in dieser Situation hinabsieht und sich einen guten Rat gibt, was man nun klugerweise tun sollte. Diese Technik ist in allen Gegebenheiten überaus hilfreich, wenn man befürchtet, dass Konflikte außer Kontrolle geraten können!

> **Handle klug, auch wenn du unklug behandelt wirst!**
> **Lao-Tse, Tao-Te-King**

Ein anderes Negativbeispiel soll zeigen, wie man es auch nicht machen sollte: Ein Patient kommt zur Anmeldung und betont laut und deutlich, dass er trotz eines Termins nun schon über eine Stunde im Wartezimmer verbracht hat. Die resolute Erstkraft in jovialem Ton: „Aber Herr XY, wollen wir denn so kurz vor Feierabend anfangen zu lügen?“

Diskretion ist Pflicht für das gesamte Team, darum gehören keine Stühle für wartende Patienten in den Anmeldebereich. Die Tür zum Wartezimmer muss immer geschlossen bleiben. Um den Kontakt zu den Wartenden nicht zu verlieren, ist es sinnvoll, eine Glastür mit Schließmechanismus einzubauen.

Die Praxisorganisation

Arztpraxen bestehen im Wesentlichen aus zwei **Kompetenz- und Verantwortungsbereichen,** die aus Zuordnungsgründen weiter unterteilt werden:

- **Der Servicebereich**
  - **Praxissteuerung oder Tagesmanagement**
    Diese zentrale und wichtigste Stelle der Praxis muss von einer versierten Kraft besetzt sein. Es ist die Stelle, die den ersten Patientenkontakt herstellt, sei es direkt oder am Telefon. Die Tagesmanagerin nimmt Anrufe entgegen, führt das Zeitmanagement, also Terminplan im PC und Warteliste. Sie ist für Ihre Fragen die erste Anlaufstelle. Sie darf daher die Anmeldung nicht verlassen und andere Aufgaben wahrnehmen. Elektronische Terminplaner wirken bei der Terminplanung nicht nur professioneller, sie sind es auch! Nur mit elektronischer Terminvergabe kann ein **internes Callcenter** eingerichtet werden, auch wenn man dieses nur stundenweise betreibt. Nur die elektronische Vergabe von Terminen ermöglicht es, Behandlungsketten zu definieren und Ressourcen (Räume, Geräte, Behandler) genau zu verplanen! (Siehe Kap. Terminsystem)
    Bei Gemeinschaftspraxen ist es häufig zweckmäßig, zwei Steuerungskräfte routinemäßig an der Anmeldung zu haben. Es muss dann genau definiert werden, wer welchen Arzt steuert. Die Tagesmanagerin steuert die Patientenströme durch die Praxis. In größeren Praxen wird sie dabei durch eine Assistentin unterstützt, so z. B. beim Besetzen und Vorbereiten der Konsultations- und Behandlungsräume. Die Tagesmanagerin kann **aufgrund ihrer Funktion** Anweisungen an andere Teammitglieder geben!
  - In größeren Praxen oder Zentren wird die Tagesmanagerin alleine mit dem Managen der Praxisabläufe überfordert sein. Ihre **Assistentin** wird sie bei folgenden Aufgaben unterstützen: Karteikarten ziehen (falls noch vorhanden) und einsortieren, Räume besetzen, Räume vorbereiten etc.
  - **Internes Callcenter.**
  - **Praxisverwaltung**
    Dieser Bereich ist nur in größeren Praxen oder Zentren erforderlich. Er umfasst das Formularwesen, Materialwirtschaft, Qualitätsmanagement, Privatabrechnung, GKV-Abrechnung, Ablage bzw. elektronische Archivierung, Post, Kassenbuch und Schreibarbeiten (Zuweiserberichte) etc. In kleineren Praxen werden diese Aufgaben von anderen Stellen erledigt.
- **Der medizinische Bereich**
  - **Assistenz**
    Die Assistenz kann sich auch auf die ärztlichen Verrichtungen beziehen, so z. B. bei Operationen, Ergometrien, Gastroskopien etc. Bei einigen Fachrichtungen kann auch eine direkte Assistenz im Sprechzimmer/Behandlungsraum sehr sinnvoll sein. Diese Fachgruppen benötigen keine unbedingte Diskretion im Arzt-Patienten-Gespräch (z. B. HNO-Ärzte, Orthopäden, Chirurgen etc.).
  - **Therapie und Diagnostik**
    Dieser Arbeitsbereich umfasst z. B. die physikalische Therapie, Injektionen, Verbände, Infusionen, EKG, Langzeit-EKG + Blutdruckmessung, Röntgen, Allergietestungen oder Lungenfunktionsprüfungen. Diese medizinischen Verrichtungen kann die Mitarbeiterin weitgehend selbstständig ausführen.
    Die Bereiche haben selbstverständlich im Rahmen ihrer Tätigkeit eine eigene Führungsfunktion, also den Kompetenzbereich, einen Entscheidungsspielraum sowie das Recht auf Initiative innerhalb des Kompetenzbereiches.
  - **Der Schulungsbereich**
    Eine Tätigkeit mit Zukunft. Es gilt, die Selbstverantwortung der Patienten zu verbessern und den Umgang mit Medikamenten (Devices) zu optimieren. Einige Schulungen werden im Rahmen der

DMP's vergütet. Andere sind im Selbstzahlerbereich angesiedelt. Viele Praxen arbeiten in diesem Bereich mit Teilzeitkräften. Andere wie z. B. Diabetologische Schwerpunktpraxen benötigen eine kontinuierliche Unterstützung durch Schulungskräfte (Diät- oder Diabetes-Assistenten).

Das Schaffen von Kompetenz- und Verantwortungsbereichen ist die **unabdingbare Voraussetzung** für eine funktionierende Praxisorganisation und ein effizientes Qualitätsmanagement! Ein Verzicht auf diese Struktur bedeutet immer Organisation per Zufall.

Fehlen Stellenbeschreibungen, machen alle entweder alles oder nichts. Die Folge: 20% der Aufgaben werden doppelt erledigt und 20% gar nicht bearbeitet.

Einige Beispiele:

1. Die Anmeldung ist nicht besetzt, weil z. B. die Uhr für die BSG im Labor geklingelt hat.
   - Folge eins: Zwei Patienten warten einige Minuten an der Anmeldung. Vielleicht sogar ein neuer Patient, der behandelt werden möchte.
   - Folge zwei: Das Telefon klingelt einige Male und verstummt dann wieder.
   - Folge drei: Der Arzt fragt durch die Rufanlage nach einem Formular. Da ihn niemand hört, kommt er persönlich nach vorn und sucht eine Mitarbeiterin. Er trifft auf dem Flur eine Mitarbeiterin an, die sich jedoch für nicht zuständig erklärt, da sie ja vorwiegend andere Dinge zu erledigen hat.
2. Die Praxis benötigt bei einem Notfall den Defibrillator, da ein Patient mit Kammerflimmern im Hausflur kollabiert ist. Ein seltener Fall, Gott sei Dank. Wenn er jedoch eintritt, und der Defi nicht einsatzbereit ist, eine Katastrophe!
3. Bei Hausbesuchen stellt der Arzt fest, dass einige Ampullen in der Tasche fehlen, die er zur Behandlung des Patienten dringend benötigt.
4. Ein Patient soll untersucht werden, aber wichtige Untersuchungsgeräte liegen nicht bereit.

Die Liste könnte noch seitenweise ergänzt werden. Diese organisatorischen Mängel sind mit definierten Kompetenz- und Verantwortungsbereichen vermeidbar.

Stellenbeschreibungen helfen außerdem dabei, den erforderlichen Personalstand zu bestimmen. Falls Stellen oder Funktionen nicht ausgelastet sind, können Aufgaben aus anderen Bereichen und/oder neue Aufgaben (Patientenschulungen o. a.) dazu genommen werden.

Die Bereiche sollten einer *Jobrotation* unterworfen werden. Die Vorteile für die Praxis:

- **Die Mitarbeiterinnen sind vielseitiger einsetzbar**, was z. B. im Krankheitsfall ein großer Vorteil ist.
- **Die Praxis ist weniger abhängig von Einzelnen**. Kündigt eine Mitarbeiterin, sind andere über die Abläufe des Bereiches gut informiert!
- **Das Bereichsdenken der Mitarbeiterinnen wird verhindert,** sie bekommen mehr Verständnis für die Arbeit der anderen.
  Ich habe häufig Fälle erlebt, in denen Mitarbeiterinnen über Jahre ausschließlich für das Labor zuständig waren. Jeglicher Bezug zu anderen Bereichen wie z. B. der Anmeldung gingen verloren. Es zählte einzig und allein der betreute Bereich. Verständnis für andere Tätigkeiten war von diesen Mitarbeiterinnen nicht zu erwarten!

Sinnvoll ist eine **Rotation im Wochentakt**. Sie sollte nach Neigung der Mitarbeiterinnen asymmetrisch durchgeführt werden. Es ist nicht zweckmäßig, eine Mitarbeiterin, die lieber im Labor arbeitet, zwei Wochen an der Anmeldung zu beschäftigen. Sie arbeitet sinnvollerweise vier Wochen im Labor und nur einige Tage als Tagesmanagerin.

In größeren Zentren ist eine Rotation zwischen dem medizinischen und dem Servicebereich häufig gar nicht mehr möglich. Die Tätigkeiten sind zu speziell und in beiden Bereichen zu anspruchsvoll geworden. So wird man in einem Medizinischen Zentrum eine Assistentin in der Endoskopie kaum noch an die Anmeldung (Servicebereich) setzen können oder wollen. Umgekehrt gilt das selbstverständlich genauso!

Erstkräfte werden bei einem System mit definierten Verantwortungsbereichen in Organisationen bis zu ca. 4 oder 5 Stellen überflüssig. An ihre Stelle tritt die Teamarbeit. Echte Teams arbeiten mit höherer Motivation und man kontrolliert und motiviert sich gegenseitig. Die Effizienz ist deutlich besser als die einer hierarchisch strukturierten Organisation. Dieses Wissen aus der Industrie kann auch für Arztpraxen genutzt werden. Das Stichwort ist Lean Management, also Abschaffung von (überflüssigen) Führungsebenen. Selbst im modernen Krankenhaus-Management ist das erkannt worden. Die Funktion der Oberschwester ist in einigen Häusern nicht mehr vorgesehen! In Teams bilden sich durch die Herausforderungen und die Möglichkeiten des selbstständigen Arbeitens und des Mitdenkens häufig Führungskräfte heraus. Sie entwickeln eigene Ideen und begeistern damit das gesamte Team. **Führung muss also nicht zwangsläufig von übergeordneten Stellen kommen,** zumindest nicht in Teamstrukturen!

Hierarchien sind besonders in großen Unternehmen sehr nützlich, da sie Autorität und Macht strukturieren, sowie Verantwortung für die einzelnen Mitarbeiter definieren. Sie haben jedoch einen entscheidenden Schönheitsfehler:

Jede Hierarchie neigt zur Erstarrung.

Jede/jeder Vorgesetzte in Hierarchien wird sehr häufig die eigene Position stärken und absichern. Ich habe dieses Verhalten bei Erstkräften häufiger beobachten können. Die Absicherung ihrer Position und ihrer Kompetenzen war ihnen wichtiger als die Effizienz der Praxisorganisation. Man blockte sinnvolle Änderungen am Terminsystem oder war nicht bereit, z.B. die elektronische Karteikarte einzuführen. In diesem Fall war es die Aufgabe der Erstkraft, die Ziffern in die Karte zu schreiben und später die Dokumentation von der Karte in den Computer zu übertragen. Beim neuen System hätten die Ärzte die Dokumentation vollständig während der Konsultation selbst erledigen können. Die Vision permanenter Verbesserung der Praxisorganisation war für die Erstkraft zweitrangig. Leider verzichtete der Arzt auf die Verbesserung der Prozessqualität, um seine Erstkraft nicht zu verärgern!

Erstkräfte werden selten das System an sich infrage stellen. Kreativität und Innovationen sind daher von streng hierarchisch geführten Organisationen nicht immer zu erwarten!

Der Verzicht auf die Erstkraft bedeutet jedoch auch, nicht mehr von ihr abhängig zu sein. Verlassen Erstkräfte die Praxis, entsteht häufig eine Lücke, die nur schwer wieder zu schließen ist, da sie ihr Know-how mitnimmt.

Häufig haben diese Mitarbeiterinnen ihr Wissen mit niemandem geteilt, um ihre Position zu festigen. Erstkräfte sind durch ihr „Herrschaftswissen" sehr dominant. Der Rest des Personals hat in der Regel kein Interesse an Eigeninitiative, denn dafür wird die Erstkraft bezahlt. Warum sollte eine junge engagierte Mitarbeiterin sich für die Praxis einsetzen? Im Gegenteil, sie wird über kurz oder lang das Unternehmen verlassen, weil es auf Dauer unbefriedigend sein wird, nur als Befehlsempfänger zu fungieren!

Sucht Ihre Praxis Personal, werden Sie häufig Absagen von qualifizierten Bewerberinnen bekommen, da sie sich einer Erstkraft nicht unterordnen wollen!

Gerade in diesen Praxen höre ich häufig die Klage, dass heutzutage kein gutes Personal mehr zu finden sei.

Daher: Echtes Teamwork ist effizienter, denn wer alleine arbeitet addiert. Wer zusammen arbeitet multipliziert!

Teamwork:
Schneeflocken sind zart und zerbrechlich.
Aber sieh nur, was sie erreichen,
wenn sie zusammenhalten!

Dieses neue Organisationsprinzip funktioniert jedoch nur, wenn Arzt/Ärztin in der Lage sind zu managen bzw. zu führen. Ich kenne einige Mediziner, die dazu absolut nicht in der Lage sind. Sie wollen die Praxisleitung gar nicht übernehmen. In diesem Fall ist eine Leitungskraft natürlich unumgänglich. Um dem Teamcharakter näher zu kommen, ist es sinnvoll diese Kraft dann „Teamleiterin" zu nennen. Diese sollte auch dazu fähig sein, kreativ neue Ideen zu entwickeln und das Team von den Vorteilen zu überzeugen.

In größeren Praxen oder Zentren ist die **Positionierung einer Praxismanagerin** ebenfalls unumgänglich. Diese Zentren haben, wie beschrieben, i.d.R. die Bereiche des Service, also Anmeldung, Callcenter und Verwaltung, vom medizinischen Bereich getrennt. Hier werden klare Strukturen und Organigramme erforderlich.

Gespräch mit

Frau .... geb. am: ...../...../.....

in der Praxis tätig seit: ...../...../..... als: ....

Patientenorientierung

Aktives Zugehen auf Patienten:

Flexibilität im Umgang mit Patienten:

Teamverhalten

Teamintegration:

Aktive Teamentwicklung:

Fachliche Leistung

Medizinische Kenntnisse und Anwendung:

Praxisorganisation:

Erreichte Ziele aus dem Vorjahr: ....

Besondere Stärken: ....

Ziel 1: ....

Ziel 2: ....

Datum: ....

Unterschrift Mitarbeiterin

Stempel:

....

Unterschrift Ärztin/Arzt

Abb. **6** Dokumentationsbogen des jährlichen Mitabeiterinnengesprächs.

1 = **Das ist unsere absolute Stärke**
2 = **Darin sind wir gut**
3 = **Naja, geht so**
4 = **Hier haben wir noch Möglichkeiten**
5 = **Hier besteht absoluter Handlungsbedarf**

	1	2	3	4	5
Eine meiner Stärken ist die Führung meiner Praxis.	☐	☐	☐	☐	☐
Falls sich Mitarbeiter nicht integrieren lassen, bin ich in der Lage, diese kurzfristig wieder aus dem Team zu entfernen.	☐	☐	☐	☐	☐
Ich bezeichne meine Mitarbeiterinnen als Praxisassistentinnen bzw. Praxismanagerin.	☐	☐	☐	☐	☐
Alle meine Mitarbeiterinnen erhalten Respekt und häufige Anerkennung.	☐	☐	☐	☐	☐
Meine Topkräfte erhalten mehr Aufmerksamkeit als der Rest des Teams.	☐	☐	☐	☐	☐
Ein morgendliches Briefing ist in unserem Team selbstverständlich.	☐	☐	☐	☐	☐
Ich kann sehr gut zuhören.	☐	☐	☐	☐	☐
Zur Ideenfindung nutzen wir häufig ein Brainstorming.	☐	☐	☐	☐	☐
Mein Unternehmen hat eine gemeinsam erarbeitete Unternehmensvision.	☐	☐	☐	☐	☐
Wenn ja: Alle Teammitglieder leben diese auch tatsächlich.	☐	☐	☐	☐	☐
Ich habe klar definierte Ziele für meine Praxis und für mich.	☐	☐	☐	☐	☐
Wenn ja: Meine Ziele entsprechen den 8 Zielkriterien.	☐	☐	☐	☐	☐
Kritik gebe ich immer als Feedback und stelle die Handlung, nicht den Menschen in den Mittelpunkt.	☐	☐	☐	☐	☐
Ich kann selbst sehr gut Kritik annehmen.	☐	☐	☐	☐	☐
Mein Führungsstil ist eher partnerschaftlich/kooperativ.	☐	☐	☐	☐	☐
Meine Mitarbeiterinnen haben klar definierte Kompetenz- und Verantwortungsbereiche.	☐	☐	☐	☐	☐
Wenn ja: Unsere Mitarbeiterinnen rotieren in diesen Positionen.	☐	☐	☐	☐	☐
Praxen bis zu 5 Praxisassistentinnen: Meine Mitarbeiterinnen arbeiten im Team, ohne Erstkraft.	☐	☐	☐	☐	☐
Beurteilungs- oder Fördergespräche finden mit jeder Mitarbeiterin mindestens ein Mal im Jahr statt.	☐	☐	☐	☐	☐
Wenn ja: Die Mitarbeiterin hat dabei ausreichend Gelegenheit ihre Standpunkte darzulegen.	☐	☐	☐	☐	☐
Ein standardisierter Beurteilungsbogen kommt dabei zum Einsatz.	☐	☐	☐	☐	☐
Die Zielfindung ist ein wichtiger Bestandteil dieser Gespräche.	☐	☐	☐	☐	☐
Früher gefasste Ziele werden dabei überprüft.	☐	☐	☐	☐	☐
Regelmäßige Teambesprechungen sind für unser Team selbstverständlich.	☐	☐	☐	☐	☐
Wenn ja: Wir beginnen unsere Besprechungen immer mit der Erfolgsfrage.	☐	☐	☐	☐	☐

Fortsetzung nächste Seite

Abb. **7** Checkliste „Basis des Praxiserfolgs“.

	1	2	3	4	5
Die Zielfindung steht bei unseren Besprechungen im Vordergrund.	☐	☐	☐	☐	☐
Es wird immer ein Ergebnisprotokoll der Besprechung angefertigt.	☐	☐	☐	☐	☐
Unsere Praxis nutzt ein Ideenbuch.	☐	☐	☐	☐	☐
Unsere Praxis nutzt eine Fehlerliste.	☐	☐	☐	☐	☐
Der Patient steht bei uns konsequent im Mittelpunkt, egal was geschieht.	☐	☐	☐	☐	☐
Die Patienten werden immer wieder überrascht, was unser Team alles möglich macht.	☐	☐	☐	☐	☐
Unsere Praxissteuerungskraft behält auch in schwierigen Situationen die Ruhe und Übersicht.	☐	☐	☐	☐	☐
Wir haben nur erfahrene Mitarbeiterinnen an der Anmeldung.	☐	☐	☐	☐	☐
„Das geht nicht“, oder „das können wir nicht“ fallen an der Anmeldung nicht.	☐	☐	☐	☐	☐
Jeder Patient, der in die Praxis eintritt, erhält ein Lächeln.	☐	☐	☐	☐	☐
Auch Routinefragen werden bei uns ernst genommen.	☐	☐	☐	☐	☐
Beschwerden werden bei uns professionell abgehandelt.	☐	☐	☐	☐	☐
Diskretion an der Anmeldung ist für unser Team selbstverständlich.	☐	☐	☐	☐	☐
Arbeitsplatzbeschreibungen sind für alle Stellen vorhanden.	☐	☐	☐	☐	☐
Anerkennung ist für uns jeden Tag selbstverständlich (wenn sie angebracht ist)!	☐	☐	☐	☐	☐
Leistungsorientierte Bezahlung ist selbstverständlich.	☐	☐	☐	☐	☐

Abb. **7** Checkliste „Basis des Praxiserfolgs“ *(Fortsetzung)*.

Die Arzt-Patienten-Kommunikation

Der größte Teil der Arbeitszeit fast aller Ärzte wird durch Gespräche mit ihren Patienten ausgefüllt. Leider werden sie in der Ausbildung darauf wenig oder gar nicht vorbereitet! Lange Gesprächszeiten, tendenziell unzufriedene Patienten und mangelnde Compliance sind daher häufig die Folge. Gerade die häufig unnötig langen Gespräche machen den ärztlichen Alltag nicht einfacher. Denn einfach nur die Länge auszudehnen und dann zu glauben, so die Patientenzufriedenheit zu steigern, ist ein absoluter Trugschluss. **Zeit mit Zuwendung gleichsetzen ist keine gute Gleichung.** Erfolgreiche Gespräche und zufriedene Patienten werden eher mit bestimmten Techniken, bewusstem, effektivem Sprachgebrauch oder echter Zuwendung erzielt. Dazu später mehr!

Leider messe ich häufig acht Minuten Gesprächsdauer und mehr im Schnitt. Dagegen kenne ich auch viele erfolgreiche Mediziner, die nur vier Minuten benötigen, wohlgemerkt, das ist ein Durchschnittswert! Es sind sowohl Zehn-Minuten-Gespräche als auch die Injektion in der Kabine darin enthalten. Die Qualität der Kommunikation ist dennoch hoch. In einigen Fällen habe ich Patientenbefragungen durchgeführt. Die Ergebnisse waren für diese Ärzte durchweg positiv.

Bei 60 Patienten am Tag bedeutet das:

Falls Sie die Konsultationsdauer um 2 Minuten pro Patient reduzieren, können Sie ca. 2 Stunden am Tag einsparen.

Vielleicht ergibt sich damit die Möglichkeit, mehr Non-GKV-Leistungen anzubieten oder einfach nur mehr Zeit für Ihre Familie oder Ihr Hobby zu gewinnen.

Wichtig: Ziel ist nicht, Kontaktzeiten um jeden Preis zu reduzieren, sondern Gespräche von 4 bis maximal 6 Minuten im Schnitt bei hoher Effizienz und **Akzeptanz der Patienten** zu erreichen!

Enid Balint hat zu diesem Thema ein Buch veröffentlicht, der Titel:

Fünf Minuten pro Patient*

Darin kommt die Meinung zum Ausdruck, dass für ein Gespräch mit Patienten fünf Minuten ausreichen. Alle längeren Gespräche seien nur Zeitverschwendung und brächten keinen therapeutischen Erfolg.

Balint nennt diese Größe für das psychotherapeutische Gespräch in der ärztlichen Allgemeinpraxis! Um wie viel schneller sollte die Behandlung von Bagatellerkrankungen oder Routinekontrollen bei chronischen Erkrankungen vonstatten gehen!

Die Organisation der Konsultation

Die Untersuchungsliege

Jedes Sprechzimmer benötigt eine Untersuchungsliege – das gilt zumindest für den Hausarzt, nicht für alle Fachärzte. Ich finde häufig schöne und elegante Sprechzimmer vor, die leider über keine Liege verfügen. Neben dem Sprechzimmer befindet sich in diesen Fällen häufig ein Untersuchungsraum mit Liege. Lange Wege sind dadurch vorprogrammiert.

Bei einigen Beratungen habe ich folgende Situation erlebt: „Frau XY, gehen Sie bitte nach nebenan und machen Sie sich schon einmal

---

* Balint, E., Norell, J. S.: Fünf Minuten pro Patient. Herausgeber: Alexander Mitscherlich. Frankfurt/M.: Suhrkamp Verlag, 1975, ISBN 3-51807-278-1

frei." Leider war der Untersuchungsraum besetzt! Eine Verzögerung war daher unumgänglich.

Zwei Sprechzimmer nutzen

Wie im Kapitel *Raumnutzung und Praxisablauf* beschrieben, sollten Sie über mindestens zwei Sprechzimmer verfügen. Vor dem Wechseln des Raumes sollte das freie Sprechzimmer schon von einer Mitarbeiterin besetzt worden sein. Vor Gesprächsbeginn haben Sie damit die Möglichkeit, sich auf den Patienten einzustellen (kalibrieren) und vorzubereiten.

Es ist verzichtbar, Patienten im Wartezimmer oder einer Zwischenwartezone selbst abzuholen. Kommunikativ würde das geringe Vorteile bedeuten, jedoch ist der dabei entstehende Zeitverlust überproportional hoch. Effektive Gesprächsführung, die die Wertschätzung des Patienten beinhaltet, wird noch später in diesem Kapitel beschrieben. Besonders Wertschätzung und Anerkennung erzeugen einen tragfähigen Rapport (effektiven Kontakt) und gewährleisten damit eine hohe Patientenzufriedenheit!

Besonders für **neue Patienten** ist es häufig schwierig, sich im Gespräch zurechtzufinden, da sie den Arzt noch nicht kennen und man sie gleich in ein Sprechzimmer führt, wo sie bereits erwartet werden. Haben sie dagegen ausreichend Zeit, sich im Raum zurechtzufinden, ihn also kennen zu lernen, bevor ihr Gesprächspartner dazukommt, kann das Gespräch für den Patienten in einer „sicheren" Atmosphäre stattfinden.

Umsatzfördernd für den Non-GKV-Bereich ist es, Broschüren im Sprechzimmer auszulegen, die in der Wartezeit eingesehen werden können!

Anamnese und Untersuchung parallelisieren

Das funktioniert leider nicht bei allen Erkrankungen, aber in vielen Fällen können Sie, wenn Sie anamnestisch die Marschrichtung erkannt haben, mit der Untersuchung beginnen und dabei weitere Fragen stellen. Die Dokumentation kann im Anschluss erfolgen, wenn sich der Patient wieder ankleidet!

Störungen vermeiden

Wie entstehen Störungen? Man versucht mehrere Tätigkeiten unterschiedlichster Art gleichzeitig durchzuführen. Einerseits die ärztliche Tätigkeit, andererseits Managementaufgaben oder die Beratung anderer Patienten während der laufenden Konsultation. Zwei oder mehrere Dinge gleichzeitig perfekt zu erledigen, ist leider unmöglich.

Computerprozessoren sind zum „Multitasking" fähig. Sie können mehrfach in jeder Sekunde das Programm wechseln, das sie bearbeiten. Das menschliche Gehirn ist dazu nicht in der Lage. Es hat ein „Dreisekundenfenster". Das bedeutet, es kann sich immer nur nach drei Sekunden einer neuen Aufgabe widmen.

Die Qualität des Gespräches leidet daher zwangsläufig, wenn Sie versuchen, zwei Dinge gleichzeitig zu tun!

Aus Sicht des Patienten wird die Störung als Herabsetzung seiner Wichtigkeit empfunden. Er ist der Meinung, dass für den Arzt andere Dinge im Moment wichtiger sind als er selbst. Leider ist er damit auch noch im Recht!

Nach der Störung wird der Patient versuchen, seine Wichtigkeit unter Beweis zu stellen, indem er weit vorher wieder ins Gespräch einsteigt und seine Krankheitsgeschichte intensiver und deutlicher darstellt. Zurück bleibt bei ihm trotzdem ein schlechtes Gefühl, zumal wenn versucht wird, verlorene Zeit durch ein verkürztes Gespräch zurückzuholen.

Sie werden nach der Störung den aktuellen Stand des Gespräches nicht immer kennen und vorsichtshalber einige Dinge wiederholen. In jedem Fall müssen Sie sich nach der Unterbrechung auf Ihr Gegenüber neu kalibrieren, und das kostet Zeit.

Das ungute Gefühl haben Sie ebenfalls nach einer Störung, denn Sie wissen um die Situation des Patienten. Wenn Sie nun „Gas geben" verlieren Sie ihn möglicherweise, also werden Sie ihm häufig mehr Raum im Gespräch geben als nötig.

Unterbrechungen kosten in jedem Fall viel Zeit. Aus meiner Erfahrung kann ich Ihnen garantieren, dass Sie pro Gespräch ca. zwei Minuten einsparen, wenn Sie konsequent Störungen vermeiden. Alle Mediziner, die relativ kurze Kontaktzeiten haben, arbeiten mit störungsfreien Konsultationen!

Fazit: Die Konsultation wird nicht mehr gestört! Ausnahmen, z. B. echte Notfälle sollten Sie in einer **Teambesprechung** (siehe Kap. *Die Basis des Praxiserfolges*) festlegen.

Störungsfreie Konsultationen sind ein Qualitätskriterium einer jeden Praxis!

Ein angenehmes Gesprächsklima schaffen

Barrieren auf dem Schreibtisch

Viele Ärzte bauen bewusst oder unbewusst „Schutzwälle" zwischen sich und den Patienten auf. Das sind z. B. Bilder der Familie, Aufbewahrungsbehälter für Schreibutensilien, Ablageschalen (gestapelt – möglichst hoch), Blutdruckmessgeräte, Stapel von Akten und Zeitschriften sowie sonstige Utensilien. Diese Barrieren verhindern den wichtigen Rapport zwischen Arzt und Patient. Unbewusst nimmt der Patient dieses wahr und die Kommunikation wird nachhaltig gestört, weil er spürt, dass er auf Distanz gehalten werden soll („komm mir bloß nicht zu nahe"). Mit den Jahren werden die Barrieren, die aufgebaut werden, leider immer höher.

Schauen Sie sich einmal kritisch Ihren Schreibtisch an und bauen die Kommunikationshemmnisse ab!

EDV und Kommunikation

Wie im Kapitel „EDV-Einsatz in der Praxis" beschrieben, ist es sinnvoll, den **Bildschirm max. im 45°-Winkel** zum Patienten aufzustellen. Das ist im Übrigen der gleiche Winkel, den Sie beim Schreiben in die Karteikarte verwenden und wird daher von Ihren Patienten akzeptiert. D. h. bei einem 45°-Winkel brauchen Sie Ihren Körper nicht von Ihrem Patienten abzuwenden. Gerade das Abwenden wird bewusst oder unterbewusst als Unterbrechung des Gespräches empfunden. Man ist dem Patienten nicht mehr zugewandt!

Lassen Sie die EDV nicht zu einem dominanten Bestandteil Ihrer Konsultation werden! Sie sollten den gleichen oder besser geringeren Zeitbedarf mit EDV haben wie bei der Nutzung der guten alten Karteikarte. Ärzte, die Ihren PC sinnvoll nutzen, haben deutlich weniger Dokumentationsaufwand als diejenigen, die noch Papier verwenden (siehe Kap. *EDV*). Die Äußerungen vereinzelter Patienten, „der Doktor schaut nur noch auf den Bildschirm," sollte Sie nicht irritieren. Häufig sind es unzufriedene Patienten, die nur auf diesem Wege ihren Unmut anbringen. Bei solchen Äußerungen sollten Sie trotzdem Ihren Arbeitsstil hinterfragen. Die Frage ist, ob Sie durch den PC einen Mehraufwand haben oder nicht. Falls das so sein sollte, ist die Nutzung der EDV zu optimieren. In den meisten Fällen sind es fehlende oder schlechte Standardbefunde (Textbausteine, Makros) im System, die einen hohen Arbeitsaufwand während des Gespräches erfordern.

Die **Verwendung von Flachbildschirmen** ist im Sprechzimmer anzuraten, da sie deutlich kleiner sind. Die EDV ist somit nicht so dominant im Patientengespräch.

Die partnerschaftliche Gesprächsposition

Die meisten Ärzte sitzen während des Gespräches hinter ihrem Schreibtisch, d. h. dem Patienten gegenüber. Der Schreibtisch ist eine Barriere zwischen Arzt und Patient. Schreibtische sind potenzielle Kommunikationshemmnisse. Ich, der Chef sitze dahinter und du (der Bittsteller) sitzt davor. Sinnvoller ist es, den Patienten neben dem Schreibtisch zu positionieren, um einen guten und tragfähigen Rapport zu bekommen. Die Forderung, die an jede Arzt-Patienten-Kommunikation gestellt werden muss, ist, diese partnerschaftlich zu gestalten. Therapien können nicht angeordnet werden, sondern nur in Zusammenarbeit mit den Patienten gelingen (Compliance).

Nur durch partnerschaftliche Kommunikation ist die Mitarbeit der Patienten gewährleistet! Eine im Jahr 1988 von Hall et al. durchgeführte Metaanalyse von 41 Studien zeigte eine klare Korrelation zwischen der Partnerschaftsidee der Therapeuten und der Zufriedenheit der Patienten, also letztlich auch der Bereitschaft zur Zusammenarbeit mit den Therapeuten.

Ideal ist es, direkt dem Patienten gegenüberzusitzen (evtl. neben dem Schreibtisch). Kleinere Untersuchungen werden dadurch einfacher und schneller durchzuführen sein.

Um diesen Anforderungen nachzukommen, ist es sinnvoll eine **effektive Gesprächsposition** einzunehmen. Position 1 zeigt die klassische Gesprächsposition in der Praxis (Abb. **8**):

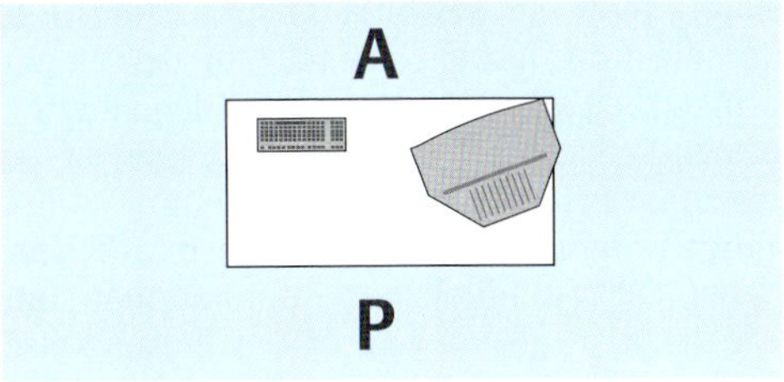

Abb. **8** Gesprächsposition 1.

Vorteil: Der 45°-Winkel für die EDV-Nutzung wird erreicht.

Nachteil: Kommunikationskiller können aufgebaut werden. Der Schreibtisch wird kommunikationshemmend. Der Bildschirm ist immer im Blickfeld des Patienten und häufig sind die Bildschirme monströs groß und wirken damit bedrohlich.

Immer häufiger trifft man folgende Konstellation an (Position 2, Abb. **9**):

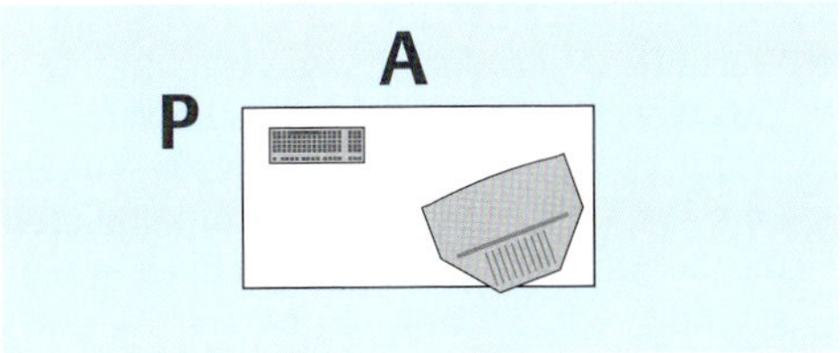

Abb. **9** Gesprächsposition 2.

Gründe für die Positionierung des Bildschirmes sind:

1. Platzierung auf der rechten Seite, da er sonst an einer Ecke des Tisches stehen würde, an dem der Patient vorbeigeht. Damit ist er in Gefahr, umgestoßen zu werden.
2. Würde der Bildschirm links aufgestellt, stünde er meist „vor der Nase" des Arztes, wenn der Patient den Raum betritt.
3. Würde er auf der anderen, linken Seite stehen, stünde er direkt vor dem Patienten (Bedrohung).

Daher wird der Bildschirm fast immer in der o. a. Position aufgestellt.

Vorteil: Der Schreibtisch wird für eine partnerschaftliche Gesprächsposition optimal genutzt. Kleinere Untersuchungen können schnell und ohne Positionswechsel durchgeführt werden.

Nachteil: Bei der Dokumentation muss man sich vom Patienten abwenden und das ist ein spürbarer Einschnitt ins Gespräch. Viele Patienten spüren, dass nun ihr Part zu Ende ist, weil sich der Arzt abwendet. Es gibt damit keine Möglichkeit, die Dokumentation geschickt ins Gespräch einzubauen. Von Patienten ist dann häufig der Ausspruch zu hören: „Frau Doktor kümmert sich mehr um den Computer als um mich."

Ich möchte Ihnen 3 andere Positionen vorstellen, die den Kontakt verbessern können (Abb. **10** bis **12**):

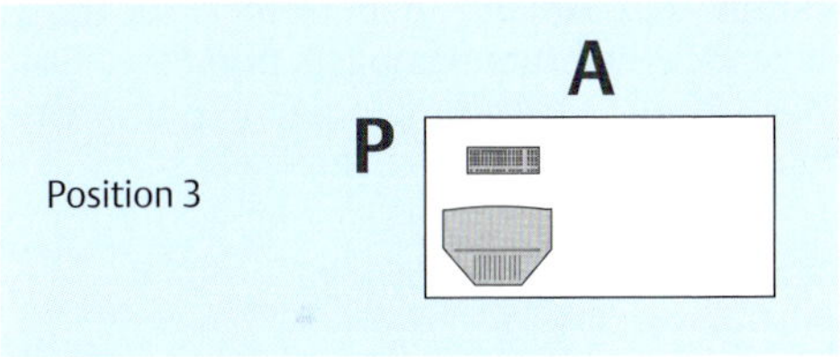

Abb. **10** Gesprächsposition 3.

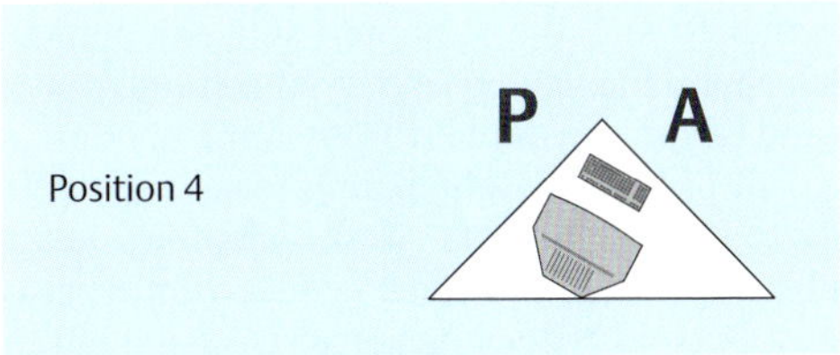

Abb. **11** Gesprächsposition 4.

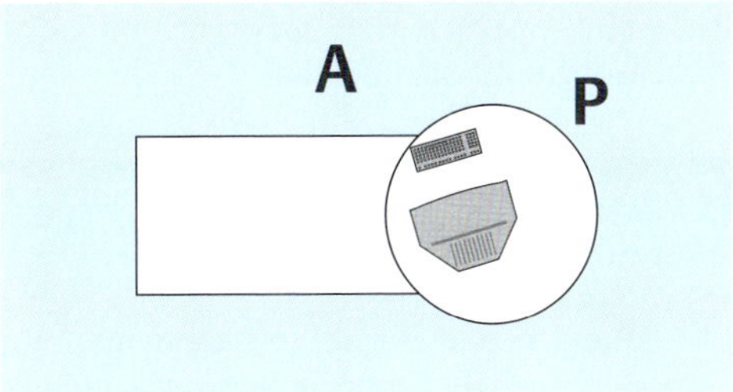

Abb. **12** Gesprächsposition 5.

Der einzige Unterschied zu Position 2 ist, dass der Schreibtisch an einer Wand steht. Das hat zur Folge, dass der Bildschirm sich nun nicht mehr in einer gefährlichen oder unangenehmen Position befindet. Alle Vorteile von Position 2 kommen zum Tragen und Kommunikationshemmnisse können nicht mehr aufgebaut werden.

Position 4 ist genauso zu sehen. Hier beschränkt sich allerdings das Equipment auf das Nötigste und Wesentliche für das Gespräch. Diese Position ist gerade **für kleinere Räume** empfehlenswert, da sie sehr wenig Raum bedarf.

Eine der besten Möglichkeiten, die wirklich alle Vorteile bietet, ist in Abb. **12** dargestellt. Einziger Nachteil ist ein erhöhter Platzbedarf.

Dieses Setting bietet optimale Möglichkeiten: Eine optimale Gesprächsposition, Bildschirm und Patient in derselben Richtung, fehlende Kommunikationshemmnisse. Die Möglichkeit, Verwaltungsaufgaben, Versicherunsgsanfragen etc. durchzuführen.

Die Struktur des Gesprächs

Bei meinen Beratungen halte ich mich für ca. eine Stunde während der Konsultation im Sprechzimmer auf. Dazu wird das Einverständnis des Patienten eingeholt. In der Regel verhalten sich die Patienten sehr kooperativ. Ich habe daher in den letzten Jahren einige tausend Gespräche mit verfolgen können.

Ich beobachte sehr häufig, dass sich viele Ärzte schwer tun, die **Gesprächsführung** zu übernehmen, außer im Diagnose- und Therapiegespräch. Bezeichnenderweise habe ich in solch einem Fall von einem Ihrer Kollegen diesen Ausspruch gehört: „Die Patienten brauchen heute wieder sehr viel Zeit.“ Dieser Arzt überließ die Gesprächsführung eindeutig den Patienten, insbesondere während des Gesprächsbeginns und am Ende!

Gelungene Gesprächsführung bedeutet: Immer ein Ziel zu haben!

Mit Freunden und Bekannten kann man ein Schwätzchen halten und belanglos plaudern. Bei Patientenkontakten ist das wenig hilfreich, denn im Mittelpunkt stehen die Qualität und Effizienz des Gespräches.

Der Einstieg in das Gespräch

Häufig fehlt ein **gezielter Gesprächseinstieg**, der die Konsultation schnell auf den Punkt bringt. Die Frage: „Wie geht's uns denn heute“, bringt das Gespräch nicht weiter. Besser ist die Frage: „Was führt Sie heute zu mir?“

Falls Sie mit der EDV-Warteliste arbeiten, haben Sie alle nützlichen Informationen, um das Gespräch gezielt zu eröffnen. Idealerweise hat Ihre Mitarbeiterin hier auch den Anlass des Besuchs eingegeben. Es verkürzt sich die häufig sehr aufwendige Eröffnungsphase im Gespräch.

Das diagnostische Gespräch

besteht natürlich zunächst einmal aus der Anamnese. Die größeren, technischen Untersuchungen sollten Sie, um den Patienten Ängste zu nehmen, erklären. Tun Sie das nicht, bleibt eine Unsicherheit beim Patienten zurück und er wird immer wieder auf die Untersuchung zu sprechen kommen. Arbeiten Sie mit den fünf W-Fragen“:

- Warum wird untersucht, was ist das Ziel?
- Was wird untersucht, welches Organ?
- Womit wird untersucht, welche Geräte kommen zum Einsatz, wie funktionieren die Geräte und welche Möglichkeiten bieten sie?
- Wie wird untersucht, wie läuft die Untersuchung ab, Ort und Dauer.
- Wer ist der Untersucher und welche Erfahrungen haben Sie mit ihm gemacht?

Das Diagnosegespräch sollte sinnvollerweise mit **positiven Formulierungen** geführt werden. Leider wird in unserem Kulturkreis das Prinzip dieser Formulierungsmöglichkeit nur unzureichend genutzt. Das am meisten gebrauchte Wort der deutschen Sprache ist **„nicht“**. Normalerweise wird es immer dann benutzt, wenn man etwas verbieten will. Genau wie „müssen“ ist es häufig in unserer Erziehung eingesetzt worden: „Tu dies nicht, mache das nicht, geh da nicht hin und spiele nicht mit Klaus“. Besser wäre es gewesen, wenn man uns gesagt hätte: „Mach das besser so, gehe da

Tabelle **3** Positive Formulierungen statt Negativaussagen im Diagnosegespräch

Aussage	Das wird verstanden	Das ist besser
Ihr Blutdruck ist nicht schlecht.	Gut scheint er auch nicht zu sein.	Super, Ihr Blutdruck ist sehr gut.
Die Wunde ist nicht schlecht verheilt.	Gut ist sie nicht verheilt.	Die Wunde verheilt gut.
Das ist nicht gefährlich.	Harmlos ist das wohl nicht	Das ist völlig harmlos.
Das tut nicht weh.	Angenehm ist es wohl nicht.	Das ist ganz OK und schnell erledigt.
Alles kein Problem.	Einfach scheint es nicht zu sein.	Das haben wir beide schnell und einfach erledigt.
Ihre Entwicklung ist nicht verkehrt.	Gut ist meine Entwicklung anscheinend nicht.	Alles entwickelt sich sehr gut.
Sie haben Glück, Ihr Befund ist negativ.	Ein negativer Befund, auch das noch.	Sie können zufrieden sein, der Befund ist sehr gut.
Was Sie machen, ist nicht falsch.	Richtig ist das wohl nicht, was ich mache.	Sie machen das sehr gut.
Davor brauchen Sie keine Angst zu haben.	Gelassen kann ich dabei nicht sein.	Das geht schnell und einfach.
Kein Grund zur Panik.	Oh, oh Panik.	Sie könne der Sache gelassen entgegensehen.

hin, spiele doch mit dem Peter". Verbote eröffnen keine neuen Möglichkeiten und Perspektiven.

Exakt die gleichen Sprachmuster verwenden wir heute, um positive Mitteilungen zu geben. Wir erzeugen damit die gleichen schlechten Gefühle, wie wir sie schon als Kinder gekannt haben (siehe auch Beispiele in Tab. **3**).

Ich könnte noch seitenweise ähnliche Formulierungen aufzählen. Zwei besonders Herausragende möchte ich noch erwähnen, weil diese mich besonders beeindruckt haben:

- „Sie bekommen jetzt eine Spritze, das ist nicht so schrecklich schön!" Ihrem Kollegen war sicherlich nicht bewusst, was er dem Patienten damit sagte.
- Eine Patientin kommt aus dem Gespräch mit ihrer Hausärztin zurück zur Anmeldung. Sie hält einen Zettel (Therapieempfehlung) in der Hand, schaut recht zweifelnd und fragt die Mitarbeiterin: „Sagen Sie, soll ich das machen, was Frau Doktor mir empfohlen hat?" Antwortet die entscheidungsfreudige Mitarbeiterin: „Wieso nicht? Sie haben doch nichts zu verlieren!" Eine wirklich bemerkenswerte Aussage. Die Patientin schaute nach dieser Auskunft jedenfalls ziemlich irritiert!

Das Therapiegespräch

positiv zu führen ist notwendig, um die Mitarbeit des Patienten sicherzustellen. Ziel ist es, positive Ausblicke zu geben und Chancen und Möglichkeiten aufzuzeigen. Auch bei Erkrankungen mit einer schlechten Prognose gibt es Möglichkeiten und Chancen für jeden Patienten, sei es durch Allgemeinmaßnahmen oder sonstige Therapien, etwas für sich selbst zu tun. Es ist Ihre Aufgabe, diese positiven Facetten herauszuarbeiten und positive Botschaften mitzugeben!

Das Therapiegespräch hat drei wesentliche Aspekte:

- Das **Therapieziel** zu erklären. Kennt der Patient das Ziel, kann er mitarbeiten, um es zu erreichen. Beispiel: „Wenn wir es schaffen, Ihr LDL-Cholesterin unter 100 mg/dl zu senken, wird Ihre Prognose bedeutend besser."
- Das **System** erklären, womit das Ziel erreicht werden soll. Es reicht nicht zu erklären, dass z.B. die Tablette den Blutdruck senkt. Wichtig ist es, die Wirkweise transparent zu machen. Beispiel: „Sie bekommen nun einen AT1-Blocker. Dieses Medikament erweitert ihre Blutgefäße. Dadurch sinkt Ihr Blutdruck und ihre Organe werden geschützt!"
- Den **Zeitraum** der Therapie erklären. Insbesondere bei chronischen Erkrankungen ist das wichtig. Einige Patienten beenden ansonsten die Therapie, wenn ihre Werte im Normbereich sind.

Der Gesprächsabschluss

ist nun die letzte Herausforderung. Wie beendet man den Dialog? Viele Ärzte tun sich dabei sehr schwer. Einige versuchen, das Ende des Gespräches mit einer Frage einzuläuten, etwa so: „Dann wäre ja alles klar, Herr XY oder nicht?" Die Hoffnung beruht darauf, dass der Patient zustimmt und sich verabschiedet. In den meisten Fällen tut er das nicht, weil er ja aufgefordert wurde, noch etwas Unklares zu finden.

Andere Ärzte meinen, der Patient müsse selbst das Gespräch beenden. Es sei unhöflich, wenn der Arzt das macht. Ich habe dazu eine andere Auffassung. Wenn der Auftrag des Patienten erledigt ist, haben Sie das Recht, ihn zu verabschieden. Entscheidend ist es auch an diesem Punkt, die Gedanken Ihres Gegenübers zu lenken. Die gekonnte Verabschiedung erfolgt in drei Schritten:

1. Geben Sie Ihrem Patienten immer eine **Botschaft** mit, wie er sich im Interesse seiner Erkrankung (Gesunderhaltung) verhalten soll. Das ist medizinisch sinnvoll und neben dem Rezept die Belohnung dafür, dass er Ihre Praxis aufgesucht hat!
2. Setzen Sie einen **Zeitrahmen**. Damit lenken Sie die Gedanken schon zum nächsten Kontakt. Sie beschäftigen ihn mit seiner Zukunft.
3. Wenn die ersten beiden Schritte gemacht sind, können Sie sich **aktiv verabschieden**. Die Patienten werden das akzeptieren, denn sie sind gedanklich mit der Botschaft und dem Zeitrahmen beschäftigt.

Einige Beispiele:

- Der Nachinfarktpatient: „Gehen Sie regelmäßig zur Koronarsportgruppe und ernähren Sie sich wie besprochen. Bitte machen Sie einen Termin in zwei Monaten mit unserer Anmeldung aus. Ich wünsche Ihnen alles Gute – auf Wiedersehen."
- Der Fußpilzpatient: „Halten Sie Ihre Füße trocken und cremen Sie sie täglich mit dem Pilzmittel ein. In einer Woche sollten dann Ihre Füße wieder in Ordnung sein. Alles Gute, auf Wiedersehen."
- Der Osteoporosepatient: „Bewegen Sie sich viel und ernähren Sie sich kalziumreich, wie in der Broschüre beschrieben. Damit tun Sie das Beste für Ihren Körper. Bitte denken Sie daran, mit unserem Team an der Anmeldung einen Termin in drei Monaten auszumachen. Ich wünsche Ihnen alles Gute – auf Wiedersehen."

Allgemeine Tipps zur Gesprächsführung

Wertschätzung des Gesprächspartners

Geben Sie Ihrem Gesprächspartner Wertschätzung. Das ist einer der größten Nutzen, den Sie einem Menschen im Gespräch geben können. Bezeugen Sie Ihr Interesse an ihm und er wird es Ihnen danken und Ihr Stammpatient werden. Für den Erfolg der Praxisführung ist, so leid es mir tut, das sagen zu müssen, die medizinische Seite erst in zweiter Linie wichtig. Ihre medizinischen Fähigkeiten können von Ihren Patienten nicht beurteilt werden. Ihre Kriterien für die Auswahl der Praxis sind andere. In erster Linie wollen sie verstanden, akzeptiert und ernst genommen werden. Es sind also kommunikative Kriterien, die alle Menschen anwenden! Falls Sie die Kommunikation für eine effektive Patientenbindung nutzen wollen, bieten sich dazu folgende Möglichkeiten:

- Geben Sie Ihrem Patienten **Wertschätzung** und bezeugen Sie Ihr Interesse an ihm und Sie werden einen zufriedenen und dankbaren Patienten haben.

- Geben Sie ihm **Aufmerksamkeit und Beachtung.** – Beachtung kommt übrigens von Achtung. Zeigen Sie ihm, das Sie ihn als Mensch achten.
- Zeigen Sie ihm das auch mit Ihrer **Körpersprache** im Gespräch. Seinen Sie zugewandt und demonstrieren das dann bitte auch. Auch wenn das Gespräch für Sie langweilig sein sollte, demonstrieren Sie das nicht, indem Sie z. B. Ihre Augen defokussieren und durch ihn hindurchblicken („die toten Augen von London"). Ihre Gesprächspartner werden das mit ziemlicher Sicherheit bemerken!
- Wie zuvor beschrieben, lassen Sie **keine Störungen** zu, denn das ist ein Affront für jeden Patienten. Haben Sie also alle Sinne und die volle Konzentration in dieser kurzen Zeit nur für ihn.
- **Werden Sie ein Meister des Zuhörens.** Das klingt leichter als es ist, bringt jedoch bei jedem Gesprächspartner viel Erfolg. Fallen Sie Ihrem Patienten nicht ins Wort, weil Sie zu wissen glauben, was er sagen will. Lassen Sie ihn seine Sätze und Gedanken zu Ende bringen und behandeln ihn nicht als Kleinkind, dem man die Sätze vorsagen muss.
  Außer bei den bekannten Vielrednern ist das effektiv zu machen. Der Umgang mit diesen Patienten wird später beschrieben.
- Üben Sie die „hohe Schule" des Zuhörens, **das aktive Zuhören**. Sprache teilt nicht nur sachlichen Informationsgehalt mit. Der Informationsgehalt liegt meist nur bei ca. 20 bis 30%. Die Worte Ihrer Patienten beinhalten mehr. Sie informieren Sie über ihre Gefühlsregungen, Bedürfnisse, Appelle oder Werte. Diese nicht wortwörtlich artikulierten Botschaften zu erkennen und die Bedeutung mit Ihren eigenen Worten zurückzugeben, nennt man aktives Zuhören. Durch diese Rückmeldung erkennen Ihre Patienten, dass ihre unterschwelligen Gefühle, Bedürfnisse oder Appelle erkannt werden. Sie spüren, dass Sie an ihnen interessiert sind und Verständnis für sie aufbringen. Diese Technik erfordert etwas Empathie und einen geringen Zeitaufwand. Der Mehraufwand wird jedoch kompensiert, wenn Ihr Patient sich verstanden und gut aufgehoben fühlt. Patienten, die so fühlen, garantieren langfristig den Praxiserfolg. Sie sind die Multiplikatoren, die Werbung für Sie und Ihre Praxis machen!
- **Verstärken Sie das Gesagte Ihrer Patienten:** „Was bedeutet das für Sie?" „Wie sieht das im Alltag aus?" „Können Sie ein Beispiel geben?" Mit diesen Anmerkungen zeigen Sie Ihr Interesse und bestätigen die Wichtigkeit seiner Person.
- **Zeigen Sie Anteilnahme:** „Ich kann Sie verstehen." „Ich sehe das genauso." „Ich fühle mit Ihnen." Diese Aussagen demonstrieren, dass Sie mit ihm auf einer „Wellenlänge" sind und dass sie sich verstehen.
- Bei **Missverständnissen im Gespräch** ist der Satz: „Da haben Sie mich falsch verstanden" mehr als unklug. Denn das ist eine klare Schuldzuweisung und bedeutet nichts anderes als: „Du bist zu blöd, um mich zu verstehen." Ein professioneller Kommunikator nimmt die Schuld immer auf sich, denn er hat sich nicht den mentalen Fähigkeiten, dem Wissen oder der momentanen Aufnahmefähigkeit seines Gegenübers angepasst!

Überhaupt ist es relativ gleichgültig, wer sich den Patzer im Gespräch geleistet hat. Wichtig ist lediglich das Ergebnis und das wird gleich besser, wenn Sie bemerken: „Da habe ich mich wohl unklar ausgedrückt." Mit dieser Aussage ist der Ball wieder im Spiel und das gewünschte Ergebnis kann erreicht werden!

> **Ein professioneller Kommunikator fühlt sich immer für das Ergebnis seiner Kommunikation verantwortlich!**

Zuwendung

Eine Zahl, die Sie nachdenklich machen sollte: 96% der Patienten suchen sich ihren Arzt aus aufgrund der **Zuwendung**, die sie erhalten. Diese Facette der ärztlichen Tätigkeit kann man nicht hoch genug einschätzen: Einerseits für eine gute Medizin, andererseits für eine erfolgreiche Praxisführung. Denn trotz aller Skandale um Abrechnungsbetrug oder Kunstfehler, stehen die deutschen Mediziner im Sozialprestige immer noch ganz oben und das mit weitem Abstand vor anderen Berufsgruppen. Ihre Zuwendung wird also immer auf dankbare Patienten treffen.

Sie haben zwei Möglichkeiten, Zuwendung zu geben und sollten die nutzen, die Ihrer Natur am nächsten kommt. Denn „aufgesetzte" Zuwendung wird als solche erkannt!

Verbale Zuwendung ist Pflicht, taktile Zuwendung ist die Kür. Berühren Sie Ihre Patienten und wenn es „Ihr Ding" ist, nehmen Sie Ihre Patientin auch einmal in den Arm z.B. beim Hinausgehen aus dem Sprechzimmer. Oder legen Sie beim Abhören die freie Hand auf die Schulter. Zuwendung ist keine Frage der Zeit, denn die Zeit die mit Zuwendung verbracht wird, wird doppelt und potenziert wahrgenommen und lohnt daher mit Sicherheit. Ich kenne Ärzte, die Meister der taktilen Zuwendung sind. Ihre Konsultationen sind zeitlich denkbar knapp bemessen. Da ich mir nicht über die Zufriedenheit der Patienten im Klaren war, habe ich Befragungen im Anschluss an die Konsultation durchgeführt. Das Ergebnis war mehr als eindeutig: Alle Patienten waren überaus zufrieden mit ihrem Arzt und hatten keineswegs das Gefühl, „Fünfminutenmedizin" erlebt zu haben!

Jeder Mensch ist einmalig. Genauso sieht sich auch jeder. Er ist in der Welt, in der er lebt, der Mittelpunkt und alles dreht sich um ihn. Bestätigen Sie seinen Standpunkt und geben Sie ihm genau dieses Gefühl, nämlich, dass er im Mittelpunkt des Gespräches steht.

Niemand will wie alle anderen behandelt werden und etwas Besonderes sein. Beachten Sie daher seine Individualität und er wird es Ihnen danken. Das hat nichts mit ausufernder Gesprächsführung zu tun. Es geht nur um kleine Gesten, die dem Patienten zeigen, dass Sie ihn respektieren und achten, denn das ist genau das, was jeder braucht.

Stecken Sie ihn daher auch **in keine Schublade**, denn dass würde seinem Wunsch nach individueller Behandlung zuwiderlaufen.

Haben Sie beim nächsten Gespräch einen **„ungeliebten" Patienten**, so stellen Sie sich darauf ein. Es ist wenig effektiv, wenn Sie schon mit „einem dicken Hals" den Raum betreten, denn dann ist der Erfolg des Gespräches für beide mehr als infrage gestellt. Schon um Ihrer selbst willen, Ihrer Psychohygiene zuliebe, sollten Sie sich auf diesen Patienten positiv einstellen (kalibrieren), soweit das möglich ist! Auf dem Weg zum Sprechzimmer geben Sie sich die Aufgabe, drei Dinge zu finden, die positiv sind. Ich bin ganz sicher, dass es diese drei Dinge bei jedem Menschen gibt, die Frage ist nur, ob Sie in dieser Situation genügend Zeit dafür haben. Aber auch wenn Sie nur eine Sache gefunden haben, kann das sehr viel an Ihrer Einstellung zu diesem Patienten ändern. Sie haben damit eine gute Chance für ein erfolgreiches Gespräch, und vor allen Dingen geht es Ihnen mit dieser Einstellung deutlich besser! Im Übrigen sieht man auch an diesem Fall, wie wichtig es ist, vor dem Betreten des Sprechzimmers zu wissen, wer da wartet.

Patienten wichtig zu machen, ist immer eine gute Strategie. Denn **alle Menschen streben danach wichtig zu sein**. Bringen Sie Ihren Patienten in diesen Zustand und er wird glücklich und zufrieden sein!

Warum sonst erzählt eine Patientin im Wartezimmer dramatisch über ihre Erkrankungen? Und die nächste berichtet über ihre Erkrankung, die natürlich weitaus schlimmer ist.

Es gibt ihnen das gute Gefühl, wichtig zu sein und im Mittelpunkt zu stehen. Genauso wie die Berichte über Verkehrsstaus, Unfälle oder Katastrophen, die viele Menschen gerne erzählen. Mit solchen Geschichten steht man schließlich im Mittelpunkt und das ist ein Zustand, den jeder liebt! Oder schauen Sie sich einmal beim Einkaufen im Supermarkt um. Warum hat auch der Sozialhilfeempfänger ein Telefon am Gürtel: Aus dem einfachen Grund, er unterstreicht damit seine Wichtigkeit!

Geben Sie also Ihren Patienten genügend Gesprächsanteil und lassen Sie sie ausreden. Falls ein Patient meint, er müsse sich behaupten, dauert es länger! Machen Sie den Patienten mit folgenden Dingen wichtig:

- Nennen Sie, so oft es geht den **Namen des Patienten**. Jeder Mensch hört seinen Namen gern und ist somit auch gleich wichtig!
- Stellen Sie **viele Fragen**, das bezeugt Ihr Interesse an ihm!
- Machen Sie sich **Notizen**. Damit erhält das von Ihrem Gesprächspartner Gesagte eine wesentlich höhere Bedeutung. Da Sie sowieso dokumentieren müssen, bietet es sich an diesen Punkten des Gespräches förmlich an, den PC oder die Karte zu nutzen!
- **Antworten Sie nie wie „aus der Pistole geschossen".** Auch wenn Sie die Antwort schon kennen, schlucken Sie einmal, bevor

Sie antworten. Das macht den Anschein, als ob Sie sich mit dem Gesagten ausgiebig beschäftigen.

- **Geben Sie jedem Patienten im Gespräch das Gefühl, dass er nun die absolute Nr. 1** ist und dass Sie während des Gesprächs nur für ihn da sind. Das ist nicht immer einfach, aber für den Erfolg des Gespräches unerlässlich.
- Für Ihre Patienten sind Sie der wichtigste Gesprächspartner des Tages. Er hat sich besonders auf dieses Gespräch vorbereitet. **Geben auch Sie ihm das Gefühl, dass er Ihr wichtigster Gesprächspartner ist,** auch wenn es sich um banale Erkrankungen des Alltags handelt!
- **Nehmen Sie seine Sorgen, Nöte und Probleme ernst.** Auch wenn Sie Ihnen klein und unbedeutend vorkommen. In der Welt Ihres Patienten nehmen diese Dinge einen übergroßen Raum ein, der ihm zu schaffen macht. Respektieren Sie bitte diese Tatsache und Sie werden einen bleibenden Eindruck bei ihm hinterlassen, nach dem Motto: „Hier werde ich ernst genommen!"
- **Nehmen Sie Ihren Patienten als Person ernst.** Lassen Sie ihn nicht spüren, dass er nur ein „Wirtschaftsfaktor" ist. Sie würden ihn damit mehr als verletzen und ihn damit wahrscheinlich auch verlieren. Zeigen Sie auch Privatpatienten, dass Sie ein persönliches Interesse an ihnen haben. Aussagen wie: „Selbstverständlich kümmern wir uns um Sie, Sie sind schließlich Privatpatient," sind wenig förderlich.
- **Hüten Sie sich davor, die Patienten unwichtig zu machen** mit Aussagen wie: „Sie sind ja nur Kassenpatient,"„wir müssen uns beeilen, ich habe heute noch viele andere Patienten," oder „ich habe noch viele schwierige Fälle." Diese Patienten sind kaum noch zu Stammpatienten zu machen. Sie werden über kurz oder lang die Praxis wechseln, wenn sie jemanden finden, der kommunikativ geschickter mit ihnen umgeht!

Bewusste Wortwahl

Einige Worte, die Arzt-Patienten-Gespräche blockieren können:

Warum

Da ich auch als Trainer für Pharmareferenten tätig war, habe ich folgende Situation bei einem Begleitbesuch mit einem neuen Außendienstmitarbeiter erlebt. Ich möchte Sie nun bitten sich in die Rolle des Arztes zu versetzen:

Pharmareferent: „Nun, Herr Doktor, hier habe ich unser Präparat XY, kennen Sie es?"

Arzt: „Ich kenne es schon und die Substanzklasse setze ich auch sehr häufig eine. Ihr XY jedoch eher selten."

Pharmareferent: „Herr Doktor, warum setzen Sie es so selten ein?"

Arzt: „Ich lasse mich nicht ausfragen und Leute, die so fragen, brauchen bei mir erst gar nicht wieder zu erscheinen!"

Den Unmut Ihres Kollegen können Sie sicher nachvollziehen. Die Warum-Frage klingt immer wie eine Beschuldigung und weckt damit negative Emotionen. Der Pharmareferent hatte ganz sicher eine positive Absicht mit der Frage. Es wollte lediglich die Hinderungsgründe des Arztes erfragen, um darüber diskutieren zu können. Mit einem anderen Vorgehen wäre er erfolgreicher gewesen, nämlich mit einer Was-Frage: „Was müsste unser Präparat XY leisten, damit Sie es häufiger einsetzen?" Bei dieser Frage stehen die Leistungsmerkmale des Präparates im Mittelpunkt und nicht die Handlungsweise Ihres Kollegen!

Ähnlich dürfte es Ihren Patienten ergehen, falls Sie Warum-Fragen einsetzen, denn dieses Fragewort ist immer problembezogen. Wenn Sie in das Problem hineinfragen, bekommen Sie lediglich Rechtfertigungen und keine Lösungen. Außerdem klingt „warum" immer wie ein Vorwurf, der, auch wenn es um die Sache geht, sehr persönlich beim Gesprächspartner ankommt!

Beispiele: „Warum sind Sie zur letzten Kontrolluntersuchung nicht bei uns gewesen?" Antwort: „Ich hatte so viel zu tun."

„Warum haben Sie Ihr Blutdruckmittel nicht mehr eingenommen?" Wahrscheinliche Antwort: „Ich habe geglaubt, ich brauche es nicht mehr zu nehmen." Oder: „Ich habe es vergessen."

Diese Antworten bringen Sie und Ihre Patienten nicht weiter. Eine **Lösungsfrage ist sinnvoller:** „Was müsste geschehen, damit Sie die Tabletten regelmäßig einnehmen". Oder: „Wie können wir sicherstellen, das Sie zur nächsten Kontrolluntersuchung zu uns kommen?"

Damit hat Ihr Gegenüber die Möglichkeit, selbst die Lösung zu finden und das ist allemal sinnvoller, als ihm Ihre Lösung vorzugeben.

Selbstverständlich ist es sinnvoll, die Frage an die mentalen Fähigkeiten der Patienten anzupassen.

Aber

hat eine ähnlich problembezogene Bedeutung wie „warum". Mit diesem Wort verhindern Sie, dass die Botschaft ankommt, die Sie im zweiten Satzteil anbringen wollen.

Beispiel: „Herr XY, es ist gut, dass Sie sich jetzt mehr bewegen, aber Sie müssen noch mindestens zehn Kilogramm abnehmen". Hört der Patient „aber", versteht er lediglich, dass irgendetwas mit dem ersten Teil der Botschaft nicht in Ordnung ist. Er versteht es als Kritik und wird versuchen sich zu rechtfertigen. Ihre Botschaft, er soll noch das Gewicht reduzieren, kommt nicht mehr an, weil er mit der Rechtfertigung beschäftigt ist.

Konsequenz ist: Das Wort „aber" streichen und durch das Wort „und" ersetzen: „Herr XY, es ist gut, dass Sie sich jetzt mehr bewegen und wenn Sie nun noch zehn Kilogramm abnehmen, werden Sie mindestens hundert Jahre alt."

Müssen

bedeutet für den Patienten Druck. Beispiel: „Frau XY, Sie müssen mit dem Rauchen aufhören." Die gute Frau wird alles andere tun, als ein Anti-Raucher-Programm zu starten. Dieses Wort haben ihre Eltern in ihrer Kindheit oft benutzt und sie hat schlechte Erfahrungen damit gemacht!

Sinnvoller ist es, Vorteile der Verhaltensänderung herauszuarbeiten. Sei es die Verhütung von Lungenkarzinomen oder allmorgendlicher Hustenattacken! Damit wird die Chance etwas größer, dass Frau XY etwas unternimmt.

Das Gleiche gilt für die Pharmakotherapie: „Herr XY, Sie müssen diese Kortisontabletten einnehmen" Ihre Chance bei Herrn XY wird deutlich besser, wenn Sie die Vorteile des Präparates erklären und was er damit erreichen kann!

Versuchen

ist ein weiteres Wort, welches wenig Nutzen verspricht. „Herr XY, Sie müssen versuchen zehn Kilogramm abzunehmen". Die Antwort: „Ja, das mache ich Frau Doktor". Diese Antwort kann der Patient leicht und schnell geben. Immerhin hat er das schon mindestens zwanzig Mal versucht, und es hat nie funktioniert. Versuchen kann er es ja noch einmal – nur tun wird er es nicht!

> **„Tu es oder tu es nicht.**
> **Es gibt keine Versuche."**
> ***Meister Yoda, „Star Wars"***

Sorgen machen und Angst haben

Leider werden diese Aussagen häufig dann eingesetzt, wenn Ärzte etwas Positives mitteilen wollen: „Da brauchen Sie keine Angst haben." Auf einer tieferliegenden Wahrnehmungsebene kommt das Wort Angst jedoch punktgenau negativ an, denn Sie machen ja erst auf die Angst aufmerksam. Besser ist es doch, wenn Sie den Patienten sagen was sie tun sollen, etwa so: „Sie können ruhig und gelassen sein. Die Untersuchung wird von Frau Dr. Meier durchgeführt. Sie hat eine große Erfahrung damit und ich kenne sie schon seit Jahren, sie leistet wirklich eine sehr gute Arbeit. Alle Patienten, die ich ihr bislang geschickt habe, waren sehr zufrieden!" Wenn Sie kommunizieren, dass Ihre Patienten ruhig und gelassen sein sollen, wissen sie, was sie tun müssen. Sie haben Ihnen gewissermaßen einen Auftrag gegeben.

Wenn ich Sie jetzt bitte, nicht an rote Krokodile zu denken, was passiert dann? – Nun, Sie werden erkennen, dass Ihr Unterbewusstsein das Wort „nicht" nicht erkennt und daher diesen Auftrag nicht weisungsgemäß durchführen kann! Im Gegenteil, es schickt Ihnen höchstwahrscheinlich ein wunderschönes rotes Krokodil!

Wenn Sie auf Sorgen oder Ängste aufmerksam machen, dann richten Sie die Gedanken Ihrer Patienten auf Probleme aus. Falls Sie diese Dinge ansprechen, hat Ihr Patient keine Chance, er muss an die negativen Aspekte denken. Lesen Sie nun die nächsten Sätze und überlegen Sie im Anschluss, wie sie bei Ihnen ankommen: „Aber, aber, kein Grund zur Panik! Vor der Untersuchung müssen Sie keine Angst haben. Schwerwiegende Ereignisse sind dabei noch nie vorgekommen. Herr Dr. Meier hat alle Probleme, die auftreten könnten, im Griff. Ich sehe keinen Grund, warum Sie sich Sorgen machen sollten."

Nun, wie war das?

Weichmacher und Konjunktive

Weichmacher und Konjunktive müssen konsequent vermieden werden. Damit haben Sie die beste Gewähr für eine stabile Compliance Ihrer Patienten. Aus Umfragen wissen wir, dass nur 80% der Medikationen so durchgeführt werden, wie sie besprochen wurden. Ein Grund dafür ist mit Sicherheit auch die Verwendung dieser Kommunikationsstörer.

Diese Redewendungen suggerieren Ihren Patienten, dass Sie nicht hinter diesen Aussagen stehen. Sie werden kaum Anlass haben, Ihre „Anweisungen" durchzuführen. Effektiver ist in jedem Fall den Patienten Vorteile, Chancen und Möglichkeiten zu signalisieren, die sie haben, gesund zu werden oder gesund zu bleiben (Tab. **4**).

Tabelle **4** Zu bevorzugende Redewendungen im Patientengespräch

vermeiden	**besser ist**
Sie sollten diese Tabletten täglich einmal einnehmen.	Einmal täglich genommen, schützen diese Tabletten Ihre Organe und Gefäße.
Kommen Sie doch vielleicht einmal im nächsten Quartal vorbei.	Kommen Sie bitte im nächsten Quartal zu Ihrer Routinekontrolle vorbei. Dann haben Sie die Sicherheit, alles getan zu haben.
Man sollte die Therapie lebenslang durchführen.	Diese Dauertherapie schützt Sie ein Leben lang weitgehend vor einem Herzinfarkt.
So sollten Sie das nicht sehen.	Es ist sinnvoller, wenn Sie das positiv sehen, ...
Evtl. wäre es sinnvoll eine Kur zu beantragen.	Eine Kur kann Ihnen helfen, stellen Sie doch einen Kurantrag.
Vielleicht schicken Sie einmal Ihre Frau zu mir.	Überzeugen Sie doch Ihre Frau, einen Termin bei mir zu machen.
Sie sollten das nicht so eng sehen.	Sie können das auch positiv sehen, ...
Sie sollten sich das nicht zu Herzen nehmen.	Sehen Sie das doch einmal anders, ...
Man sollte die Werte jedes Jahr einmal kontrollieren.	Einmal jährlich kontrolliert, haben wir die Werte voll im Griff.
Man sollte alle zwei Jahre den Check durchführen.	Mit dem alle zwei Jahre durchgeführten Check haben Sie die größte Sicherheit gesund zu bleiben.
Vielleicht sollten Sie eine Knochendichtemessung durchführen.	Eine Knochendichtemessung bringt Ihnen Sicherheit.
Das Rezept müssen Sie eigentlich selbst abholen.	Bitte holen *Sie* das Rezept ab. Dann kann ich Sie noch einmal kurz anschauen.
Ich würde erst einmal abwarten.	Warten Sie noch zwei Wochen ab, dann können wir beurteilen inwieweit sich alles verbessert hat.

Der Umgang mit schwierigen Patienten

Vielredner

Ein besonderes Vorgehen erfordern die Vielredner. Sie sind in jeder Praxis bekannt und gefürchtet. Die gleichen Geschichten erzählen sie immer wieder und viele Ärzte meinen, es erfordere die Höflichkeit, immer wieder zuzuhören. Ich meine, dass es Ihr Recht ist, diese Patienten zu unterbrechen, schließlich warten noch andere im Wartezimmer. Wenn Sie jedoch der Meinung sind, dass diese Patienten die Zuwendung des Zuhörens benötigen, dann bestellen Sie diese in den Randzeiten der Sprechstunden noch einmal ein.

Wie unterbricht man geschickt den Vielredner? Fakt ist, niemand wird gerne unterbrochen und schon gar nicht, wenn man schon einige Zeit erzählt hat. Es ist daher wichtig, gleich am Beginn des Monologes einzuhaken. Der Anfang ist relativ einfach zu erkennen. Es beginnt meist mit: „Also, Frau Dr. was ich noch dazu zu sagen habe ...". Eine ähnliche Bedeutung wie „also", hat „Folgendes" oder „und zwar"! Wirklich gefährlich wird es, wenn Sie das hören: „Dazu muss ich nun etwas weiter ausholen ...". In allen Fällen senkt sich der „Tonarm" gnadenlos auf die Schallplatte, wenn Sie nicht gleich eingreifen!

Wie können Sie unterbrechen, ohne den Patienten zu verletzen? Sinnvoll ist es, etwas für ihn Positives zu sagen. Mein Vorschlag: Nennen Sie laut und deutlich seinen Namen. Der Name eines jeden Menschen ist integraler Bestandteil seines Lebens und seiner Persönlichkeit. Er ist immer positiv für ihn besetzt. Wie zuvor schon beschrieben, hört jeder Mensch seinen Namen gern!

Die Unterbrechung kann so funktionieren: „Herr XY, was Sie nun von Ihrer Frau erzählen, bringt Sie nicht weiter. Im Interesse Ihrer Erkrankung ist es sinnvoll..." Geht der Patient nicht sofort darauf ein und redet weiter, nennen Sie noch einmal seinen Namen, nur ein wenig lauter!

Nutzen Sie dieses Vorgehen – es ist in der Praxis erprobt und klappt bestimmt!

Besserwisser

Diese Patienten findet man vorzugsweise in bestimmten Berufsgruppen. Kennzeichnend für sie ist eine überdurchschnittliche Intelligenz, die sie jedoch nicht davor schützt, anderen auf die Nerven zu fallen. Sie haben in der Regel ein breites Allgemeinwissen und sind durch die Medien und das Internet über viele Dinge bestens informiert.

Geben Sie diesen Patienten, mit Worten und Gesten, Ihre persönliche Wertschätzung, denn genau das ist es, was sie brauchen, sie wollen anerkannt werden. Akzeptanz ihrer Person ist für sie ein noch größeres Bedürfnis als für andere Menschen! Loben Sie sie und bezeugen damit Ihre Anerkennung, dann kommen Sie diesem Grundbedürfnis entgegen.

Sollten Sie nicht einer Meinung mit ihnen sein, machen Sie klar, dass Ihre Einwände rein sachlicher Natur sind. Falls Sie Kritik an diesen Patienten haben, äußern Sie diese besser über Fragen und nicht über Aussagen. Gerade bei diesen Patienten ist es überaus sinnvoll, sie durch Fragen wichtig zu machen und in Entscheidungsprozesse mit einzubeziehen!

Beispiel: Eine Asthmapatientin ist der Meinung, einmal am Tag Kortison zu inhalieren reiche aus. Ihre Kortisonangst spielt dabei natürlich eine große Rolle, aber das gibt sie selbstverständlich nicht zu.

Möglichkeit 1: „Frau XY, haben Sie denn noch über den Tag verteilt Luftnot und benötigen dann noch ein Akutspray?"

Antwort: „Ja!" „Wäre es dann nicht sinnvoll, den Entzündungshemmer wie im Beipackzettel beschrieben, ein zweites Mal zu inhalieren?" (Nennen Sie das Präparat Entzündungshemmer und nicht Kortison, sonst weht Ihnen gleich der Wind ins Gesicht!)

Möglichkeit 2: „Frau XY, die Deutsche Atemwegsliga empfiehlt die Entzündungshemmer zweimal am Tag zu inhalieren. Wie sehen Sie das?" Fremde Autorität zu nutzen kann manchmal sinnvoll sein.

Nörgler und Negativdenker

Nörgler und deren gehobene Form, die Negativdenker, sind Patienten, die Ihnen sehr viel Kraft und Zeit nehmen. Diese Menschen wollen keine Lösungen, sie wollen nur nörgeln.

Sie kultivieren ihre Nörgelei an allem und beziehen letztlich ihre Energie aus dem negativen Denken, was für uns positiv denkende Menschen völlig unverständlich ist. Die Zukunft wird immer negativ eingeschätzt, und weil ein schlechtes Ergebnis auch manchmal eintreten kann, fühlen sie sich damit bestätigt und verunsichern dadurch auch noch ihre gesamte Umwelt.

Erkennen kann man diese Menschen leicht an Aussagen wie: „Ich habe niemals Glück im Leben", „Anderen gelingt immer alles, mir nicht", oder wie es Charlie Brown an Halloween gesagt hat, als die Kinder nach dem Tür-zu-Tür-Gehen und Süßigkeiten-Erbitten in ihre Beutel blickten: „Und ich hab schon wieder einen Stein."

Versuchen Sie niemals, diese Menschen umzuerziehen. Wenn Sie die Nörgelei wahrnehmen, hören Sie einfach weg und beschäftigen Sie sich nicht damit. Sie würden sonst nur in Diskussionen verwickelt, die für Sie immer ergebnislos enden, Ihre Kraft in Anspruch nehmen und mit absoluter Sicherheit fruchtlos sind. Die Nörgler und Negativdenker würden durch diese Gespräche erst recht Energie tanken können. Ändern werden Sie diese Menschen mit Sicherheit nicht. Sie werden Ihnen nur die Kraft nehmen, die Sie für andere Patienten dringender brauchen. Machen Sie Ihnen klar, dass auch andere Ärzte schöne Praxen haben und gute Medizin machen können und es wird Ihnen gleich besser gehen!

Das Dumme an der Sache ist jedoch, dass Sie es auch mit dieser Methode nicht schaffen, diese negativ gepolten Mitmenschen aus Ihrer Praxis zu vertreiben. Nach meiner Erfahrung ignorieren diese Ihre Aufforderung und sitzen spätestens im nächsten Quartal wieder in Ihrem Sprechzimmer!

Kommunikation in der Medizin

Mehr zum Thema Arzt-Patienten-Kommunikation erfahren Sie in meinem Buch: „Kommunikation in der Medizin", Ecomed Verlag 2003, ISBN 3-60916-132-9

Inhalt:

- Selbstmanagement: Mehr Freude am Beruf
- Optimierung der Patientencompliance
- Effektive Sprache
- Organisation der Konsultation
- Schwierige Patienten
- NLP-Techniken: Effizientere Gespräche
- Umsatzsteigerung im Non-GKV-Bereich
- Mitarbeiterführung

Dazu die Rezension aus der Redaktion von Amazon.de:

Man mag das Wort Kommunikation kaum mehr hören. Die Ratgeberflut ist unerschöpflich, so als hätten Menschen bisher miteinander alles falsch gemacht oder immer geschwiegen. Nun heißt es also **„Kommunikation in der Medizin"** und man möchte nicht glauben, dass es noch viel Neues zu erfahren gäbe – und wird überrascht. Der Autor, ein erfahrener Kommunikationstrainer, holt den ärztlichen Leser dort ab, wo er ist, nämlich in seiner Praxis. Patienten, die immer nörgeln, alles besser wissen oder schlicht den zeitlichen Rahmen der Konsultation sprengen, sind ihm nicht unbekannt; ebenso wenig wie schlechte Compliance, Zeitnot, Stress, Probleme mit Mitarbeitern und wirtschaftlicher Druck. Aus dieser Kenntnis heraus hält er eine Fülle von kleinen und großen Ratschlägen bereit. Zum Beispiel, wie man einen Patienten unterbricht, ohne befürchten zu müssen, ihn zu verletzen und zu verlieren.

Oder wie man Mitarbeiter motiviert. Auch wie man ein Gespräch zielgerichtet führt, warum man besser positiv fragt und geschlossene Frageformen verwendet, erfährt man. Denn auf die Begrüßung „wie geht's uns denn heute?" fällt einem Patienten in der Regel auch nicht mehr als eine Plattitüde ein: „Muss ja ..." Schließlich runden Entspannungstechniken und Übungen zum aktiven Zuhören und Führen des Gesprächs sowie Zitate bekannter Persönlichkeiten und Beispiele für eine bewusste und aufmerksam eingesetzte Kommunikation das Buch ab – zum Gewinn von Arzt und Patient.

Übrigens: Der Verfasser ist überzeugt von dem, was er klar und anschaulich schreibt, ohne in den manchmal etwas nassforschen Jargon vieler anderer Trainer zu verfallen.

Stefan Rusche

1 = **Das ist meine absolute Stärke**
2 = **Darin bin ich gut**
3 = **Naja, geht so**
4 = **Hier habe ich noch Möglichkeiten**
5 = **Hier besteht absoluter Handlungsbedarf**

	1	2	3	4	5
Meine durchschnittliche Konsultationsdauer ist soweit o. k.	☐	☐	☐	☐	☐
Jeder Raum, in dem Diagnostik betrieben wird, verfügt über eine Liege (nur für Hausärzte).	☐	☐	☐	☐	☐
Anamnese und körperliche Untersuchung führe ich, wenn möglich, parallel durch.	☐	☐	☐	☐	☐
Eine Störung der Konsultation gibt es bei mir nur in Ausnahmefällen.	☐	☐	☐	☐	☐
Patientengespräche beginne ich immer zielgerichtet.	☐	☐	☐	☐	☐
Größere Untersuchungen erkläre ich meinen Patienten mit den 5 **W**'s: **w**arum, **w**as, **w**omit, **w**ie, **w**er untersucht.	☐	☐	☐	☐	☐
Meine Gespräche werden mit positiven Formulierungen geführt (z. B. „Ihr Blutdruck ist gut“, anstatt „nicht schlecht“).	☐	☐	☐	☐	☐
Auch bei einer schlechten Prognose der Erkrankung gebe ich den Patienten Chancen und Möglichkeiten mit auf den Weg.	☐	☐	☐	☐	☐
Meine Therapiegespräche beinhalten immer das Therapieziel, die Erklärung des Therapiesystems und den Therapiezeitraum.	☐	☐	☐	☐	☐
Mein Gesprächsabschluss erfolgt immer mit der Botschaft, dem Zeitrahmen und der **aktiven** Verabschiedung.	☐	☐	☐	☐	☐
Ich nenne den Patienten häufig bei seinem Namen.	☐	☐	☐	☐	☐
Ich stelle während des Gespräches viele Fragen.	☐	☐	☐	☐	☐
Ich mache mir während des Gespräches Notizen zum Gesagten des Patienten.	☐	☐	☐	☐	☐
Wenn mich ein Patient etwas fragt, antworte ich nie „wie aus der Pistole geschossen“.	☐	☐	☐	☐	☐
„Vielredner“ unterbreche ich immer sofort mit ihrer Namensnennung.	☐	☐	☐	☐	☐
Worte wie: „Warum“, „aber“, „müssen“ und „versuchen“ werden von mir so gut wie nie verwandt.	☐	☐	☐	☐	☐
Aktives Zuhören wird von mir bei jedem Gespräch eingesetzt.	☐	☐	☐	☐	☐
„Besserwisser“ werden von mir wichtig gemacht.	☐	☐	☐	☐	☐
Auf „Nörgler“ und „Negativdenker“ gehe ich nicht so ein, wie sie es sich wünschen.	☐	☐	☐	☐	☐
Zuwendung ist ein wichtiger Bestandteil meiner Gesprächsführung, eher taktil als verbal.	☐	☐	☐	☐	☐
Mein Schreibtisch ist frei von kommunikationsstörenden Hindernissen.	☐	☐	☐	☐	☐
Der nächste Patient wartet auf mich immer im freien Sprechzimmer.	☐	☐	☐	☐	☐
Weichmacher und Konjunktive gibt es in meinen Gesprächen nicht.	☐	☐	☐	☐	☐
Bei mir sitzt der Patient neben dem Schreitisch, oder wir sitzen beide davor.	☐	☐	☐	☐	☐

Abb. **13** Checkliste „Arzt-Patienten-Kommunikation“.

Raumnutzung und Praxisablauf

Die geeignete Größe einer Arztpraxis ist von der Fach- bzw. Ausrichtung, der Anzahl der dort tätigen Ärzte und behandelten Patienten abhängig. Für eine Einzelpraxis sind in der Regel 130 bis 160 qm ausreichend. Jeder weitere Arzt benötigt dann noch einmal ca. 30 bis 40 qm, um einen sinnvollen und planbaren Praxisablauf zu ermöglichen. Bei dieser Größe können Reibungsverluste in der Praxisorganisation weitgehend vermieden werden und die Ärzte können sich auf ihre medizinischen Tätigkeiten konzentrieren. Das ist eine wichtige Voraussetzung, um wirtschaftlich erfolgreich zu sein, denn Ärzte erwirtschaften Gewinn zuerst einmal mit medizinischen Verrichtungen und nicht mit der Tätigkeit als Organisator oder Krisenmanager im Alltagsgeschäft. Bei ungünstigen räumlichen Voraussetzungen müssen diese nichtärztlichen Tätigkeiten jedoch häufig von Ärzten erledigt werden!

Vorteilhaft für die Planung der Praxis ist selbstverständlich, frühzeitig Einfluss auf den Grundriss zu nehmen.

Grundlegende Kriterien

Zwei Sprech- oder Untersuchungsräume für jeden Arzt

Besonders gesprächsintensive Fachgruppen wie z.B. Hausärzte sollten über **zwei Sprechzimmer für jeden Arzt** verfügen. Idealerweise liegen diese Räume nebeneinander und verfügen über eine Verbindungstür oder zumindest kurze Wege zueinander. Vier entscheidende Vorteile bietet dieses patientenfreundliche Raumkonzept, insbesondere dann, wenn der Arztbereich räumlich weitgehend vom Funktionsbereich getrennt ist:

- **Erhöhte Flexibilität**
  Häufig entstehen Verzögerungen im Gespräch, z.B. wenn sich ältere Patienten für eine Untersuchung frei machen bzw. nach dem Gespräch wieder ankleiden müssen. Hat man ein zweites, vollständiges Sprechzimmer (Liege, PC) zur Verfügung, in dem bereits der nächste Patient wartet, kann man **kurzfristig den Raum wechseln** und dabei den Patienten anbieten, sich in aller Ruhe zu entkleiden. Gerade ältere Patienten nehmen dieses Angebot sehr gerne an!
- **Vermeidung von Rüstzeiten**
  Verfügt man lediglich über ein Sprechzimmer oder müssen die Patienten erst aufgerufen werden, so entstehen jeweils Rüstzeiten von ca. einer Minute für jedes Gespräch. Auch die Zeit, die einige Patienten benötigen, um den Raum zu verlassen, kann bedeutend sein. Die angesprochene Minute ist ein unterer Wert. Häufig sind die Zeitverluste deutlich größer.
  Falls man für einen Praxistag ca. 40 Gespräche annimmt und diese Zahl mit dem möglichen Zeitgewinn multipliziert, erhält man einen **immensen Zeitgewinn**, in dem man evtl. lukrative Leistungen erbringen kann (Vorsorgemaßnahmen, Selbstzahlerleistungen etc.).
- **Vermeidung ungesteuerter Arzt-Patienten-Kontakte**
  Bei der Nutzung von zwei Sprechzimmern wechselt der Arzt zwischen den beiden Räumen, solange er durch die **EDV-Warteliste** keine gegenteiligen Informationen erhält! Auf den Gang zur Rezeption, bzw. den Informationsaustausch via Sprechanlage, kann somit grundsätzlich verzichtet werden. Ungesteuerte Arzt-Patienten-(Pharma-)Kontakte können so vermieden werden („ach Herr Dr., wo ich Sie gerade sehe…“).
- **Optimierte Arzt-Patienten-Kommunikation**
  Für neue Patienten ist es häufig schwierig,

Warteliste

10.55 Uhr

Nr.	Name	Zeit	Termin	Anlass	Raum
1	Effner, Elfriede	43		Warze	2
2	Becher, Maria	11	0	Urtikaria	1
3	Feisel, Corinna	30	0	Infusion	Kab. 1
4	Fleischer, Maria P.	21		Haarausfall	
5	Gerka, Lutz	30	10	Juckreiz	
6	Rupel, Dorothea	19	15	Heuschnupfen	
7	Meier, Angelika	11	5	Infusion	
8	Macek, Hans	7		Wundnachschau	
9	Elers, Hanna	2	0	Akupunktur	Kab. 3
10	Peters, Johannes	2	20	Reiseberatung	

Abb. **14** Beispiel für eine EDV-Warteliste. Frau Effner ist seit 43 Minuten in der Praxis und hatte keinen Termin. Sie kommt wegen ihrer Warze und befindet sich in Raum 2. Frau Becher ist seit 11 Minuten in der Praxis und ist nun termingerecht in Raum 1.

sich im Gespräch zurechtzufinden. Die Nutzung von zwei Sprechzimmern macht es diesen Patienten deutlich leichter (Kap. *Arzt-Patienten-Kommunikation*).

Die EDV-Warteliste

erschließt weitere Möglichkeiten der Gesprächsoptimierung. Daher sollten Sie diese jeweils vor dem Raumwechsel im PC aufrufen. Somit sind Sie darüber informiert, wer Sie nebenan erwartet, können sich auf den Patienten einstellen und das **Gespräch zielgerichtet eröffnen.**

Falls Sie noch mit Karteikarten arbeiten, legen Ihre Mitarbeiterinnen die Karte für den nächsten und übernächsten Patienten, jeweils im Nachbarsprechzimmer oder in einem Kartenhalter vor dem Raum, bereit. Diese Arbeitsweise vermeidet hohe Rüstzeiten und macht Sie deutlich flexibler.

Die EDV-Warteliste (siehe Beispiel Abb. **14**) ist jedoch auch das ideale Steuerungs- und Kontrollinstrument für jede Arztpraxis. Sie zeigt allen Teammitgliedern:

- die aktuelle Wartezeit des Patienten,
- die Zeitspanne, die der Terminpatient noch bis zu seinem Termin hat,
- den Anlass des Besuches,
- den Kassenstatus,
- eine Raumangabe, falls der Patient zum Gespräch oder Untersuchung vorbereitet ist.

Frau Effner ist seit 43 Minuten in der Praxis und hatte keinen Termin. Sie kommt wegen ihrer Warze und befindet sich in Raum 2. Frau Becher ist seit 11 Minuten in der Praxis und ist nun termingerecht in Raum 1.

Das Programm aktualisiert permanent diese Daten. Nach jedem Kontakt können Sie sich in der Warteliste informieren. Sie erkennen sofort den Anlass des jeweiligen Praxisbesuches. Die Raumangabe ermöglicht es Ihnen zu erkennen, wo die Patienten auf Sie warten. Somit können Sie sich effektiv auf die betreffende Person und die Erkrankung einstellen.

Ist keine Raumangabe eingetragen, so sind diese Patienten noch nicht zum Gespräch für Sie vorgesehen.

Wenn Sie die Leistungsziffern eingegeben haben, wird der Patient automatisch aus der Liste gelöscht. Damit erhalten Sie die Gewähr, dass alle Leistungen auch tatsächlich abgerechnet werden.

Wird ein Sprechzimmer frei, kann es aufgrund der Daten der Warteliste von einer Mitarbeiterin vorbereitet und neu besetzt werden.

Die Warteliste ist zwingend notwendig, wenn Sie mit der elektronischen Karteikarte arbeiten, da keine Karteikarten zum Organisieren des Praxisablaufs zur Verfügung stehen. Einige Praxen, die mit Karten arbeiten, nutzen die Liste dennoch, wegen der enormen **Transparenz für das gesamte Team!**

Entscheidend für einen reibungslosen Praxisablauf ist, die beschriebenen Arbeitskonzepte konsequent zu nutzen. Falls Organisationsprinzipien durchbrochen werden, birgt das für alle Beteiligten ein großes Maß an Fehlermöglichkeiten. Das sind dann jeweils die Situationen, in denen in den Praxisteams vorprogrammierter Stress ausbricht.

Wird dagegen das Pendeln zwischen den Räumen und die Nutzung der Warteliste konsequent durchgeführt, ist ein systematischer und gleichmäßiger Praxisablauf weitgehend gewährleistet!

Die Anmeldung zentral einrichten

Der Anmeldebereich sollte einen bestmöglichen Überblick über die Räume haben. Das ist eine weitere Voraussetzung, um einen planbaren Ablauf zu gewährleisten.

Leider verfügen die meisten Praxen über Anmeldebereiche ohne Übersicht. Die Arbeitsweise, die zwangsläufig daraus resultiert, ist überaus personal- und damit kostenintensiv, und bietet im Tagesgeschäft zu viele Reibungspunkte für das gesamte Team! Genauso ist übrigens der Praxisbetrieb auf zwei oder mehreren Etagen zu sehen.

Der Anmeldebereich benötigt eine ausreichend große Theke, um einen zweiten Arbeitsplatz einzurichten. Sinnvoll ist dabei eine komplette Einrichtung inklusive zweitem EDV-Arbeitsplatz. Der Verwaltungs- bzw. Bürobereich ist im hinteren Teil der Anmeldung unterzubringen, um ein ungestörtes Arbeiten zu ermöglichen.

Wenn Sie, wie beschrieben, während der Sprechzeiten nur noch medizinisch tätig sind und die Praxisorganisation ihren Assistentinnen überlassen, ist es wichtig, effiziente Kommunikationswege zur Anmeldung zur Verfügung zu haben.

Nach jedem Gespräch verbal mitzuteilen, dass der Patient noch einen weiteren Termin benötigt oder eine weitere Leistung am gleichen Tag erbracht werden soll, ist nicht sinnvoll. Jede **verbale Kontaktaufnahme**, direkt oder über die Sprechanlage/Telefon, unterbricht die Arbeit Ihrer Mitarbeiterinnen. Die Arbeitsqualität leidet darunter zwangsläufig. Es können sich Fehler einschleichen, oder Gespräche zwischen Mitarbeiterin und Patienten werden unterbrochen.

Außerdem wird die **Intimität der Patienten** verletzt, wie im folgenden selbst erlebten Beispiel. Rufanlage: „Die Patientin aus Raum 3 bekommt noch einen HIV-Test." Alle anwesenden Patienten an der Anmeldung warteten gespannt, wer wohl nun aus Raum 3 heraustreten würde!

Mitteilungen persönlich an die Rezeption weiterzugeben, ist vollkommen überflüssig. Der Weg zur Anmeldung und zurück ist nicht nur ein enormer Zeitfresser, er bringt folgende Nachteile mit sich:

- Häufig werden Sie von Patienten oder Mitarbeitern der Pharmaindustrie angesprochen: „Herr Dr. wo ich Sie gerade sehe", oder „Frau Doktor, nur eine Minute." Manchmal sieht man sich auch genötigt, selbst ein paar Worte an die Wartenden zu richten: „Na, geht's der Familie gut?"
- Es kommt auch vor, dass die Patienten bei diesen Rezeptionskontakten ihr Leiden schildern und Frau oder Herr Dr. für die Praxisorganisation völlig chaotisch reagiert: „Der Raum XY ist gerade frei. Gehen Sie schon einmal hinein, ich komme gleich." Damit umgehen einige Patienten die vorgegebene Reihenfolge und jede Terminplanung wird somit unkalkulierbar!
- Ein Qualitätskriterium, die Diskretion, wird verletzt, wenn verbal Anweisungen an die Mitarbeiterinnen gegeben werden.
- Hektik und Stress an der Anmeldung sind vorprogrammiert.
- Häufig wird in Arbeitsabläufe der Mitarbeiterinnen eingegriffen oder die Reihenfolge der nächsten Patienten geändert. Frust und Demotivation entstehen.

Effizienter ist die Nachrichtenübermittlung mit einem Laufzettel. Sie übergeben dem Patienten diese Information, und er übergibt ihn

interner Laufzettel

	Termin
Akupunktur	....
Sauerstoff-Therapie	....
Aufbaukur	....
Check-up	....
Impfen (T, D, P, Grippe)	....
Gesprächstermin	....
EKG	....
Ergometrie	....
Sonographie	....
Gefäßdoppler	....
Injektion	....
Infusion	....
Bestrahlung	....
Labor	....
sonstiges	....
Überweisung Facharzt für:	

Abb. **15** Interner Laufzettel.

der Tagesmanagerin. Diese kann dann ihren Job gezielt unterbrechen und danach alles Weitere für den Patienten planen. Der Laufzettel ist auch ein ideales Marketinginstrument, denn alle Leistungen, die in der Praxis angeboten werden, sind auf ihm vermerkt (Abb. **15**).

Eine **weitere EDV-Warteliste** erhält der Funktionsbereich. Ist das ärztliche Gespräch mit dem Patienten beendet und wird unmittelbar danach eine Untersuchung im Funktionsbereich erforderlich, so setzen Sie den Patienten in die Warteliste des Funktionsbereiches und bitten ihn, im Wartezimmer oder einer Zwischenwartezone noch einmal Platz zu nehmen. Die Mitarbeiterinnen des Funktionsbereiches erkennen durch ihre Liste, bei welchen Patienten diagnostische oder therapeutische Maßnahmen erfolgen sollen.

Weitere Möglichkeiten zur Kommunikation innerhalb des Praxisteams bieten viele Softwareprogramme. Damit kann zu jedem Terminal eine Nachricht verschickt werden. Somit werden Informationen ins Sprechzimmer störungsfrei für die Arzt-Patienten-Kommunikation übertragen!

Arzt- und Mitarbeiterinnenbereiche mit räumlicher Trennung, um kurze Wege zu ermöglichen und ungesteuerte Arzt-Patienten-Kontakte zu vermeiden.

Gemeinsam genutzte Räume von Mitarbeiterinnen und Arzt *zwischen* den Arbeitsbereichen. Auch das vermeidet lange Wege für das gesamte Praxisteam.

Kabinenkonzepte

Für einige Fachgruppen ist die Nutzung von mehreren Kabinen sehr sinnvoll. In den Kabinen können z.B. Akutsprechstunde, Wundnachschauen, Akupunkturen und sämtliche Kontakte stattfinden, die keiner Intimität bedürfen!

Es lohnt nicht, diese Kabinen für einen einzelnen Patienten aufzusuchen, dafür sind in der Regel die Wege zu weit. Die Tagesmanagerin sollte mindestens zwei oder besser drei Kontakte dort vorbereiten.

Der Sozialraum

Ein Sozialraum ist immer einzuplanen. Dieser Raum ist notwendig, um Ihren Mitarbeiterinnen die Möglichkeit zu geben, sich zurückzuziehen. Es sollte immer Zeit vorhanden sein, um z.B. am Vormittag eine kurze Pause einzulegen. Der Raum sollte zum Entspannen einladen und über geeignetes Mobiliar verfügen. Wäscheberge und Zeitungsstapel dagegen lassen allenfalls die Gemütlichkeit einer Abstellkammer entstehen.

Fehlt ein Sozialraum, macht es beispielsweise keinen guten Eindruck, wenn die Mitarbeiterinnen ihr Frühstück an der Anmeldung oder im Labor einnehmen.

Schulungsräume

Diese sind für sehr viele Fachgruppen interessant. Mehr darüber im Kap. *Schulungen.*

Der Ablauf in Facharztpraxen

kann vom bisher beschriebenen deutlich abweichen. Die umfangreiche Diagnostik, bevor ein Therapiegespräch stattfinden kann, ist eine häufige Ursache dafür.

Anamnesebogen Praxis Dr. Kortmann und Dr. Rommelmann, Friedrichstr. 33, Düsseldorf

Patientenwunsch	A	Allergietest
Überweisung	A li	Ergotermin
Kontrolle	A re	Metacholintest
Husten	NNH	EKG
Auswurf	SO_2	Polygraphie
Hämoptysen	Body-Spiro	Abhören
Luftnot	Body mit Lyse	Inhalation feucht-warm
Schnupfen	Videobronchoskopie	Inhalation mit Bird
Allergie	CO	Inhalation O_2
Schnarchen	Spiro	Einweisung Pariboy
Theo	BGA	Sputum spez. Keime
Letzte Pulmoröntgen	BGA mit Belastung	Sputum unsp. Keime
NNH Röntgen	BGA mit O_2-Inh.	Theophyllinsp. oben
Beschwerden seit		Theophyllinsp. unten
Befinden OK		
Temperatur		
Schmerzen		

Abb. **16** Beispiel für Anamnesebogen in einer pneumologischen Praxis.

Besonders für fachärztliche Praxen ist es sinnvoll, nur ein Gespräch pro Praxiskontakt zu führen, denn:

- Die Patienten erwarten von einem Facharzt eine fundierte Diagnostik und *ein* Gespräch.
- Die Patienten sind bis zu ihrem Gesprächskontakt erst einmal mit der Diagnostik beschäftigt.
- Es demonstriert die Professionalität des Teams, die Diagnostik eigenständig durchzuführen.

Um zu vermeiden, dass zwei Gespräche erforderlich werden, hat es sich in vielen Fällen bewährt, einen Anamnesebogen einzusetzen, der durch die Praxisassistentin und dem Patienten ausgefüllt wird. Dieser Bogen wird dann einem Arzt vorgelegt, der die entsprechende Diagnostik anordnet. Damit wird i.d.R. nur ein Gespräch pro Praxiskontakt erforderlich.

Ein Beispiel aus einer pneumologischen Praxis (Abb. **16**).

Wird ein Wiederholkontakt erforderlich, so kann man im PC den erforderlichen Diagnostikplan mittels Textbaustein festlegen. Damit hat das Team die Chance, gleich nach Eintreffen des Patienten die Diagnostik durchzuführen.

Der Ablauf in Mehrarztpraxen

ist naturgemäß deutlich aufwendiger, bietet jedoch interessante Konzeptionsmöglichkeiten. Die Grundprinzipien der Praxissteuerung sind selbstverständlich die gleichen, wie in der Einzelpraxis oder Gemeinschaftspraxis mit zwei Ärztinnen oder Ärzten (z.B. zwei Sprechzimmer nutzen). Werden die Einheiten jedoch größer, sollte man darauf achten, dass die Praxissteuerung zwei Ärzte gleichzeitig sehr gut managen kann. Die Steuerung von drei Ärzten gleichzeitig ist jedoch überproportional schwieriger. Daher sollte, wenn es möglich ist, mit max. zwei Ärzten gleichzeitig und dafür im Schichtbetrieb gearbeitet werden. Außerdem würde beim Parallelbetrieb von drei Ärzten insgesamt sechs Sprechzimmer benötigt, um den Ablauf flüssig zu halten. Auch die Patientenströme wären um ca. 30% größer, die gleichzeitig gesteuert werden müssten. Der Schichtbetrieb entzerrt also die gesamte Praxisorganisation!

Schichtbetrieb

in Praxen mit mehreren Ärzten umzusetzen bringt weitere Vorteile. Auf der einen Seite

Tabelle **5**

	MO	DI	MI	DO	FR
8 – 13 Uhr	Arzt A	Arzt C	Arzt B	Arzt A	Arzt C
	Arzt B	Arzt A	Arzt C	Arzt B	Arzt B
13 – 18 Uhr	Arzt C	Arzt B	Arzt A	Arzt C	Arzt A

Tabelle **6**

	MO	DI	MI	DO	FR
8 – 13 Uhr	Arzt A	Arzt D	Arzt C	Arzt B	Arzt A
	Arzt B	Arzt A	Arzt D	Arzt C	Arzt B
13 – 18 Uhr	Arzt C	Arzt B	Arzt A	Arzt D	Arzt C
	Arzt D	Arzt C	Arzt B	Arzt A	Arzt D

sind das selbstverständlich betriebswirtschaftliche Aspekte. Ungenutzte Räume oder Geräte kosten Geld und bringen nichts ein. Räume und Geräte sollten daher besser ausgelastet werden!

Es gibt jedoch auch einen weiteren und entscheidenden Aspekt unternehmerischer, marktwirtschaftlicher Praxisführung:

Es kann für ein modernes Dienstleistungsunternehmen nicht mehr sinnvoll sein, „verschachtelte" Sprechzeiten anzubieten. Der Patient ist letztlich auch ein Kunde. Ökonomisch gesehen ist, wie schon festgestellt wurde, jeder ein Kunde, der ein Bedürfnis hat. Und jede Praxis ist gezwungen ökonomisch zu handeln, also Gewinne zu machen. Kunden dürfen daher nicht gezwungen werden zu überlegen, wann ihr Dienstleistungsunternehmen Arztpraxis geöffnet hat und welcher Wochentag gerade ist. **Kunden sollte eine klare Struktur der Öffnungszeiten angeboten werden!**

Daher sollten größere Praxen und Zentren z. B. einen 8- bis 18-Uhr-Service bieten. In dieser Zeit ist von 8 – 13 Uhr die Praxis mit 2 Ärzten und von 13 – 18 Uhr mit einem Arzt besetzt (Tab. **5**).

Wächst das Unternehmen weiter, kann auch am Nachmittag der Schichtbetrieb aufgenommen werden (Tab. **6**).

Diese Konzepte bedeuten für jeden Arzt 25 Stunden Präsenzzeit in der Praxis! Heute arbeitet man i. d. R. ca. 30 bis 35 Stunden in der Praxis. Das sind meist nur die angegebenen Sprechzeiten, die jedoch meist regelmäßig um 30 Minuten bis zu einer Stunde am Mittag und am Abend überschritten werden. Tatsächlich kommen also noch einmal ca. 4 Stunden in der Woche hinzu!

Der Arzt, der aktuell nicht in der Praxis arbeitet, kann z. B. Hausbesuche machen, Büroarbeiten erledigen oder eine Privatsprechstunde durchführen.

Man muss sich selbstverständlich darüber im Klaren sein, dass die Terminplanung für diese Konzeption langfristig angelegt sein muss. Chronisch kranke Patienten wollen selbstverständlich zu „ihrem" Arzt. Also müssen die Dienstpläne schon Monate im Voraus festliegen. Mit einer konsequenten elektronischen Terminplanung (Kap. *Terminsystem/ Elektronisches Zeitmanagement*, S. 64) ist das sehr effektiv durchzuführen.

Dagegen ist es nach meinen Erfahrungen für akut kranke Patienten, mit eher banaleren Erkrankungen, i. d. R. nicht so bedeutend, wer sie aktuell behandelt.

Weg vom „Tante-Emma-Laden“

und hin zu einem modernen Dienstleistungsunternehmen! Diese Ausrichtung wird für die meisten Praxen wichtig werden, um im regionalen Gesundheitsmarkt weiter attraktiv zu bleiben. Die Akzeptanz des Unternehmens wird deutlich verbessert, denn es können neue Sprechzeiten am Mittag und eine erweiterte Hausbesuchstätigkeit angeboten werden. Gerade in der Auseinandersetzung mit großen MVZ oder Ärztezentren an Kliniken, wird das eine Voraussetzung sein, um weiterhin konkurrenzfähig zu bleiben! Außerdem würde sich die Arbeitszeit der Ärzte verkürzen, **zugunsten eines entzerrten und optimierten Praxisbetriebes.**

1 = **Das ist unsere absolute Stärke**
2 = **Darin sind wir gut**
3 = **Naja, geht so**
4 = **Hier haben wir noch Möglichkeiten**
5 = **Hier besteht absoluter Handlungsbedarf**

	1	2	3	4	5
Ich arbeite mit mindestens 2 Sprechzimmern/Untersuchungsräumen.	☐	☐	☐	☐	☐
Beide Räume liegen nebeneinander und verfügen über eine Verbindungstüre.	☐	☐	☐	☐	☐
Der nächste Patient wartet bereits im Nebenzimmer.	☐	☐	☐	☐	☐
Vor dem Raumwechsel informiere ich mich über den nächsten Patienten (Karte oder Warteliste).	☐	☐	☐	☐	☐
Unser Anmeldebereich hat große Übersicht über die gesamte Praxis.	☐	☐	☐	☐	☐
Die Arbeitsbereiche von Arzt und Mitarbeiterinnen sind in unserer Praxis räumlich getrennt.	☐	☐	☐	☐	☐
Unsere Praxis verfügt über ein Kabinenkonzept.	☐	☐	☐	☐	☐
Unsere Praxis hat einen ausreichend großen Sozialraum	☐	☐	☐	☐	☐
Unser Sozialraum wird nur als Pausen- und Besprechungsraum genutzt.	☐	☐	☐	☐	☐
Die Praxisorganisation ist ausschließlich Sache der Mitarbeiterinnen.	☐	☐	☐	☐	☐
Was mit dem Patienten nach dem Gespräch durchgeführt werden soll, wird bei uns nonverbal kommuniziert.	☐	☐	☐	☐	☐
Ich meide konsequent den Anmeldebereich.	☐	☐	☐	☐	☐

Abb. **17** Checkliste „Raumnutzung und Praxisablauf“.

Terminsystem

(oder: Mit unzufriedenen Kunden
ist kein Geld zu verdienen!)

Fall 1: Stellen Sie sich vor, Sie suchen einen Steuerberater. Durch ein Telefonat erfahren Sie, dass eine Sprechstunde zwischen 14.00 und 18.00 Uhr stattfindet. Auf Ihre Nachfrage, ob mit Wartezeiten zu rechnen ist, erhalten Sie die Antwort: „Das können wir Ihnen noch nicht sagen, wir wissen noch nicht, wie viele Klienten kommen werden."

Wie reagieren Sie?

Fall 2: Der Termin bei Ihrem Steuerberater ist um 15.30 Uhr. Sie sind natürlich pünktlich und finden sich sogar 10 Minuten vor Ihrem Termin im Steuerberatungsbüro ein. Nach 70 Minuten Wartezeit werden Sie zum Steuerberater vorgelassen. Es ist nun schon das vierte Mal infolge, dass Sie sich so lange gedulden mussten!

Wie ist Ihre Reaktion in diesem Fall?

Leicht zu erraten, wie Sie reagieren, jedoch ergeht es 80% der Patienten in deutschen Arztpraxen jeden Tag genauso. Möglicherweise meinen Sie, dass viele Patienten gerne warten und die Praxis als Kommunikationsdrehscheibe oder sozialen Treffpunkt schätzen. Oder Sie vertreten die Ansicht, dass ein leeres Wartezimmer gegen die Qualität des Mediziners und seines Teams sprechen. Aus vielen Patienteninterviews kenne ich den entscheidenden Kritikpunkt der Patienten an ihrer Arztpraxis, und das sind die überlangen Wartezeiten. Fragen Sie Ihre eigenen Mitarbeiterinnen nach den häufigsten Patientenbeschwerden. Die Antwort wird eindeutig sein.

Ob ein leeres Wartezimmer ein schlechtes Marketing ist, darüber gibt es heute auch eine relativ klare Meinung der Patienten. Für die meisten Patienten steht ein professioneller Arbeitsstil des Praxisteams im Vordergrund!

Vielleicht meinen Sie aber auch, dass in Ihrer Praxis Termine nicht funktionieren können (warum auch immer) oder die Bevölkerung diese nicht wünscht. Auch unter Ihren Patienten gibt es viele, die eine genaue Termineinhaltung schätzen. Einige sind Freiberufler, leitende Angestellte oder selbstständige Handwerker. Diese Bevölkerungsgruppe kann sich, genau wie Sie, lange Wartezeiten nicht leisten. Wenn Sie nun feststellen, dass Sie wenig oder gar keine Patienten haben, auf die dieses Merkmal zutrifft, sollten Sie sich fragen, woran das liegt.

Vorteile von funktionierenden Zeitsystemen

1. Fakt ist, dass Praxen, die über ein gutes Zeitmanagement verfügen, einen **hohen Anteil an Privatpatienten** haben. Die zweite wichtige Patientengruppe, die ebenfalls bei einem schlecht funktionierenden Zeitmanagement wegbleibt, sind die Patienten, die den Medikamentenverbrauch statistisch senken können. Besonders diese Gruppe mit Bagatellerkrankungen, deckt sich auch aufgrund der hohen Wartezeiten mit Medikamenten aus dem Supermarkt oder der Apotheke ein und vermeidet den Arztbesuch. Diese Patienten stimmen „mit den Füßen" ab, wenn sie praxisorganisatorische Mängel nicht tolerieren.
2. Praxen mit einem funktionierenden Terminsystem haben **geringere Personalkosten**. Ohne Termine haben Sie keine Angaben, wie viele Patienten die Praxis aufsuchen werden. Das bedeutet, Ihr Praxisteam muss für alle Fälle gewappnet sein, und Sie müssen ausreichend Personal vorhalten. Kommen an einem Tag wenig Patienten, gibt es den unvermeidlichen Leerlauf.
3. **Umsatzsteigerung im Non-GKV-Bereich.** Innerhalb der GKV gibt es wenig Spielraum für **Umsatzsteigerungen**. Falls Sie eine Praxis mit hoher Fallzahl führen und sich Gedanken darüber machen, im Non-GKV-Be-

reich aktiver zu werden, müssen Sie die Praxisorganisation optimal strukturieren, um Zeitreserven zu gewinnen. Dazu benötigen Sie ein Terminsystem, das diesen Namen verdient. Insbesondere Patienten, die Non-GKV-Leistungen nachfragen, erwarten, dass ihre Behandlungszeiten eingehalten werden. Ist das nicht der Fall, werden sie kaum ein zweites Mal bereit sein, Leistungen nachzufragen, für die sie auch noch in die eigene Tasche greifen müssen!

4. **Umsatzsteigerung im GKV-Bereich.** Wie später im Kapitel *Chronisch kranke Patienten* noch zu sehen sein wird, ist eine **gleichmäßige Kontaktfrequenz** dieser Patienten wichtig. Sie sollten jedem dieser Patienten den nächsten Termin mitgeben, um sicher zu sein, ihn im nächsten Quartal zu sehen. Insbesondere bei der Ziffer 03 210 verlangt die Hausarztpraxis ein funktionierendes Zeitmanagement (Betreuung und Behandlung eines Patienten mit einer chronisch-internistischen Grunderkrankung).

Voraussetzungen

1. **Terminpatienten haben Priorität.** Falls dieser Grundsatz nicht beachtet wird, ist das gesamte System infrage gestellt. Kein Patient ohne Termin darf, wie es heute immer wieder geschieht, „dazwischengeschoben" werden. Das ist nur erlaubt, wenn dadurch die Terminpatienten nicht unnötig länger warten müssen. Patienten ohne Termin erkennen somit die Vorteile fester Termine.
2. **Die Terminvergabe darf nur durch berechtigte Mitarbeiter/innen** durchgeführt werden. Darf jeder im System Termine vergeben, wird weder auf die Kompetenz geachtet, noch Verantwortung für einen flüssigen, reibungslosen Patientenfluss zugeteilt! Es kommt jedoch auch vor, dass Ärzte Patienten zu Untersuchungen einbestellen, ohne das im Terminplan vermerken zu lassen. Terminkollisionen sind dann vorprogrammiert!
3. **Den voraussichtlichen Zeitbedarf planen** z.B. für neue Patienten, Vorsorgeuntersuchungen, verschiedene technische Untersuchungen oder die normale Konsultation. Eine Mitarbeiterin bekommt den Auftrag, eine Woche lang die Dauer zu messen, die die verschiedenen Kontakte benötigen. Damit hat die Tagesmanagerin eine wesentlich bessere Planungsgrundlage im Vergleich zu einem System, das nicht differenziert.
4. **Arbeitsblöcke bilden.** Nach Möglichkeit sollten Untersuchungen nicht aus der Sprechstunde angeordnet werden.
   Beispiel: Falls bei Frau Müller nach dem Gespräch noch ein Allergietest durchgeführt werden soll, muss ein neuer Termin vergeben werden. Dann ist auch eine Mitarbeiterin anwesend, um diese Untersuchung im Arbeitsblock zu erledigen.

Sie sollten generell überdenken, ob alle Untersuchungen täglich durchgeführt werden müssen, da diese Arbeitsmethode einen hohen Personalstand erfordert. Vorsorgeuntersuchungen oder EKG's können in Arbeitsblöcken an zwei Werktagen geplant werden. Ausgenommen ist dabei natürlich das EKG bei akuten Beschwerden der Patienten. Das ist jedoch eher die Ausnahme. Arbeitsblöcke bieten folgende Vorteile:

- Routinemäßiges Arbeiten steigert die Qualität jeder Leistung.
- Der Leistungserbringer muss sich nicht immer wieder neu „eindenken."
- Rüstzeiten entfallen oder werden reduziert.

Einen Arbeitsblock nutzt jede Praxis. Es sind die Laborleistungen. Niemand käme auf die Idee, diese während der gesamten Praxisöffnungszeit anzubieten.

5. Die Raumbelegungszeit ist die Planzeit und nicht die Zeit der primären Verrichtung. Bei technischen Untersuchungen oder kleinen Operationen ist es notwendig, die Raumbelegungszeit, inkl. Vorbereitung und Wiederherrichtung des Raumes und nicht die Dauer der Verrichtung zu verplanen.

Differenzierte Kontaktmodule

1. **Normalkontakte** finden in der Kernsprechstunde statt. Sie haben keinen erhöhten Zeitbedarf, also voraussichtlich nicht länger als zehn Minuten. Diese Kontakte benötigen Intimität und sollten daher im Sprechzimmer stattfinden. In vielen Praxen finden Normalkontakte in der Zeit von 9.00–12.00 Uhr statt.

2. **Langkontakte** sind alle Kontakte, die länger als 10 Minuten dauern. Es sind technische Untersuchungen, psychotherapeutische Gespräche oder Gesundheitsvorsorgeuntersuchungen. Sie sollten nicht während der Normalsprechstunde stattfinden. Sinnvoll ist es, für diese Kontaktart Arbeitsblöcke zu bilden.
3. **Kurzkontakte** sind eine weitere Möglichkeit, Ihre Arbeitszeit flüssig zu gestalten. Es sind Kontakte, die keiner Intimität bedürfen und schnell abzuhandeln sind. Kurze Fragen von Patienten kommen dafür infrage. Diese Kontakte sollten im Stehen, d. h. in einer gesonderten Zone, am besten in der Nähe Ihrer Sprechzimmer stattfinden, um lange Wege zu vermeiden. Sie benötigen dazu lediglich ein Stehpult und zwei oder drei Stühle, auf denen die Patienten warten können, die für diese Kontaktart infrage kommen.
   Einige Patienten werden versuchen, durch die Kurzkontaktzone schnell zu Ihnen zu gelangen und dabei noch weitergehende Dinge ansprechen. „Frau Dr., da ich schon einmal hier bin, können Sie evtl. noch...". Diese Situation erfordert von Ihnen ein konsequentes Vorgehen: „Lieber Herr Müller, diese Sache ist mir sehr wichtig. Ich möchte mir das genauer ansehen. Bitte lassen Sie sich einen Termin geben, oder melden Sie sich an der Anmeldung und warten Sie danach im Wartezimmer." Wenn Sie betonen, wie wichtig Ihnen diese Sache ist, zeigen Sie dem Patienten, dass Sie ihn ernst nehmen. Sagen Sie bitte nie: „Dafür möchte ich mir mehr Zeit nehmen". In diesem Fall wird der Patient genau mit dieser Erwartungshaltung zum nächsten Termin erscheinen.
   Viele Kurzkontakte können Sie so aus den Sprechzimmern fernhalten und das ist entscheidend für eine kurze Kontaktdauer. Denn selbst Bagatellangelegenheiten dauern im Sprechzimmer durch Begrüßungsrituale und bestehende Intimität deutlich länger. Ähnliches gilt für die Kontaktart, bei der jedoch diagnostiziert oder behandelt werden muss.
4. **Die Kabinen- oder Akutsprechstunde** ist ein Serviceangebot an die Patienten, das freiwillig genutzt werden kann. Es handelt sich bei den Erkrankungen, die hierfür infrage kommen, um „Bagatellerkrankungen" oder „kleinere Erkrankungen des Alltags". Diese haben einen geringen Zeitbedarf und benötigen keine Intimität. Infrage kommen dafür z.B. grippale Infekte, Heuschnupfen oder Wundnachschauen. Die Behandlung findet in Kabinen statt. Optimal sind zwei oder mehr Kabinen nebeneinander.
   In der Akutsprechstunde werden Sie von einer Praxisassistentin begleitet, die entweder vor oder in der Kabine die gesamte Dokumentation durchführt. Die Anwesenheit der Mitarbeiterin stört nicht, da es durch die Kabinenstruktur sowieso keine Intimität gibt!
   Der Arbeitsblock „Akutsprechstunde" ermöglicht es Ihnen, viele nicht planbare Kontakte aus der Kernsprechzeit fern zu halten. Es sind genau jene Kontakte, die in der Regel jedes Terminsystem überfordern, da diese Patienten „dazwischengeschoben" werden und Terminpatienten dadurch länger warten müssen.
   Der Vorteil für die Patienten liegt in einer kurzen Wartezeit.
   Die Akutsprechstunde findet im Anschluss an die Normalkontakte z.B. 12.00 – 13.00 Uhr statt. Saisonbedingt kann die Akutsprechstunde früher beginnen, daher sollte die Tagesmanagerin in den entsprechenden Monaten keine langfristigen Termine zwischen 11.00 und 12.00 Uhr vergeben.

Ob diese Kontaktart von Ihren Patienten angenommen wird, hängt davon ab, wie Sie Ihren Patienten dieses Angebot vorstellen. Diese müssen wissen, was sie in der Akutsprechstunde erwartet und welchen Vorteil sie dadurch haben. Eine gute Möglichkeit bietet der Handzettel (Abb. **18**):

Diese Information für die Einführung der Akutsprechstunde wird **am Quartalsanfang** jedem Patienten übergeben, der die Chipkarte einlesen lässt. Damit haben Sie die Gewähr für eine breite Informationsabdeckung!

Die Patienten müssen das Angebot der Akutsprechstunde nicht annehmen. Sie können auch ins Sprechzimmer, haben damit jedoch eine längere Wartezeit.

Einige Ihrer Kollegen berichten, dass Sie täglich 10 – 15 Patienten ohne Qualitätsverlust,

Damit es für Sie schneller geht...

Wir möchten unsere Praxisorganisation **für Sie** ab sofort neu regeln:

Akutsprechstunde

Krankheiten lassen sich nicht planen. Deshalb haben wir für die „kleinen Erkrankungen des Alltags" in unserem Terminkalender ausreichend Zeit frei gehalten!

Rufen Sie uns am Morgen bis 8.00 Uhr an. Wir nennen Ihnen dann einen günstigen Zeitpunkt zwischen 11.00 und 13.00 Uhr. In dieser Zeit spricht Herr Dr. X mit Ihnen *in der Kabine* und wird Ihnen schnell helfen können!

Terminsprechstunde

Wir möchten uns mehr Zeit für Sie und Ihre individuelle Betreuung nehmen. Das klappt nur, wenn wir die Behandlungszeit planen können.

Daher bitten wir um eine vorherige telefonische (bis 8.00 Uhr am Morgen) oder persönliche Terminvereinbarung!

Übrigens:
Terminpatienten haben in unserer Praxis immer Vorrang.

Notfälle werden selbstverständlich **sofort** behandelt.

Abb. **18** Handzettel für Patienten zur Sprechstundenorganisation.

jedoch mit einem deutlichen Zeitgewinn, in der Akutsprechstunde behandeln können!

5. **Die Telefonsprechstunde** ist eine weitere Möglichkeit die Kernsprechzeit zu entlasten. Sie halten damit viele Störungen aus der Sprechstunde fern. Die Patienten sollten gebeten werden, z.B. ab 12.30 Uhr anzurufen. Dabei ist natürlich die Wahrscheinlichkeit, ein Besetztzeichen zu hören, sehr hoch! Besser ist es, selbst zurückzurufen. Der Rückruf erfolgt in einer freien Pufferzeit oder eben in der Telefonsprechstunde.

Umsetzung der differenzierten Termingestaltung

Terminmodule können nur dann genutzt werden, wenn die Patienten bei akuten Erkrankungen am frühen Morgen anrufen und den Anlass ihres Besuches mitteilen. Die Tagesmanagerin hat den Auftrag, jeden Patienten zu fragen, weshalb er in die Praxis kommen möchte. Am Telefon ist das in der Regel unproblematisch. Schwieriger ist das naturgemäß an der Anmeldung, besonders dann, wenn noch weitere Patienten anwesend sind. Nach meinen Erfahrungen geben die Patienten aber selbst dort bereitwillig Auskunft.

Je mehr Sie nach Kontaktarten differenzieren und je mehr Kontaktmodule Sie nutzen, um so besser wird Ihr Terminsystem funktionieren!

Ist die Tagesmanagerin über den **Anlass des Besuchs** informiert, kann sie die richtige Kontaktart in einem differenzierten Terminplan anbieten.

Alle **EDV-Systeme** bieten die Möglichkeit, Bemerkungen zum Termin zu hinterlegen. Diese Bemerkungen werden später, bei der Übernahme in die Warteliste, übernommen!

Eine **Kaffee- oder Teepause** sollten Sie einplanen, denn wer kann schon sechs oder sieben Stunden ohne Pause konzentriert arbeiten? In dieser Zeit stimmen Sie sich mit Ihrem Team ab und werden danach wieder fit für den Rest des Vormittags sein.

Pufferzeiten sind immer einzuplanen. Sie machen das Praxisteam flexibler auf bestimmte Anforderungen zu reagieren. Diese Puffer dürfen keinesfalls vorher belegt werden!

Pufferzeiten variabel einsetzen! Das bedeutet, dass zu bestimmten Zeiten weniger Termine vergeben werden, dagegen mehr Pufferzeiten vorgesehen werden. Ausweiten sollte man die Pufferzeiten:

- In einigen Praxen generell an Montagen.
- In Vertretungszeiten für andere Praxen.
- Nach verlängerten Wochenenden (Feiertage).
- In Grippezeiten.
- etc.

Elektronisches Zeitmanagement

Die manuelle Terminvergabe wird mehr und mehr durch elektronische Systeme abgelöst. Bisher herrschte häufig das Vorurteil, elektronische Systeme würden weniger Übersicht bieten. Das ist heute kaum noch der Fall. Ein gutes System bietet heute z. B. **Wochenübersichten für Behandler, Geräte oder Räume!**

Die Vorteile im Einzelnen:

- **Professioneller Arbeitsstil am Bildschirm.** Es sieht professioneller aus, wenn die Praxisassistentin mit einigen Mausklicks einen Termin anbieten kann. Früher wurde nach vielem Hin- und Herblättern ein Termin gefunden.
- **Kein zerfleddertes Papier.** Schauen Sie sich einmal in der 2. Jahreshälfte Ihren Plan an. In vielen Praxen ist der Kalender dann ein erschreckender Anblick.
- **Termine können durch Überschreiben verändert werden.** Es ist nicht mehr notwendig durchzustreichen oder auszuradieren.
- **Es können Berechtigungen vergeben werden** (Kompetenz und Verantwortung). Es ist nicht sinnvoll, allen Teammitgliedern Zugang zum Terminverwaltungssystem zu geben. Bei manueller Terminvergabe kann bei Falscheinträgen häufig kein Verursacher ausfindig gemacht werden.
- **Keine unübersichtlichen Riesenpläne** an der Anmeldung. Einige Anmeldungen haben wenig Arbeitsplatz zur Verfügung. Sperrige Pläne hindern dann nur noch mehr.
- **Jedes Teammitglied hat Einsicht in die Pläne.** Ein unschätzbarer Vorteil für die Mitarbeiterinnen im Funktionsbereich. Jedoch auch für den Arzt, denn auch für ihn kann es hilfreich sein, in die Pläne direkt Einblick zu nehmen.
- **Schnelle Übernahme der Daten in die Warteliste.** Über die Vorteile der Warteliste ist schon oft berichtet worden. Führen Sie Ihre Termine elektronisch, haben Sie die Daten mit einem Mausklick in die Warteliste übernommen.
- **Nicht sichtbar wird der Anlass des Besuches vermerkt.** Auch dieser wird in die Warteliste mit übernommen.
- **Es kann von mehreren Terminals aus Termine vergeben.** Das ist für ein Callcenter eine wichtige Voraussetzung. Jedoch ebenfalls wichtig, falls zwei Mitarbeiterinnen die Anmeldung steuern. Ein Plan auf Papier ist dann häufig hinderlich, weil er dauernd ausgetauscht werden muss.
- **Automatische Belegung der Ressourcen** (Räume + Geräte) bei der Terminvergabe, also individuell festgelegte Arbeitsabläufe (z. B. Diagnostikketten). Das System prüft jeweils, ob die benötigten Ressourcen zusammenhängend zur Verfügung gestellt werden können und plant dann aufgrund dieser Daten.
- **Keine Mehrfachbelegung der Räume.**
- **Vorgabe für Kombinations- und Folgetermine.** Bei bestimmten Untersuchungen eine echte Arbeitserleichterung.
- **Optische Erkennung des Kassenstatus.**
- **Statistische Auswertungen** zu Terminen und Behandlungszeiten, sind für das Qualitätsmanagement und die gesamte Terminplanung ein echter Fortschritt.

Falls Ihre Praxissoftware nicht alle angesprochenen Möglichkeiten bietet, was meist der Fall ist, gibt es sehr gute **Adressen für elektronische Terminplaner:**

- **TRQ** (Termin, Ressourcen, Qualität) von Dr. Heike Johannes www.joh-management.de.
- Eine weitere Möglichkeit ist der **MedOrganizer**, www.medorganizer.de.

Einführung von Terminsystemen

Falls Sie noch kein Terminsystem führen und dieser Abschnitt Sie überzeugt hat, Ihr Zeitmanagement zu optimieren, sollen Sie schrittweise vorgehen.

1. **Für die Kernsprechzeit und die Langkontakte Termine vergeben**
   Alle Langkontakte erhalten Termine. In der Kernsprechzeit zu Beginn in jeder Stunde sollten nur zwei Termine vergeben. Später können Sie mehr Termine vergeben wer-

den. Allein durch diese Umstellung erkennen Ihre Patienten die Vorteile dieses Systems und werden vermehrt Termine nachfragen. Unangemeldete Patienten muss die Tagesmanagerin informieren, dass mit Wartezeit zu rechnen ist. Für den nächsten Besuch kann dann ein Termin vereinbart werden, um Wartezeiten zu reduzieren!

2. **Anlass des Besuches erfragen**
   Das gilt für alle Kontakte. In seltenen Fällen geben die Patienten den Mitarbeiterinnen keine Auskunft. Immerhin hat das Team damit die Information, dass es voraussichtlich etwas länger dauern wird!
3. **Die Zeitdauer der verschiedenen Kontakte messen**
   Falls Durchschnittszeiten vorliegen, kann die Tagesmanagerin damit besser planen.
4. Telefonsprechstunde durchführen.
5. Kurzkontaktzone einrichten und aktiv anbieten.
6. **Über Akutsprechstunde informieren und durchführen**
   Die ersten drei Schritte können Sie in einem Zug durchführen, die weitere Umsetzung jedoch erst, wenn der vorangegangene Schritt gut funktioniert.
   Die Mitarbeiterinnen sollten die Patienten immer über die voraussichtliche Wartezeit informieren. Heute höre ich leider immer noch den Satz: „Bitte nehmen Sie noch einen Moment im Wartezimmer Platz.“ Und das, obwohl die Mitarbeiterinnen genau wissen, dass der Moment wahrscheinlich eine halbe Stunde sein wird.

1 = **Das ist unsere absolute Stärke**
2 = **Darin sind wir gut**
3 = **Naja, geht so**
4 = **Hier haben wir noch Möglichkeiten**
5 = **Hier besteht absoluter Handlungsbedarf**

	1	2	3	4	5
Terminpatienten warten bei uns nicht länger als 15 Minuten, von seltenen Ausnahmen abgesehen.	☐	☐	☐	☐	☐
Patienten ohne Termin warten nicht länger als eine halbe Stunde.	☐	☐	☐	☐	☐
Den Patienten wird die voraussichtliche Wartezeit mitgeteilt.	☐	☐	☐	☐	☐
Terminpatienten haben bei uns absolute Priorität, mit der Ausnahme von echten Notfällen.	☐	☐	☐	☐	☐
Termine werden nur von der Praxissteuerungskraft vergeben.	☐	☐	☐	☐	☐
Unser Terminsystem sieht ausreichende Pufferzeiten vor.	☐	☐	☐	☐	☐
Bei der Terminvergabe wird der Anlass des Besuches erfragt.	☐	☐	☐	☐	☐
Langkontakte werden weitgehend außerhalb der Kernsprechzeit geplant.	☐	☐	☐	☐	☐
Wir führen viele technische Leistungen in Arbeitsblöcken durch.	☐	☐	☐	☐	☐
Unsere Organisation sieht die Möglichkeit von Kurzkontakten vor.	☐	☐	☐	☐	☐
Wir führen eine Kabinen- oder Akutsprechstunde durch.	☐	☐	☐	☐	☐
Bei den meisten Terminen planen wir den voraussichtlichen Zeitbedarf ein.	☐	☐	☐	☐	☐
Für eine Kaffeepause ist bei uns immer Zeit vorgesehen.	☐	☐	☐	☐	☐
Wir führen ein elektronisches Terminsystem.	☐	☐	☐	☐	☐

Abb. **19** Checkliste „Terminsystem“.

EDV-Einsatz in der Arztpraxis

(oder: Wie EDV mehr bringt als sie kostet)

Nutzen der EDV

Die elektronische Karteikarte

ist durch eine **erleichterte Dokumentation** eine enorme Entlastung im Patientengespräch. Das Erfassen der erforderlichen Daten für die Dokumentation sowie der persönlichen Notizen ist deutlich schneller möglich als mit der herkömmlichen Karteikarte. Diese Aussage wird von fast allen konsequenten Nutzern der EDV mitgetragen. Selbst wenn Sie keine Zehnfingertechnik beherrschen, sind Sie deutlich schneller als mit der klassischen Dokumentation. Evtl. haben Sie somit mehr Zeit für den Patienten? Ein weiterer Vorteil ist die größere Transparenz.

Die entscheidende Voraussetzung für die Nutzung der elektronischen Karte ist etwas **Vorarbeit bei der Definierung der Befunde** (Textbausteine). Aus meiner Erfahrung ist mir bekannt, dass für Hausärzte z. B. ca. 40 Standardbefunde ausreichen. Fachärzte benötigen erheblich weniger! Diese Erstellung dieser Makros lohnt auf jeden Fall, denn:

**Zeit (Geld) gewinnen,
setzt Zeit (Geld) investieren voraus**

Eine weitere Voraussetzung für die Einführung der elektronischen Karteikarte ist, dass alle Konsultationsräume der Praxis mit einem **kompletten EDV-Arbeitsplatz inkl. Drucker** ausgestattet sind. Sinnvoll ist ein Tintenstrahldrucker, da dieser geräuscharm und schnell arbeitet. Rezepte, die aus dem Gespräch resultieren, werden direkt während des Gesprächs ausgedruckt und den Patienten übergeben. Arbeitsunfähigkeitsbescheinigungen und alle Formulare, die im Durchschreibverfahren angelegt sind, werden unterschrieben und zum Ausdruck an der Rezeption den Patienten mitgegeben.

Finden Konsultationen im Kabinenbereich statt und ist kein PC vorhanden, können Sie einen **Laufzettel** (Punkt 6 dieses Kapitels: Laufzettel für Hausbesuche, Abb. **20**) nutzen, um Daten des Patienten zur Verfügung zu haben oder die Daten an die Mitarbeiterinnen weiterzugeben. Dieser Laufzettel wird, wie der Name schon sagt, auch für die Hausbesuche genutzt. Bei einigen Systemen finden Sie ihn unter „Laufzettel für Hausbesuche" im Hauptmenü. Die Nutzung eines Laptops für die Hausbesuche empfiehlt sich aus Praktikabilitätsgründen nicht. Der Arztkoffer ist schwer genug und der Datenaustausch zwischen Laptop und Server nach dem Hausbesuch gestaltet sich häufig problematisch.

Ein oft genanntes Argument gegen den PC-Einsatz ist, dass Patienten die PC-Nutzung während des Gespräches sehr unpersönlich empfänden. Diese Argumente werden in der Regel von Ärzten genannt, die Computern selbst eher skeptisch gegenüberstehen. Sie generalisieren damit ihre eigenen Bedenken gegenüber elektronischer Datenverwaltung und rechtfertigen diese Bedenken damit! Im Übrigen muss jeder Arzt bei der Nutzung der Karteikarte ebenfalls den Blickkontakt verlassen, um die Dokumentation durchzuführen!

Die Patienten finden PCs heute in sämtlichen Lebensbereichen vor, ob bei der Krankenkasse, Bank oder Post. Selbst viele ältere Patienten halten die Praxis sogar für unmodern, wenn sie die EDV nur unzureichend nutzt.

Der Bildschirm sollte im 45°-Winkel zum Patienten aufgestellt werden. Damit ist der **„Rapport" zum Patienten** auch während der Eingaben gewährleistet. Größere Bildschirme können auch unter Glas in den Schreibtisch eingelassen werden. Besser ist selbstverständlich ein Flachbildschirm (Kap. *Arzt-Patienten-Kommunikation*).

Auf keinen Fall sollten Tastatur und Bildschirm hinter Ihnen stehen, so dass Sie sich für Eingaben vom Patienten abwenden müssen!

Der **ICD 10** ist mit einer guten Software deutlich einfacher zu handhaben!

Das gesamte Kartenmanagement ist häufig sehr umständlich und kompliziert:

- Die Karten werden oft nach verschiedenen Ablagemöglichkeiten archiviert:
  - GKV-Kassen (evtl. auch verschiedene)
  - private Kassen
  - Altarchiv (inaktive Patienten)
  - Altarchiv mit Zweit- und Drittkarten, falls sich zu viele Befunde angesammelt haben.

Werden Karten gesucht, gibt es immer verschiedene Möglichkeiten, wo sie abgelegt sein können: Aktuelles Quartal oder Altablage, Laborkarten, Hausbesuchskarten, im Arztzimmer oder im Büro, wenn die Karten für die Verwaltungsakte benötigt werden (Versicherungsanfrage o. Ä.).

- Der Platzbedarf der Karteischränke ist sehr groß. Dazu kommen noch die Altarchive, die häufig in Nebenräumen der Praxis zu finden sind.
- Karteikarten können verloren gehen oder gestohlen werden. Elektronische Datensätze bieten deutlich mehr Sicherheit. Im Folgenden wird noch aufgezeigt, wie groß diese bei modernen Systemen ist!

Falls Sie mit Papier dokumentieren, müssen die Praxisassistentinnen viele **Daten aus den Gesprächen in die EDV nachpflegen**. Das nimmt eine Mitarbeiterin ca. 2–3 Stunden am Tag in Anspruch. Dazu benötigt das komplette Kartenmanagement weitere 2–3 Stunden am Tag. Ich habe die durchschnittliche Zeit gemessen, die eine Mitarbeiterin benötigt, um eine einzige Karte zu suchen und diese später wieder einzusortieren. Pro Karte wurden durchschnittlich jeweils 40 Sekunden für das Suchen und noch einmal 20 Sekunden für das Einsortieren benötigt!

Das bedeutet für eine Praxis mit 1200 Patienten im Quartal folgenden Zeitbedarf für das Kartenmanagement (dazu unterstellte ich eine Kontaktfrequenz von drei Patientenkontakten im Quartal):

3600 × 1 Minute = 3600 Minuten

Dazu kommen noch einmal ca. 1500 Vorgänge der Praxisassistentinnen wie EKG, Spirometrie oder sonstige Diagnostik, Wiederholrezepte, Laborkontakte oder Nachfragen nach den Laborergebnissen. Das ergibt noch einmal 1500 Minuten. Insgesamt also 5100 Minuten oder 85 Stunden. Bei 60 Arbeitstagen im Quartal sind das fast 1,5 Stunden pro Tag. Wenn nun noch 2–3 Stunden für das Übertragen der Daten aus der Konsultation dazugerechnet werden, ist man sehr schnell bei einer Halbtagskraft, die nur für das Kartenmanagement benötigt wird. **Nutzen Sie diese Halbtagskraft intelligenter** z. B. für Patientenschulungen oder Qualitätsmanagementfunktionen (z. B. QMB). Dabei wird entweder Geld verdient oder die Struktur der Praxis verbessert. Beim Kartenmanagement dagegen sind Ihre Mitarbeiterinnen lediglich Kostenfaktoren!

Eine Halbtagskraft mit überflüssigen Arbeiten zu beschäftigen, bedeutet immerhin Kosten in Höhe von ca. 15 000 EUR p. a.!

Wer in der Konsultation die Arbeit mit dem Computer ablehnt, nimmt unnötig hohe Kosten in Kauf.

Auch aus Gründen des **Regressschutzes** sollten alle Daten elektronisch geführt werden (Kap. *Regresse*).

Bei der Nutzung der elektronischen Karteikarte treten die Vorteile der **Datenfernübertragung der Labordaten** voll zutage. Die Werte müssen nicht mehr aus diversen Laborblättern einzeln zusammengesucht werden. Man findet sie auf dem Bildschirm systematisch angeordnet wieder. Sie können ihren Patienten z. B. Labordaten grafisch im Zeitverlauf auf dem Bildschirm zeigen und sogar ausdrucken. Außerdem entfällt für die Mitarbeiterin das mühsame und zeitaufwendige Einlegen der Laborblätter in die Karteikarte.

Wollen Sie Daten aus einer vernetzten Praxis abrufen, müssen diese im System verfügbar sein. Eine doppelte Buchführung, Karte und PC, ist aus Kostengründen abzulehnen.

Die Nutzung der elektronischen Karteikarte ist auch im Hinblick auf vernetzte Strukturen anzustreben.

Sinnvolle Nutzung von **Disease-Management-Programmen** erfordert, alle Daten elektronisch zu führen.

Internetnutzung in der Praxis

Die Internetnutzung erleichtert die tägliche Arbeit in der Praxis. Die Datenbanken der Universitäten, KV'en oder der Pharmahersteller sind nützliche Informationsquellen! Dabei muss man entscheiden, ob der Internet-PC ins Praxisnetzwerk integriert werden soll. Es besteht immerhin die Möglichkeit, dass Viren per Datenleitung die Praxisprogramme infizieren können. Einen **Schutz vor Hackern** bietet das Intranet, z. B. Telemed oder DGN. Die Firewall des Intranet schützt Sie in diesem Fall vor ungebetenen Gästen in Ihrem PC. Eine eigene Firewall kann natürlich auch installiert werden!

Wer heute die Arbeit mit dem Computer verweigert, ist der Analphabet von morgen.

Das wird besonders bei der Nutzung des Internets deutlich. Einige Patienten, besonders Chroniker, sind über viele spezielle medizinische Belange heute besser informiert als ihre Ärzte.

Der Umgang mit Fremdbefunden

Fremdbefunde von anderen Ärzten oder Kliniken werden von Ihnen gesichtet und dann von einer Mitarbeiterin ins System eingescannt. Vorher vermerkt die Praxisassistentin oben rechts auf dem Befund das Eingangsdatum in der Praxis. Die Originalbefunde werden dann **nach dem Eingangsdatum sortiert und zentral archiviert.** Bitte die Dokumente nicht mehr in Karteikarten ablegen. Ansonsten führt man doch wieder ein aufwändiges Kartensystem. Werden die Befunde nach Datum abgelegt, können sie nach 10 Jahren Lagerzeit mit sehr wenig Aufwand vernichtet werden. Eine Ausnahme bilden Röntgenunterlagen, diese müssen 30 Jahre lang aufbewahrt werden. Die Rechtsprechung zur Archivierung gescannter Unterlagen ist immer noch nicht einheitlich. Daher empfiehlt es sich, die Originalbefunde 10 Jahre aufzubewahren!

Die Umstellung auf die elektronische Archivierung sollten Sie erst bei reibungslosem Funktionieren der elektronischen Karteikarte vornehmen!

Diagnostik und EDV

Beim Neukauf eines diagnostischen Gerätes wie z. B. für EKG, Lungenfunktionsprüfung usw. sollten Sie überdenken, ob es nicht sinnvoller ist, diese ins Netzwerk einzubinden. In der Regel sind die Kosten für **EDV-gestützte Diagnostikgeräte** genauso hoch, evtl. sogar geringer als bei konventionellen Geräten. Sie ersparen sich einen erhöhten Verwaltungsaufwand. Versicherungsanfragen können z. B. per Mausklick zusammengestellt werden!

Das gilt nicht für die Sonografie, denn **Sonografiebefunde** werden eigentlich nie mehr benötigt. Es empfiehlt sich, diese auf einem Videoband zu archivieren und keinen Speicherplatz im System zu belegen. Auch der Ausdruck auf einem Printer produziert letztlich wieder nur Papier!

EDV und Regresse

Bei Auseinandersetzungen mit der KV sind Ihre **eigenen Statistiken** nützliche Argumentationshilfen. Sie sind nicht mehr den häufig schlechten Daten der Kassen oder KV'en ausgeliefert. Regresse oder Honorarkürzungen abzuwehren ist daher mit eigenem Datenmaterial einfacher, falls die Software Medikamente und Diagnose verknüpfen kann (Kap. *Regresse*).

Datensicherheit

Die Festplatte

Diese ist, bis auf den Lüfter, das einzige mechanische Bauteil in einem Computer. Mechanische Bauteile haben eine höhere Fehlerquote als elektronische. Sie verschleißen schneller. Der Festplattencrash ist vielen PC-Nutzern nur zu bekannt. Sinnvoll ist es daher, den **Server** mit zwei sich permanent spiegelnden Festplatten auszustatten, um den Verlust einer Festplatte verschmerzen zu können. Aus Sicherheitsgründen sollten Festplatten im Server spätestens nach 5 Jahren ausgetauscht werden. Apropos Server, viele Ärzte sparen sich die Investition in einen echten Server und nutzen einen normalen PC. Dieses Vorgehen birgt einige Risiken, da ein vollwertiger Server deutlich sicherer arbeitet.

Falls Sie ein Laptop zusätzlich in der Anmeldung aufstellen, haben Sie nach jedem Herunterfahren des Servers alle Daten auch auf der Festplatte des Laptops.

Das hat den Vorteil, dass das Gerät mit nach Hause genommen werden kann und die Anmeldung über einen zweiten Arbeitsplatz verfügt.

Datensicherung

Die **tägliche Datensicherung** der aktuellen Daten wird in den meisten Praxen mittels Streamer (Bandlaufwerk) durchgeführt. Die größte Datensicherheit erzielt man dabei durch Nutzung eines Bandes für jeden Wochentag.

Deutlich einfacher und kostengünstiger ist die Sicherung mittels CD-ROM/DVD/Zip-Laufwerk. Die evtl. notwendige Wiederherstellung der Daten auf die Festplatte gestaltet sich deutlich einfacher und eine CD-R ist kostengünstiger. Sie kostet nur einige Cent. Für ein gutes Streamerband dagegen müssen Sie bis zu 50 EUR hinblättern. I.d.R garantieren die Hersteller dieser Bänder nur, dass sie bis zu 40-mal überschrieben werden dürfen, da danach die Qualität nachlässt!

Die **Komplettsicherung der Patientendaten** sollte zusätzlich jeden Monat auf CD-ROM oder DVD, mittels Brenner, erfolgen. Auf diese Weise haben Sie eine höhere juristische Sicherheit, besonders dann, wenn ausschließlich elektronisch dokumentiert wird. Es wird häufig empfohlen, diese Sicherungskopie bei einem Notar zu hinterlegen. Wahrscheinlich genügt es, sie in einem verschlossenen Umschlag aufzubewahren. Zur Sicherheit sollten Sie und eine oder besser zwei Mitarbeiterinnen auf dem Umschlag mit Datum unterschreiben. Damit können Sie bei einer evtl. juristischen Auseinandersetzung beweisen, dass es sich um Originaldaten handelt.

Stromausfall

Sicherheit bei Stromausfall erhalten Sie, wenn Sie einen Stromunterbrecherschutz, „USV = unterbrecherfreie Stromversorgung“, am Server installieren. Es gibt zwei Arten von Geräten, die diesen Schutz bieten. Ein preiswertes Gerät kostet ca. 300 EUR und sichert bei Stromausfall alle Daten vom Arbeitsspeicher auf die Festplatte. Danach schaltet es den Server ab, somit sind alle Daten gesichert. Etwa doppelt so teuer ist ein Gerät, das für ca. eine Stunde Energie liefert, um bei Stromausfall weiterarbeiten zu können.

Arbeitsverträge

Im Arbeitsvertrag der Mitarbeiterinnen muss unmissverständlich vermerkt werden, dass **keine Kopien der Patientendaten für private Zwecke** angefertigt werden dürfen. Darüber hinaus dürfen **keine privaten CD-ROM, DVD's oder Disketten** auf den Praxiscomputer aufgespielt werden (Virenschutz)! Ein Missachten dieser Bestimmung zieht automatisch die fristlose Kündigung nach sich.

Hardware

Wie schon beschrieben, sollte der **Server** über zwei parallel laufende Festplatten verfügen. Die Kapazität der Platten ist heute keine Preisfrage mehr. Werden Arbeitsplätze intensiv genutzt oder ist der Platz für den Bildschirm sehr eng bemessen z.B. an der Anmeldung, empfiehlt sich der Einsatz von **Flachbildschirmen**. Auch in den Konsultationsräumen sollten Flachbildschirme verwandt werden (Kap. *Arzt-Patienten-Kommunikation*). Die Vorteile dieser Geräte liegen in der Schonung der Augen, einem geringen Platzbedarf und einer energiesparenden Arbeitsweise. Auf der anderen Seite schlägt ein höherer Anschaffungspreis zu Buche.

Die Technik der **Arbeitsplatz-PC's** muss nicht dem hohen Standard des Servers entsprechen.

Seit dem 1.6.1998 gibt es für alle PC's die neue **Norm EN 60601-1**. Sie besagt, dass alle Rechner, die bis zu 1,5 Meter Entfernung zum Patienten aufgestellt sind, mit einem bestimmten Netzteil und Gehäuse ausgestattet sein müssen. Diese Computer dürfen nur max. 0,5 Milliampère Ableitstrom haben. Bei einem Unfall durch Stromschlag haftet sonst der Betreiber, und das sind Sie.

Sind diagnostische Geräte an den PC angeschlossen, so dürfen diese inkl. PC nicht mehr als 0,5 Milliampère aufweisen!

Wo kauft man die Hardwarekomponenten? Lohnen sich Billiganbieter oder Sonderangebote? Im ersten Moment sind diese Fragen mit einem klaren Ja zu beantworten. Die Einsparung gegenüber einem Komplettangebot des Softwarelieferanten kann ganz erheblich sein.

Der Nachteil, der sich regelmäßig daraus ergibt, wird erst bei Installationsproblemen deutlich, so z. B. bei der Einrichtung der Datenfernübertragung etc. In diesen Fällen lehnen die Softwarebetreuer jeder Verantwortung ab und schieben den schwarzen Peter auf die – nicht von ihnen gelieferte – Hardware!

Nach meiner Erfahrung lohnt die Einsparung beim Kauf der Geräte nicht, will man sich später viel Ärger ersparen.

Software

Folgende Bedingungen muss die Software erfüllen:

1. **Installationsbestand:** Mindestens 1000 Systeme, ansonsten läuft man Gefahr, auf ein aussterbendes System gesetzt zu haben. Bietet ein Softwarehaus mehrere Systeme an, ist es sinnvoll, das führende System zu installieren.
2. **Regionaler Service:** Diese Qualität sollten Sie sich von ortsansässigen Kollegen bestätigen lassen! Die Unterstützung der Softwarehäuser vor Ort ist regional unterschiedlich. Anbieter A kann im Ort X ein „gutes" Unternehmen beschäftigen und im Ort Y ein „schlechtes".
   Die Hotline muss kostenlos und gut erreichbar sein. Hört man meist ein Besetztzeichen oder findet sich in endlosen Warteschleifen mit schlecht animierter Musik wieder, spricht das gegen den Anbieter.
   Die technische Unterstützung sollte sich in der Nähe der Praxis befinden, sonst sind hohe Rechnungen durch die weite Anfahrt zu erwarten. Erfragen Sie bei Ihren Kollegen auch die Servicebereitschaft des Unternehmens.
3. **Softwarepflege:** Diese Kosten müssen in die Überlegungen mit einbezogen werden. Auch hier gibt es günstige und weniger günstige Anbieter!
4. **Das System sollte komplett sein bzw. die Kosten weiterer Module müssen bekannt sein**, so z. B. das Archivierungsprogramm.
5. **Terminsystem inkl. Warteliste.** Die Warteliste muss nach Behandler oder Praxisbereich trennen können. Idealerweise sollte die Terminverwaltung alle Möglichkeiten bieten, wie im Kap. *Terminsystem* (S. 64) beschrieben.
6. **Vernetzungsmöglichkeit** für die Diagnostik, GDT-Daten.
7. **Multimedia-Anwendungen und Online-Fähigkeit** (Soundkarte und Modem für entsprechende PC's berücksichtigen)
8. Das **Textverarbeitungsprogramm** muss Patientendaten bzw. den Praxisnamen automatisch einsetzen!
9. **Patientenrecall** inkl. Serienbriefmodul!
10. **Statistiken:** Patienten-Versicherungsstatus, -Alter, -Geschlecht, -Kontakte im Quartal. Medikamente + Heilmittel, die teuersten Patienten sowie die Richtgrößen. Ziffern, Labor, Budget, Fallzahl, Verknüpfung von Medikamenten und Diagnosen (Praxisbesonderheiten bzw. Regressschutz), Tagesstatistiken, AU's, Einweisungen und Überweisungen.
11. Die **Privatabrechnung** muss auch als Einzelrechnung oder für einen definierten Zeitraum möglich sein.
12. **PAD-Schnittstelle** (zur Übermittlung der Daten an eine Abrechnungsstelle).
13. Das **alte Programm** soll als Archiv im DOS-Fenster weiter aufgerufen werden können.
14. Diese Punkte sollten Sie sich unbedingt **schriftlich bestätigen lassen** und dabei evtl. Aufpreise beachten.

Wechsel des Softwarehauses

Ein Wechsel der Software ist genau zu überdenken. Selbst beim gleichen Softwarehaus ist der Aufbau neuer Programme völlig anders. Alle Teammitglieder müssen sich auf neue Bildschirmmasken und Abläufe einstellen. Außerdem werden Schulungen notwendig, und das

Team benötigt einige Wochen Einarbeitungszeit, bis die gewohnte Routine wiederkehrt.

Ein anderer Punkt ist der **Datentransfer**, der sich beim gleichen Systemhaus einfacher gestaltet, weil ihm die Organisation der Daten auf der Festplatte bekannt ist. Trotzdem gibt es auch in diesem Fall keine 100%ige Gewähr für die vollständige Übernahme der Daten.

Die BDT-Schnittstelle ist leider auch keine gute Alternative, da die meisten Systemhäuser sie nur halbherzig pflegen. Nach der Einführung der Schnittstelle 1992 wurde im Februar 1994 eine neue Fassung verabschiedet, die leider noch nicht von allen Softwarehäusern umgesetzt worden ist. Wer optimiert schon gerne die Software, die benötigt wird, um den Kunden zu verlieren?

Einige Anbieter haben die Schnittstelle nicht freigeschaltet oder sie gehört nicht zur Basissoftware. Beim Wechsel entstehen in diesem Fall noch einmal hohe Kosten.

Laufzettel zum Hausbesuch

(Nutzung für Hausbesuche oder Akutsprechstunde.)

Müller, Werner, 18.08.1959, AOK
54293 Trier, Hauptstraße 63, 06507/419916

CAVE:

Dauerdiagnosen:
Allergische Rhinokonjunktivitis, chron. Reflux, art. Hypertonie, chron. Asthma

Akutdiagnosen:
Bronchitis, akute Bronchitis, Schwindelattacken unklarer Genese

letzte Medikation:
PROVAS N2, Tabletten; ATMADISC Doppelpack N1; ZOLIM N1

Leistungen:
603-2 (;).

Diagnosen: ....

Rezept: ....

....

....

Befunde: ....

Leistungen: ....

Anweisungen: ....

nächster Hausbesuch: ....

Abb. **20** Laufzettel für den Hausbesuch.

1 = **Das ist unsere absolute Stärke**
2 = **Darin sind wir gut**
3 = **Naja, geht so**
4 = **Hier haben wir noch Möglichkeiten**
5 = **Hier besteht absoluter Handlungsbedarf**

	1	2	3	4	5
Wir übertragen die Labordaten per Datenfernübertragung.	☐	☐	☐	☐	☐
Externe Befunde werden ins System eingescannt.	☐	☐	☐	☐	☐
Alle Daten werden nur noch elektronisch geführt.	☐	☐	☐	☐	☐
Alle Konsultationsräume verfügen über einen kompletten EDV-Arbeitsplatz inkl. Drucker.	☐	☐	☐	☐	☐
Die Integration des PCs ins Patientengespräch gelingt mir sehr gut.	☐	☐	☐	☐	☐
Alle Bildschirme haben einen Winkel von max. 45° zum Patienten.	☐	☐	☐	☐	☐
In Konsultationsräumen befinden sich ausschließlich Flachbildschirme.	☐	☐	☐	☐	☐
Die Internetnutzung ist für mich selbstverständlich.	☐	☐	☐	☐	☐
Unsere Diagnostik ist ins System integriert.	☐	☐	☐	☐	☐
Unsere Datensicherung erfolgt täglich.	☐	☐	☐	☐	☐
Alle Daten werden quartalweise auf CD-ROM gebrannt und versiegelt aufbewahrt.	☐	☐	☐	☐	☐
Unser System hat eine USV (unterbrechungsfreie Stromversorgung).	☐	☐	☐	☐	☐
Bei Hausbesuchen nutze ich den Laufzettel (nur bei elektronischer Karteikarte).	☐	☐	☐	☐	☐
Die Arbeitsverträge meiner Mitarbeiterinnen haben eine Klausel zum Datenschutz.	☐	☐	☐	☐	☐
Unsere Anlage hat gute Antwortzeiten (Hardware ist ausreichend schnell).	☐	☐	☐	☐	☐
Die PCs entsprechen der EN 60601-1.	☐	☐	☐	☐	☐

Abb. **21** Checkliste „EDV in der Praxis".

Preisliste

Die Ärzteschaft klagt über sinkende Honorare und Einnahmen aus der kassenärztlichen Tätigkeit. Auf der anderen Seite nimmt man für Leistungen kein Geld, obwohl man dazu verpflichtet ist. So hat der 73. Deutsche Ärztetag beschlossen, dass alle Atteste honorarpflichtig sind. In der Praxis ist jedoch kaum ein Arzt dazu bereit, diesen Beschluss umzusetzen!

Darüber hinaus beklagt man sich über die Mentalität der Patienten, dass, sobald sie den Fuß über die Schwelle der Arztpraxis setzen, alles kostenlos sein muss. Diese Einstellung wird man kaum ändern können, wenn man nicht klar kommuniziert, dass gewisse Leistungen Geld kosten. Ein Aushang kann diese Einstellung ändern (s. Abb. **22**).

Leistung	GOÄ-Ziffer	€
Attest, einfach Schule, Sozialamt, Kindergarten, AU	70	5,–
Attest mit Krankheits- und Befundbericht, ärztliches Zeugnis Kur-, Rentenantrag, Anwalt, Altenheim, Arbeits-, Sozialamt, Versicherung, etc.	75 (keine gutachterlichen Leistungen)	17,–
Schriftliche gutachterliche Äußerung, ohne Untersuchung Versicherung, Anwalt etc.	80 oder 85 (Untersuchungen werden gesondert berechnet)	61,20 102,–
Kindergartenuntersuchung	1, 8, 70, 384	30,–
Sporttauglichkeitsuntersuchung, einfach	1, 8, 70	30,–
Sporttauglichkeitsuntersuchung, groß	1, 8, 70, 652, 605, 605a	70,–
Führerschein Klasse II	1, 8, 250, 3550, 3592, 3511, 80, 95, 96	60,–
Kontrolle nach Führerscheinentzug	1, 250, 3592, 359, 5, 3595, 3558, 3550, 7	
Impfberatung für Auslandsreise	1 oder 3	10,– 20,–
Reiseimpfung	z.B. 375, 377 mit 1 bzw. 5 oder 375, 1	10,– 20,–
Wunschleistungen		
Privatrezept	2	5,–
Ruhe-EKG	651	20,45
Belastungs-EKG	652	56,24
Lungenfunktionstest	605, 605a	30,68

Abb. **22** Aushang „Preisliste“.

An
Versicherungsgesellschaft Reibach AG
Policenweg 21

12345 Knete

Wermelskirchen, 8.4.2002

Betr.: Ihre Versicherungsnummer: 12345678
Versicherungsnehmer: Sabine Opfer
Ihre Anfrage vom: 1.4.2002

Sehr geehrte Damen und Herren,

vielen Dank für Ihre Anfrage. Gerne bin ich bereit, das Gutachten zu erstellen. Bitte bestätigen Sie mir die Kostenübernahme:

☐ schriftl. gutachterliche Äußerung nach Aktenstudium GOÄ 80,	× 3,5	€	**61,20**
☐ schriftl. gutachterliche Äußerung mit Mehraufwand je Arbeitsstunde GOÄ 85,	× 3,5	€	**102,00**
☐ Schreibgebühr je Seite GOÄ 95		€	**3,50**
☐ Schreibgebühr je Kopie GOÄ 96		€	**0,17**
☐ Porto und Auslagen § 10 GOÄ		€	....

Gewünschte Untersuchungen werden nach GOÄ gesondert berechnet!

Gerne erwarte ich Ihre Antwort
Ihr

Abb. **23** Musterbrief an Lebensversicherung wegen Gesundheitsgutachten.

An
Versicherungsgesellschaft Reibach AG
Policenweg 21

12345 Knete

28. April 2002

Betr.: Ihre Versicherungsnummer: 12345678
Versicherungsnehmer: Sabine Opfer
Ihre Antwort vom: 15.4.2002

Sehr geehrte Damen und Herren,

vielen Dank für Ihre Antwort auf meine Anfrage. Leider sind Sie nicht bereit meine berechtigten Forderungen zu akzeptieren, zumal ich auch für meine gutachterlichen Äußerungen langfristig geradestehen muss.

Mir und meinem Team sind Kosten in Höhe von 29,45 € entstanden. Die Differenz in Höhe von 55 Cent lege ich in Form von Briefmarken bei.

Ihr

Abb. **24** Schreiben an Lebensversicherung.

Diese Liste ist von Ärzten gemeinsam erarbeitet worden. Sie wollten sich nicht mehr gegenseitig unterbieten und ein gerechtfertigtes Honorar für diese Leistungen verlangen. Ich kann Ihnen daher nur empfehlen, sich mit Ihren Kollegen zusammenzusetzen und etwas Ähnliches zu erarbeiten.

Führerscheinuntersuchung

I. d. R. wird diese Untersuchung benötigt, um nachzuweisen, dass man den zukünftigen Beruf ausüben kann und darf. Durch eine gewissenhafte Untersuchung des Gesundheitszustandes erhält der Kunde die Bestätigung dafür. Er verdient also später einmal sein Geld durch diese Untersuchung, daher ist dieser Preis absolut angemessen. Außerdem können die Kosten steuermindernd angesetzt werden!

Sportuntersuchung

Einige Patienten benötigen diese Untersuchung für das Fitnesscenter oder den Sportverein. Dort zahlen sie bis zu 700 EUR im Jahr an Beitrag. Trotz ihrer Budgetprobleme gehen einige Hausärzte hin und rechnen bei diesen Patienten die Untersuchung über die GKV ab. Das ist nicht nur Betrug, sondern fördert die Mentalität der Bevölkerung, bei Ärzten alles ohne Bezahlung zu bekommen.

Reiseimpfung

Viele Patienten zahlen locker 4000 EUR für exotische Reisen. Steht jedoch die Reiseimpfung an, soll der Hausarzt die Impfung kostenlos als Service anbieten.

Gutachten für die Lebensversicherung

Vor dem Abschluss einer Lebensversicherung bedarf es eines Gutachtens über den Gesundheitszustand des Versicherungsnehmers. Beim Abschluss eines Vertrages erhält der Versicherungsvertreter einige 1000 EUR an Provision. Sie sollen das Gutachten jedoch für 20 oder 30 EUR erstellen, obwohl Sie dafür haften! Häufig legen die Versicherungen einen Verrechnungsscheck über diese Summe bei, in der Hoffnung, der Arzt werde ihn akzeptieren.

Ich empfehle Ihnen eine andere Vorgehensweise: Sie faxen oder mailen der Versicherung (das ist billiger als ein Brief und geht schneller), dass Sie bereit sind, das Gutachten zu erstellen (s. Abb. **23**):

Parallel dazu zahlen Sie den Verrechnungsscheck auf Ihr Konto ein. Nach meinen Erfahrungen akzeptieren die meisten Versicherungen Ihre Forderung. Nur einige Billigversicherer lehnen ab. Kommt die Ablehnung mit der Aufforderung den Scheck zurückzusenden, teilen Sie mit, dass das leider nicht möglich sei, da Ihnen Kosten in Höhe von 28 EUR entstanden sind. Schließlich haben Ihre Mitarbeiterin und Sie Zeit investiert!

Dann fragen Sie höflich an, wohin Sie die restlichen 2 EUR überweisen sollen. Zugegeben, das Vorgehen eignet sich nicht dazu, über Nacht Reichtümer anzusammeln. Es zeigt jedoch den Sachbearbeitern der Versicherungen, dass man mit Ärzten nicht alles machen kann.

Eine andere interessante Variante habe ich bei einem Ihrer Kollegen kennen gelernt. Ich möchte Ihnen auch diese zeigen (Abb. **24**):

Einige Versicherungen werden Ihre Patienten darüber informieren, dass Sie nicht bereit sind, zu diesem Preis zu arbeiten. Sie sollten Ihre Patienten dezent darauf hinweisen, die Wahl des Versicherers noch einmal zu überdenken. Denn wenn sich die Versicherung bei diesen niedrigen Summen schon kleinlich verhält, wie sieht das erst im Schadensfall aus?

1 = **Das ist unsere absolute Stärke**
2 = **Darin sind wir gut**
3 = **Naja, geht so**
4 = **Hier haben wir noch Möglichkeiten**
5 = **Hier besteht absoluter Handlungsbedarf**

	1	2	3	4	5
In unserer Praxis hängt eine Preisliste aus.	☐	☐	☐	☐	☐
Wir haben uns mit mehreren Kolleginnen/Kollegen auf eine gemeinsame Liste geeinigt.	☐	☐	☐	☐	☐
Für Klasse-II-Führerscheinuntersuchungen nehmen wir ein angemessenes Honorar.	☐	☐	☐	☐	☐
Alle Sportuntersuchungen werden bei uns privat liquidiert.	☐	☐	☐	☐	☐
Die reisemedizinische Beratung und Impfung wird bei uns komplett privat abgerechnet.	☐	☐	☐	☐	☐
Bei den Gutachten für eine Lebensversicherung akzeptieren wir den mitgesandten Scheck nicht.	☐	☐	☐	☐	☐
Das Honorar dafür liegt zwischen 61,20 € und 102,– €.	☐	☐	☐	☐	☐

Abb. **25** Checkliste „Preisliste“.

Telekommunikation

Das Telefon

Die Praxisassistentinnen sollten das **Telefon maximal zweimal klingeln lassen**. Warten Patienten endlos lange, bis die Praxis sich meldet, hinterlässt das keinen guten Eindruck. Ein neuer Patient, der zweimal vergeblich versucht hat, einen Termin zu bekommen, wird sich vermutlich gleich an eine andere Praxis wenden.

Ein Problem stellen dabei die einfachen ISDN-Anlagen dar. Wenn drei Leitungen vorhanden sind und nur ein Telefonapparat angeschlossen und besetzt ist, hört der Anrufende ein Freizeichen, obwohl telefoniert wird. Abhilfe schafft eine gute Telefonanlage.

Hintergrundgeräusche z. B. durch laute Drucker oder Gespräche, machen keinen guten Eindruck und deuten auf Hektik und schlechte Organisation hin.

Ruft ein neuer Patient an, entscheidet er sich in den ersten Sekunden, welchen Eindruck die Praxis auf ihn macht. Wird er professionell, kompetent und freundlich begrüßt, wird er sich gut aufgehoben fühlen. Die Begrüßungsformel ist entscheidend:

1. Als Erstes sollte ein Gruß erfolgen. Aus Untersuchungen weiß man, dass die ersten Silben am Telefon nicht klar erkannt werden, ein „guten Morgen" oder „guten Tag" jedoch als Gruß erkannt wird.
2. Danach erfolgt die Nennung des Praxisnamens. Arbeitet mehr als ein Arzt im Team, ist es nicht sinnvoll, alle Namen aufzuzählen. Effektiver ist in diesen Fällen z. B. die Bezeichnung „kardiologische oder internistische Gemeinschaftspraxis."
3. Als Abschluss wird der eigene Name genannt. Dadurch wird die Kommunikation persönlicher und ein Stück Anonymität wird überwunden.

Beispiel: „Guten Tag, hier ist die orthopädische Gemeinschaftspraxis Rathausplatz, mein Name ist Stephanie Schmidt." Der häufig verwandte Zusatz: „Was kann ich für Sie tun?" ist am Telefon weniger empfehlenswert. Er klingt mittlerweile ziemlich abgedroschen, da man ihn zu häufig hört und er häufig unglaubwürdig klingt.

Leider wird die **Begrüßungsformel** im Laufe der Zeit manchmal hektisch und schnell „heruntergeleiert." Es ist daher gut, ab und an einen Kontrollanruf durch Bekannte durchführen lassen. Diese sollten am Besten nach dem Leistungsspektrum der Praxis fragen. Interessant ist dabei auch die Reaktion der Tagesmanagerin. Reagiert sie professionell bei der Akquirierung eines potenziellen Kunden? Wie gibt sie die benötigten Informationen weiter? Schickt sie eine Praxisbroschüre etc. zu?

Hat die Mitarbeiterin erst einmal den Namen des Anrufers erfahren, sollte sie ihn gleich notieren und immer wieder nutzen, um den Patienten beim Namen zu nennen. War die Namensnennung undeutlich, muss gleich nachgefragt werden: „Können Sie Ihren Namen bitte buchstabieren?" Viele Menschen sind verletzt, wenn ihr Name falsch ausgesprochen wird!

Mit der Nennung des Namens wird Vertrauen geschaffen und die Kommunikation ein Stück persönlicher und näher, denn der eigene Name ist für jeden Menschen ein wichtiger Bestandteil seines Lebens!

Rufen **ältere Patienten** an, die schlecht hören können, sollten Sie nicht lauter sprechen sondern einfach nur langsamer und deutlicher.

Sind Sie gezwungen, am Telefon eine Weile zuzuhören, macht es sehr viel Sinn zu zeigen, dass man zuhört. Der Gesprächspartner nimmt das durch ein „Ja", „mmh", „achja" oder „so" war. Diese **„Telefonlaute"** zeigen Ihrem Gegenüber, dass Sie alles mitbekommen und verstehen.

Hat Ihre Mitarbeiterin einen neuen Patienten am Telefon, sollte sie **so tun, als ob sie ihn schon kennen würde**, natürlich nicht plump vertraulich. Durch dieses tun als ob erreicht man ein völlig anderes und sympathischeres Gesprächsklima. Versuchen Sie es einmal bei einem Ihrer nächsten Telefongespräche. Ich verspreche Ihnen, Sie werden überrascht sein!

Noch etwas Wichtiges: **Beim Telefonieren wird mehr überbracht als reiner Sachinhalt.** Die Stimme gibt durch Tonhöhe und Schwankungen, Gefühle, Stimmungen und Werte etc. unterschwellig weiter. Die positiven Botschaften sollten beim Telefonieren Ihres Praxisteams aktiv gefördert werden. Das geht ganz einfach, wenn beim Telefonieren gelächelt wird. Die Stimme klingt dann freundlich und selbstbewusst.

Versuchen Sie es einmal selbst in einem ruhigen Augenblick. Sprechen Sie einen Satz ganz normal, um ihn danach mit einem **Lächeln** zu wiederholen. Die Stimme wird dadurch einen freundlicheren und sympathischen Klang erhalten. Achten Sie einmal bei Radiomoderatoren auf den Klang der Stimme. Bei vielen, die uns gleich sympathisch sind, kann man bei genauem Hinhören das Lächeln „hören".

Mein Tipp: Neben dem Telefon in der Anmeldung einen kleinen, natürlich bronzierten Spiegel anbringen. Die Tagesmanagerin oder die Mitarbeiterin des Callcenters hat die Pflicht, bevor sie ein Telefonat entgegen nimmt, einen kurzen Blick hineinzuwerfen, um ihre Mimik zu kontrollieren.

Der Anrufbeantworter

Für viele Patienten ist der Anrufbeantworter der erste Anknüpfungspunkt zur Praxis. Er bietet sich daher als Marketinginstrument geradezu an. Hört der Patient jedoch bei seinem Anruf als Erstes die Information: „Sie rufen außerhalb unserer Sprechzeiten an (‚Sie Dummer'). Unsere Sprechzeiten sind von Montag bis Freitag...", hat er sehr schnell das Gefühl, nicht erwünscht zu sein. Ein patientenorientiertes Praxisteam sollte einen adäquaten Text bereit halten. Das erreichen Sie jedoch nur mit differenzierenden Ansagetexten. Die Anrufbeantworter mit Bandkassetten sind daher zu empfehlen, da Sie damit verschiedene Texte situationsgerecht nutzen können.

- In der Mittagspause: „Liebe Patienten, wir haben zur Zeit Mittagspause und sind ab 15.30 Uhr wieder für Sie da. Unsere Sprechzeiten sind...In dringenden Notfällen... Wir freuen uns ab 15.30 Uhr auf Ihren Anruf."
- Am Abend: „Liebe Patienten, unser Praxisteam hat Feierabend. Unsere Sprechzeiten sind..., in dringenden Notfällen... Wir freuen uns morgen früh auf Ihren Anruf. Ihr Praxisteam Dr. XYZ."
- Ab Freitagnachmittag: „Liebe Patienten, unser Praxisteam ist bereits im Wochenende, um ab Montagmorgen wieder ganz für Sie da zu sein. Unsere Sprechzeiten... in dringenden Notfällen... wir freuen uns am Montagmorgen ab 8.00 Uhr auf Ihren Anruf."

Noch einige Tipps zum Besprechen der Texte:

1. **Ärzte sollten die Texte selbst besprechen.** Mit der eigenen Stimme am Telefon ist schon ein erster Kontakt zum Patienten hergestellt.
2. **Auf keinen Fall die eigene Telefonnummer wiederholen** (hier ist der Anschluss 02196 123456). Das ist völlig überflüssig, da der Patient ja genau diese Nummer gewählt hat und erkannt hat, dass er mit dem Anrufbeantworter Ihrer Praxis verbunden ist.
3. **Während des Ansagetextes sollten keine Nebengeräusche,** wie PC-Drucker oder Telefon zu hören sein. Das verbreitet den Eindruck von Hektik, Unruhe und damit schlechter Organisation der Praxis.
4. **Sprechen Sie ruhig und langsam,** damit Sie gut zu verstehen sind und der Patient nicht noch einmal anrufen muss.
5. **Hören Sie die Texte von Zeit zu Zeit selbst ab.** Gerade die Kassetten neigen dazu im Laufe der Zeit an Qualität zu verlieren, da die Bänder durch die häufige Nutzung verschleißen.
6. **Falls Sie auf Notrufnummern verweisen, wiederholen Sie diese noch einmal!** Damit ermöglichen Sie Ihren Patienten diese Nummern zu notieren.
7. Die **Arbeitsplatzbeschreibung** sollte klipp und klar festlegen, wer verantwortlich für den Anrufbeantworter ist.

8. **Geben Sie Ihren Anrufern keine Möglichkeit Texte aufzusprechen.** Ansonsten kann es vorkommen, dass Sie am Montagmorgen eine dringende Anforderung zum Hausbesuch trotz Hinweis auf die Notfallnummer auf Band haben. Viele ältere Menschen tun sich sehr schwer mit der heutigen Kommunikationstechnik.
9. Falls Sie eine **Homepage** im Netz haben, lohnt ein Hinweis darauf auf dem Band.

Das Servicetelefon

Eine gute Möglichkeit, die Patientenfreundlichkeit Ihrer Praxisorganisation zu verbessern, ist eine **24-Stunden-Bestellmöglichkeit für Rezepte**. Dieser Service ist sicher nicht für jeden Patienten attraktiv. Einige werden jedoch die Möglichkeit, Rezepte „rund um die Uhr" bestellen zu können, schätzen. Sie ist ein weiterer Baustein in Ihrer Palette von Serviceangeboten. Der Vorteil für den Patienten liegt darin, dass das Rezept fertig gedruckt an der Anmeldung vorliegt, die Wartezeit wird damit verkürzt. Wenn Sie den Patienten noch sehen wollen, wird das Rezept in der Kurzkontaktzone unterschrieben und abgegeben.

Auch für die Bestellung von **Überweisungen/Praxisgebühr** ist dieses Vorgehen ideal!

Der Vorteil für Ihre Praxisorganisation liegt in der **Entlastung der Praxissteuerung**, während der Kernsprechzeit. Je größer die Praxis ist, um so eher werden sich Patienten an der Anmeldung stauen, die nur auf die Ausstellung eines Rezeptes warten. Sie vermeiden Hektik und bieten Intimität für Patienten, die sich anmelden wollen.

Im Übrigen sind Ansammlungen von mehreren Patienten an der Anmeldung kein Zeichen von guter Praxisorganisation (Kap. *Praxisambiente*, S. 97).

Die Einführung dieses Serviceangebotes geschieht durch die Tagesmanagerin, die lediglich geeigneten Patienten diesen Handzettel (Abb. **26**) bei der Rezeptabholung übergibt.

Das Servicetelefon darf selbstverständlich **nicht unter der normalen Praxisnummer** erreichbar sein.

Damit es bei der Rezeptabholung schneller geht!

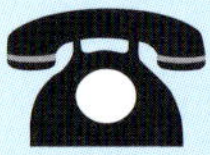

Sie können, **wenn Sie mögen,** unseren Anrufbeantworter für Rezept- oder Überweisungswünsche rund um die Uhr nutzen.

Nennen Sie bitte: Namen, Vornamen + Adresse
Medikament, Stärke + Menge

Das Rezept kann am Folgetag ab 11.00 Uhr abgeholt werden!
Der Anrufbeantworter hat die Nummer:

0 21 96/97 22 17

Abb. **26** Patienteninformation zur telefonischen Rezept- oder Überweisungsbestellung.

Sollten Sie über einen ISDN-Anschluss verfügen, gibt es sicher noch eine freie Telefonnummer dafür. Haben Sie kein ISDN, tut es auch der Faxanschluss, der in fast jeder Praxis vorhanden ist. Es muss lediglich noch eine Faxweiche zwischengeschaltet werden.

Eine weitere gute Servicemöglichkeit bieten die elektronischen Medien. Den Patienten kann eine **Medikamentenbestellung via E-Mail** angeboten werden. Sie geben dabei an, in welcher Apotheke sie das Präparat abholen möchten. Die Praxis faxt das fertige Rezept in die Apotheke. Damit kann die Bestellung direkt am nächsten Tag vom Patienten in der Apotheke abgeholt werden. Am Monatsende werden die gesammelten Originalrezepte der Apotheke zugesandt. Dieser Service erspart den Patienten den Gang in die Praxis, falls die Chipkarte schon eingelesen ist!

Dieses Vorgehen ist selbstverständlich rechtlich problematisch. Ich habe es trotzdem aufgenommen, weil ich es sehr gut funktionierend in einigen Praxen vorgefunden habe.

1 = **Das ist unsere absolute Stärke**
2 = **Darin sind wir gut**
3 = **Naja, geht so**
4 = **Hier haben wir noch Möglichkeiten**
5 = **Hier besteht absoluter Handlungsbedarf**

	1	2	3	4	5
Unser Telefon klingelt maximal 2-mal, dann wird der Hörer sofort abgenommen.	☐	☐	☐	☐	☐
Die Grußformel zu Beginn des Telefongesprächs ist trainiert und professionell.	☐	☐	☐	☐	☐
Unsere Mitarbeiterinnen nennen die Patienten am Telefon so oft es geht beim Namen!	☐	☐	☐	☐	☐
Ist der Name unverständlich, lässt man ihn gleich buchstabieren.	☐	☐	☐	☐	☐
Unsere Mitarbeiterinnen lächeln beim Telefonieren.	☐	☐	☐	☐	☐
Neben dem Telefon an der Anmeldung ist ein kleiner Spiegel angebracht.					
Den Text für den Anrufbeantworter bespreche ich selbst.	☐	☐	☐	☐	☐
Wir nutzen ein Bandgerät als Anrufbeantworter.	☐	☐	☐	☐	☐
Wir wechseln je nach Situation den Ansagetext.	☐	☐	☐	☐	☐
Wir nennen nicht noch einmal die eigene Telefonnummer.	☐	☐	☐	☐	☐
Unser Ansagetext ist frei von Nebengeräuschen.	☐	☐	☐	☐	☐
Von Zeit zu Zeit kontrollieren wir den Ansagetext.	☐	☐	☐	☐	☐
Notrufnummern werden am Ende der Ansage noch einmal wiederholt.	☐	☐	☐	☐	☐
Bei uns ist festgelegt, wer für die Bedienung des Anrufbeantworters zuständig ist.	☐	☐	☐	☐	☐
Unser Praxis-Anrufbeantworter bietet keine Möglichkeit, Nachrichten aufzusprechen.	☐	☐	☐	☐	☐
Unser Anrufbeantworter verweist auf unsere Homepage (falls vorhanden).	☐	☐	☐	☐	☐
Unsere Praxis bietet ein Servicetelefon für Medikamentenbestellungen an.	☐	☐	☐	☐	☐

Abb. **27** Checkliste „Telekommunikation“.

Ist eine Fallzahlsteigerung sinnvoll?

Es gibt zwei Möglichkeiten, den Gewinn zu steigern. Zum einen ist es die Kostenreduktion, zum anderen die Umsatzsteigerung. Grundsätzlich ist die Umsatzsteigerung selbstverständlich primär interessanter. Es stellt sich jedoch immer die Frage, ob Umsatzsteigerungen innerhalb der GKV überhaupt möglich sind. Ab dem Jahr 2007 werden sie auf jeden Fall wieder möglich sein, da zu diesem Zeitpunkt die morbiditätsbezogenen Regelleistungsvolumina eingeführt werden. Es wird bei der Festsetzung der Höhe des Regelleistungsvolumens die Zahl und die Morbiditätsstruktur der vier zurückliegenden Quartale als Basis der Berechnung gewählt. Das bedeutet nichts anderes, als dass dann zum ersten Mal seit langer Zeit das Morbiditätsrisiko wieder auf die Kassen übergeht und nicht mehr von der Ärzteschaft zu tragen ist!

Eine Beispielrechnung auf der Basis einer 1000-Fälle-Hausarztpraxis bei einem Fallwert von 37 EUR kann verdeutlichen, was eine Fallzahlsteigerung bedeuten kann:

Die Praxis setzt im Quartal 37 000 EUR bzw. 148 000 EUR p. a. um. Unterstellt man 60 % Kosten, wie das die KBV tut, ergeben sich 88 800 EUR Kosten bzw. 59 200 EUR Gewinn vor Steuern. Schafft es die Praxis, eine Fallzahlsteigerung von 5 % zu realisieren, stellt sich die Rechnung wie folgt dar:

38 850 EUR im Quartal, 155 400 EUR p. a.

Nun werden die Kosten bei 5 % mehr Patienten nicht stark steigen. Es wird keine weitere Mitarbeiterin benötigt, und es wird auch kein Raum mehr angemietet. Die Kosten werden bei ca. 88 800 EUR bleiben, der Gewinn daher auf 66 600 EUR steigen.

Im Klartext: Eine Fallzahlsteigerung von 5 % bedeutet eine Gewinnsteigerung von 11,25 %!

Trotz Fallzahlbegrenzung oder restriktiver Honorarverteilungsmaßstäbe (HVM) werden Steigerungen in Maßen immer möglich sein. Selbst wenn die Steigerung nicht vergütet wird, ist die neue Fallzahl dann die Bemessungsgrundlage für das nächste Jahr. Es ist also eine Investition in die Zukunft!

Selbst bei überaus restriktiven HVM wie in der KV Nordrhein in den letzten Jahren lohnen Fallzahlsteigerungen langfristig. Denn ein HVM hält nicht ewig und ein neuer HVM oder HVV wird in der Regel auf veränderte Tatsachen der Einzelpraxen Rücksicht nehmen!

Nun das Gegenbeispiel: 5 % weniger Patienten bedeuten einen Umsatz im Quartal von 35 150 EUR und einen Jahresumsatz von 140 600 EUR. Leider bleiben die Kosten in diesem Beispiel auch bei 88 800 EUR und sinken nicht wie die Fallzahlen, was letztlich einen Gewinn von 51 800 EUR ausmacht. **Fazit: Eine Absenkung der Fallzahl um 5 % bedeutet einen Gewinnverlust von 12,5 %!**

Fallzahlen sind nicht mehr einfach planbar wie in früheren Zeiten. Viele Patienten meiden den Arztbesuch aus Angst vor Arbeitslosigkeit. Andere scheuen die hohen Zuzahlungen bei Arzneimitteln, die Praxisgebühr oder die langen Wartezeiten in der Arztpraxis und decken sich mit Arzneimitteln gegen banale Erkrankungen aus dem Supermarkt oder der Tankstelle ein. Tendenziell werden daher die Fallzahlen rückläufig sein. **Ihre Strategie sollte demnach immer offensiv auf Fallzahlsteigerung gerichtet sein!**

Jedes Unternehmen muss auf Wachstumskurs bleiben, denn Stagnation ist Rückschritt!

Das gilt auch für die Arztpraxis. Falls Sie die Menge der Patienten nicht mehr alleine behandeln können, sollten Sie einen Kollegen in die Praxis aufnehmen. Es gibt Strategien, die das auch in gesperrten Gebieten möglich machen. Lesen Sie bitte dazu auch das Kap. *Unternehmenskonzepte*.

Geschäftsfeld chronisch kranke Patienten

Die Krankenkassen behaupten, dass viele Patienten mit chronischem Krankheitsverlauf schlecht geführt werden. Wenn man sich z. B. die Zahlen anschaut, wie viele Diabetiker an die Dialyse kommen oder wie viele Hypertoniker einen Schlaganfall erleiden, muss man ihnen Recht geben. Beispiel Hypertonie, das sind immerhin ca. 18 Millionen Hypertoniker in Deutschland:

- Ein Drittel der Hypertoniker weiß nichts von der Erkrankung.
- Ein weiteres Drittel ist informiert, jedoch schlecht oder gar nicht therapiert.
- Das letzte Drittel ist gut eingestellt.

Ähnlich Zahlen gibt es für andere chronische Erkrankungen!

Normalerweise werden diese Patienten mit der Größe der verordneten Pillenschachtel geführt, frei nach dem Motto: „Ist die Packung leer, wird der Patient wieder in der Praxis erscheinen." Sinnvoller ist es, diese Patienten nach Therapieleitlinien zu führen, die eine angemessene **Behandlung und Therapiekontrolle** möglich machen. Die DMP's, aber auch viele Fachgesellschaften kommunizieren diese Leitlinien!

Es ist empfehlenswert, diese den Patienten in Form von Behandlungsplänen (Beispiel s. Abb. **28**) zu kommunizieren. Eine Umfrage aus dem Jahr 1998 ergab, dass über 80% der Bundesbürger eine Verschlechterung der medizinischen Versorgung befürchteten, was aufgrund der Diskussion über die knappen Ressourcen nur zu verständlich ist.

Die Patienten erkennen anhand des Planes, dass sie in Ihrer Praxis alles bekommen, was zur Behandlung der Erkrankung notwendig ist. Darüber hinaus erkennen sie, wie wichtig Ihnen die Behandlung ist und wie sorgfältig Sie mit ihm, dem Patienten, umgehen!

Diesen Behandlungsplan haben wir 1993 bei SCHWARZ Pharma entwickelt und seit dieser Zeit in sehr vielen Praxen mit großem Erfolg eingesetzt. TURBOMED z. B. hatte diesen Plan übernommen und in die Patientenakte integriert.

Mittlerweile habe ich den Plan in verschiedenster Aufmachung wiedergefunden. Eine Praxis stellt ihn in Form einer Klappkarte im Scheckkartenformat den Patienten zur Verfügung. Außen ist der Praxisname mit Adresse, im Innenteil befindet sich der Behandlungsplan und auf der Rückseite ist eine Tabelle für den jeweils nächsten Termin zu finden. Die Patienten bringen diesen „Pass" bei jedem Besuch in die Praxis mit. In einer Praxis nennen sie ihn scherzhaft „unseren Mitgliedsausweis".

Der Plan wird mit dem Patienten zusammen angelegt. Ein Exemplar wird dem Patienten mitgegeben, womit er natürlich auch zum Werbeträger für die Praxis wird.

Viele Fachgesellschaften wie die Hochdruckliga oder der Verband niedergelassener Diabetologen geben ihre Behandlungsempfehlungen regelmäßig bekannt. Diese Empfehlungen können sehr effizient in den Behandlungsplan eingearbeitet werden.

Der Behandlungsplan bringt Therapiequalität. Er ist ein wichtiger Teil des Praxis-Qualitätsmanagements!

Ein weiteres Argument für diesen Plan ist die **bessere Budgetsteuerung** der Praxis. Viele Patienten kommen mehrfach in einem Quartal in die Praxis. Im nächsten Quartal erscheinen sie gar nicht. Bei vielen chronischen Erkrankungen wie z. B. der Herzinsuffizienz ist es dagegen sinnvoll, die Kranken in jedem Quartal zu sehen.

Nach unseren Erfahrungen bei vielen Praxisberatungen von Hausärzten konnten wir feststellen, dass nicht alle Chroniker regelmä-

Behandlungsplan **Praxis:**

Name: .... geb. am: ...... / ...... / ......

	Jan	Feb	März	April	Mai	Juni	Juli	Aug	Sept	Okt	Nov	Dez
körperl. Untersuchung												
Blutdruck messen												
24-Std.-Blutdruck												
EKG												
Ergometrie												
24-Std.-EKG												
Sonographie												
Lungenfunktionsprüfung												
Labor												
Impfung												
Sonstiges												

Unterschrift Patient .... Unterschrift Arzt ....

Abb. **28** Behandlungsplan für Chroniker.

ßig die Praxis aufsuchen. Die Therapeuten sahen ihre chronisch kranken Patienten nur in statistisch 3,5 Quartalen und nicht in allen 4 Quartalen des Jahres, wie es sinnvoll gewesen wäre.

Was wäre, rein theoretisch, wenn Sie es schaffen würden, alle chronisch kranken Patienten regelmäßig in jedem Quartal zu sehen?

Eine Beispielrechnung auf der Basis einer 1000-Fälle-Hausarztpraxis, mit 60% chronisch kranker Patienten sieht so aus:

4000 Behandlungsfälle im Jahr mit 2400 chronisch kranken „Fällen", bei einer Kontaktfrequenz von 3,5 Quartalen p.a.

Wenn Sie es schaffen, aus den 3,5 Fällen p.a. 4,0 zu machen, haben Sie nicht mehr 2400 sondern 2742 chronisch kranke „Fälle" p.a.

Das ergibt insgesamt 4342 Patienten im Jahr oder 1085 im Quartal.

Alles graue Theorie, die jedoch aufzeigt, welch großes Potenzial in diesem Geschäftsfeld steckt. Im Übrigen geht es nicht um sinnlose Fallvermehrung, sondern um eine medizinisch sinnvolle, enge Führung dieser Patienten, also letztlich um Qualitätsmanagement!

Wenn Sie es schaffen 50 dieser theoretisch 85 Patienten mit einem Behandlungsplan enger an die Praxis zu binden, erreichen Sie eine Fallzahlsteigerung von 5%, was eine Gewinnverbesserung von 12,5% bedeutet. Wie man sieht, müssen Fallzahlsteigerungen nicht vom Kollegen nebenan kommen. **Jede Praxis hat genug eigenes Potenzial, die Fallzahl sinnvoll zu steigern.**

Chronisch kranke Patienten werden die interessanten Patienten werden. Zum einen sind es die Disease-Management-Programme, welche die Behandlung dieser Patienten deutlich besser honorieren. Wirklich lukrativ werden die DMP's jedoch erst, wenn die Praxis die entsprechenden Schulungen selbst durchführt.

Zum anderen sind es jedoch auch die Chroniker, die nicht an diesen Programmen teilnehmen. Der neue EBM bietet mit den Ziffern 03210 und 03211 deutlich bessere Abrechnungsmöglichkeiten für diese Patienten. Diese müssen allerdings „gut geführt" werden, nur dann kann z.B. die Ziffer 03210 abgerechnet werden!

Auch an diesen Tatsachen ist zu erkennen, dass es nicht nur einen Wettbewerb um Patienten geben wird, sondern es wird ein Wettbewerb um die „richtigen" Patienten sein!

Geschäftsfeld Prävention

Im Bereich der gesetzlichen Krankenversicherung wird es bei zwei Patientengruppen in den nächsten Jahren gute Umsatzchancen für Kassenärzte geben:

1. Die chronisch kranken Patienten, über die vorher berichtet wurde, werden immer mehr in den Fokus genommen.
2. Die zweite Gruppe bilden Patienten, die für **präventive Leistungen** infrage kommen. Die Kassen und die Politik haben erkannt, dass durch präventive Maßnahmen Einsparungen zu erzielen sind. Entdeckt man z. B. einen Diabetiker früh genug, kann man wahrscheinlich verhindern, dass er an die Dialyse kommt. Diese Patienten kosten im Jahr ca. 60 000 EUR, wogegen ein gut geführter Diabetiker mit ca. 8000 EUR zu Buche schlägt.

Das Mengenrisiko für die GKV-Präventionsleistungen wird von den Kassen getragen. Darüber hinaus werden diese Leistungen konsequent **außerhalb jedweder Budgetierung** gehalten. Daher:

> **Positionieren Sie Ihr Unternehmen in einem Bereich, der von allen Seiten gezielt gefördert wird!**

Seien Sie nicht nur der Reparaturbetrieb für die Kranken, sondern pflegen Sie das Gärtnerprinzip und kümmern Sie sich um die Gesunden! Schon im alten China war es so, dass sich die Ärzteschaft um die Gesunderhaltung der Menschen kümmern musste und auch genau dafür bezahlt wurde!

Alle KV'en honorieren die **Kindervorsorgeuntersuchungen**, die **Jugendgesundheitsuntersuchung**, den **Check-up**, viele Impfungen (**Hepatitis-B-, Grippeimpfung** etc.) und die **Krebsvorsorge**. Und wenn die Kostenübernahme der GKV an bestimmten Grenzen endet, dann machen Sie den Menschen Angebote, die über diesen Rahmen hinausgehen!

Gerade für Hausärzte, Pädiater, Urologen und Gynäkologen ist es sinnvoll, Strategien zu entwickeln, um diese Leistungen anzubieten und deutlich aufzuwerten, denn lukrativ sind sie allemal, wie wir gleich sehen werden.

Check-up

Die klassische Vorsorgeuntersuchung ist leider 1999 durch die Herausnahme von EKG, Kreatinin- und Harnsäurebestimmung entwertet worden. Ich empfehle, trotzdem ein EKG durchzuführen. Zum einen kennen die Patienten den Check nur mit EKG, zum anderen macht diese Herz-Kreislauf-Vorsorgeuntersuchung nur mit einem EKG Sinn!

Einigen Patienten können Sie auch darüber hinaus sinnvolle Untersuchungen wie z. B. Ergometrie oder Sonografie anbieten. Diese Leistungen müssen dann jedoch nach GOÄ abgerechnet und privatärztlich liquidiert werden. Genauso verhält es sich, falls Ihr Patient den **Check jährlich** wünscht. Gesetzlich hat jeder Patient ab dem 35. Lebensjahr jedes zweite Kalenderjahr Anspruch auf diese Leistung!

Eine interessante Frage: **Wem bieten Sie primär den Check-up an?** Den chronisch kranken Patienten, die hoffentlich regelmäßig Ihre Praxis aufsuchen oder den akut Kranken, die in der Regel nur mit Bagatellerkrankungen in der Praxis erscheinen?

Die zweite Gruppe ist strategisch interessanter, da hier bei 20 – 30 % der Untersuchten auffällige Befunde auftreten. Diese Patienten werden dann so geführt wie im Kapitel „*Chronisch kranke Patienten*" beschrieben.

Eine weitere gute Frage: **Wie viele Check-ups** kann eine hausärztlich tätige 1000-Fälle-Praxis durchführen?

Frau
Testine Test
Meckelstr. 106

42287 Wuppertal

20. August 2004

Liebe Patientin, lieber Patient,

Sie haben in den letzten Jahren gezeigt, dass Ihnen Ihre Gesundheit wichtig ist, indem Sie an dem kostenlosen Vorsorgeprogramm Ihrer Krankenkasse teilgenommen haben.

Nutzen Sie auch weiterhin die Möglichkeit, sich alle zwei Jahre auf „Herz und Nieren" beim Hausarzt Ihres Vertrauens untersuchen zu lassen. Wenn Sie möchten, können Sie diese Untersuchung auch mit der „Krebsvorsorgeuntersuchung" kombinieren.

Da es schon wieder an der Zeit ist, sollten Sie in den nächsten Tagen bei einem Arzt Ihrer Wahl einen entsprechenden Termin vereinbaren. Selbstverständlich bieten auch wir Ihnen diese Vorsorgeuntersuchung an.

Mit freundlichen Grüßen

(gez. Dr. med. XYZ)

Abb. **29** Recallbrief für Check-up-Patienten.

Als Faustregel gilt: Ein Drittel der durchschnittlichen Quartalfallzahl. Ein Drittel entfällt, da es in der Regel nicht im Check-up-fähigen Alter ist und ein weiteres Drittel, da die Untersuchung nur alle zwei Jahre durchgeführt wird.

Diese Faustregel ist jedoch nur die untere Grenze, da ja nicht alle vier Quartale die gleichen Patienten in Ihre Praxis kommen. Es gibt ein großes Potenzial an „schlummernden" Patienten in Ihrem PC! Diese können aktiviert werden, wenn man sie aktiv mittels Recall anspricht. Der größte Teil Ihrer Patienten wird diese Erinnerung begrüßen, so zeigte eine Umfrage 2001 zu diesem Thema, dass 82% der befragten Patienten es gut oder eher gut benoteten, wenn ihr Arzt sie an Untersuchungen erinnern würde. Nur 4% der Befragten lehnte diese Information ab.

Jeder Check-up-Patient wird daher befragt, ob man ihn nach 2 Jahren an die Untersuchung erinnern soll. Bei einer Zustimmung erfolgt im PC ein Recallvermerk im Patientenstammsatz. Nach 2 Jahren druckt der Computer Ihnen dann einen Recallbrief aus, der in etwa so aussehen kann (Abb. **29**).

Rein juristisch dürfen Sie alles an Patienten kommunizieren, was diese interessiert. Das sagt ein innovatives Urteil des 1. Senates des Bundesverfassungsgerichtes aus 2001 aus (1. BVR, 1147/01).

Es ist also nicht mehr das direkte Einverständnis des Patienten eine Voraussetzung dafür. Trotzdem ist es aus taktischen Gründen klüger danach zu fragen, ob der Patient dies wünscht!

Recallverfahren bieten sich genauso für Impfungen oder die Krebsvorsorge an.

Um die Formalitäten beim Check-up abzukürzen, empfiehlt es sich, das nachfolgende Formular bei der Terminvergabe mitzugeben (Abb. **30**).

Check-up
Vorsorgeprogramm

Liebe Patientin, lieber Patient,

schön, dass Ihnen Ihre Gesundheit etwas wert ist und Sie sich vorsorglich untersuchen lassen, bevor Krankheiten entstehen bzw. sich bemerkbar machen!

Unsere Vorsorgeuntersuchung besteht aus zwei Teilen:

1. Laboruntersuchung (Blut und Urin) sowie ggf. EKG.
   Bitte machen Sie dafür mit uns einen Termin aus.
   Bitte bringen Sie Ihren Impfpass mit.
2. Eine Woche später erfolgt die eigentliche Vorsorgeuntersuchung.
   Es werden die Ergebnisse der Untersuchungen und mögliche Konsequenzen besprochen.

Um die Untersuchung für Sie schneller durchführen zu können, beantworten Sie uns bitte folgende Fragen:

Name: ...., Vorname: ...., Alter: ....

Straße: ...., Ort: ....

Familienvorgeschichte
Kommen bei Ihren Blutsverwandten folgende Erkrankungen vor?

	ja	nein
Bluthochdruck	☐	☐
Herzinfarkt	☐	☐
Schlaganfall	☐	☐
hohe Blutfette	☐	☐
Zuckerkrankheit	☐	☐
Nierenerkrankungen	☐	☐
Lungenerkrankungen	☐	☐

Eigene Vorerkrankungen:

	ja	nein
Bluthochdruck	☐	☐
Herzinfarkt	☐	☐
Schlaganfall	☐	☐
hohe Blutfette	☐	☐
Zuckerkrankheit	☐	☐
Nierenerkrankungen	☐	☐
Lungenerkrankungen	☐	☐

Abb. **30** Check-up: Patienteninfo und Fragebogen.

Um den Check-up noch weiter aufzuwerten, kann man den Patienten ein Zertifikat anbieten (Abb. **31**):

Vorteile:

- Viele Patienten schätzen es, die Werte mitgegeben zu bekommen und werden nach 2 Jahren diese Untersuchung wiederholen wollen.
- Manch ein Patient wird seine Werte mit den Werten seiner Freunde oder Bekannten vergleichen. Motto: Mein Hausarzt gibt mir immer einen Ausdruck mit! Das ist aktives Marketing. Sie ersparen sich viele Erklärungen anhand der Normwerte, die Sie angeben.
- Sie geben dem Patienten eine Botschaft mit, wie er sich in Zukunft verhalten soll, um gesund zu bleiben (siehe Kap. *Arzt-Patienten-Kommunikation*).

Patientenname:

Datum:

Check-up 2005

Liebe Patientin, lieber Patient,

schön, dass Ihnen Ihre Gesundheit etwas wert ist und Sie sich *vorsorglich* untersuchen lassen, bevor Krankheiten entstehen bzw. sich bemerkbar machen!
Es wurden folgende Befunde erhoben:

Körperliche Untersuchung:
- ☐ altersentsprechend unauffällig
- ☐ ……………………………

Labor:
Cholesterin: …………………… (möglichst < 220)
Blutzucker (nüchtern) …………………… (85–115)

ggf.:
LDL-Cholesterin (–) …………………… (< 150, nach Infarkt < 120)
HDL-Cholesterin (+) …………………… (> 35, je höher, umso besser)
Gamma-GT (Leber) …………………… (< 18)
Sonstige ……………………………
Urin ……………………………

EKG: ……………………………

Welche Diagnosen wurden festgestellt?
1. ……………………………
2. ……………………………
3. ……………………………

Was ist zu empfehlen?

Viel Erfolg!

- ☐ weiterleben wie bisher
- ☐ unbedingt das Gewicht reduzieren
- ☐ mehr Bewegung wäre gut
- ☐ entspannen (Lesen? Musik hören? Yogakurs?)
- ☐ Ernährung umstellen ……………………………
- ☐ die verordneten Medikamente einnehmen
- ☐ folgende Untersuchungen bringen Klarheit ……………………………
- ☐ mit dem Rauchen aufhören
- ☐ Sonstiges ……………………………

Abb. **31** Check-up: Befundbericht für Patienten.

Liebe Eltern,

Ihr Sohn/Tochter ist nun zwölf, dreizehn oder vierzehn Jahre alt. Damit hat sie/er Anspruch auf die neue

Jugend-Gesundheits-Untersuchung (J 1)

Der Gesetzgeber hat diese neue Möglichkeit geschaffen, um chronische Schäden der Heranwachsenden frühzeitig zu erkennen!
Die Untersuchungen zeigen, dass z. B. bei 15 % der Jugendlichen ein vorher nicht bekannter Sehfehler vorlag. 20 % der Jugendlichen hatten Haltungsschäden!

Bitte nutzen Sie diese Chance für die Zukunft Ihres Kindes.
(Bitte sprechen Sie mit uns einen Termin für diese Untersuchung ab.)

Abb. **32** Aushang zur J1.

Welche **Umsatzchancen** ergeben sich daraus? Falls Sie den Check mit den beschriebenen Mitteln aufwerten und dazu ein Recallverfahren nutzen, können Sie mit **1000 GKV-Fällen im Quartal** durchaus bis zu 750 Checks p.a. durchführen. Das sind immerhin **ca. 22 000 EUR im Jahr** und das bei einer Leistung, deren Mengenrisiko die Kasse trägt!

Jugend-Gesundheits-Untersuchung (J1)

Der Zeitraum von der letzten Kinder-Vorsorgeuntersuchung bis zur J 1 ist entschieden zu lang, nämlich ca. sieben Jahre. Da die J 1 erst im Alter von 13 Jahren plus, minus ein Jahr, durchgeführt werden kann, sind die Auffälligkeiten sehr hoch. Nach den ersten Ergebnissen weiß man:

- Bei 80% der Jugendlichen gab es Anlass zu weiterer Diagnostik.
- Bei 20% musste die Schilddrüse kontrolliert werden.
- 15% benötigten eine Fettstoffwechselkontrolle.
- 20% hatten therapiebedürftige Haltungsschäden.
- 15% vorher nicht bekannte Sehfehler.
- Insgesamt wurden 40% der Jugendlichen kontrollbedürftig!

Leider nahmen nur 15 – 17% an der Untersuchung teil.

Es ist nach diesen Daten absolut sinnvoll für Kinder- und Hausärzte, diese Untersuchung zu bewerben. Auch im eigenen Interesse, denn diese Untersuchung unterliegt keiner Budgetierung und wird im Vergleich zu anderen Leistungen relativ gut honoriert.

Hausärzte können einen Aushang nutzen, um über Eltern oder Großeltern die Jugendlichen zu aktivieren (Abb. **32**):

Eine weitere Möglichkeit besteht für Pädiater oder Hausärzte, die Jugendlichen aktiv anzusprechen. Der Computer hat alle 12 bis 14 Jahre alten Jugendlichen gespeichert. An diese kann der folgende Brief versandt werden (Abb. **33**).

Ein Hausarzt hat diesen Brief an 144 Jugendliche verschickt. 48 Jugendliche haben reagiert und die Untersuchung durchführen lassen!

Sollten die Jugendlichen zur Untersuchung mit Mutter oder Vater erscheinen, bitte Sie die Eltern dringend darum, das Gespräch alleine mit den Jugendlichen führen zu dürfen. Nach meinen Erfahrungen sind die Kids in diesen Fällen wesentlich offener bzw. es kommen Themen zur Sprache, die sonst vor den Eltern verschwiegen werden.

Impfungen

Grippeimpfungen für chronisch kranke Patienten sind sinnvoll. Bedenken Sie jedoch, dass diese Impfung jeden Monat ca. 30% der Wirksamkeit verliert. Bei Hochrisikopatienten kann es sinnvoll sein, die im Herbst geimpften Patienten im Januar noch einmal zu impfen.

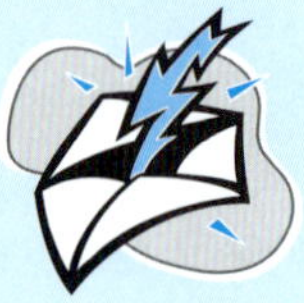

Hallo

Ein wichtiger Termin für Deine Gesundheit!!!

Auf dem Weg zum Erwachsenwerden bist Du nun in einem Alter, in dem es darauf ankommt, selbst Verantwortung für Deine Gesundheit zu übernehmen. Da trifft es sich gut, dass es zur Zeit ein tolles Angebot der Krankenkassen gibt, die

Jugend-Gesundheits-Untersuchung.

Es ist ein allgemeiner Check Deiner Gesundheit, bei dem mögliche Krankheiten erkannt werden können, von denen Du bisher nichts ahnst. Diese können dann rechtzeitig behandelt werden!

Bei diesem Termin können vergessene Schutzimpfungen nachgeholt werden, auch die *Hepatitis-B-Impfung*.

Außerdem kannst Du alle Fragen stellen oder über Probleme reden, die Du mit anderen nicht besprechen willst. Ärzte unterliegen einer Schweigepflicht: Das bedeutet, das Gespräch bleibt unter Dir und Deinem Arzt.

Also mache einen Termin bei einem Hausarzt Deiner Wahl!

Abb. **33** Mailing an 12- bis 14-Jährige zur J1.

Reiseimpfungen sind eine gute Möglichkeit, ein Standbein im Non-GKV-Bereich auszubauen. Das sollte jedoch qualitativ hochwertig durchgeführt werden. Es sind zahlreiche gute EDV-Programme im Handel und durch die Pharmaindustrie (z. B. ReiseRix, von SmithKline Beecham) zu beziehen, die den Patienten sehr viel bieten. Es werden gute Informationen über das Reiseland und weiterer Service angeboten.

Sportuntersuchungen in der Praxis

Zum Feld der präventiven Leistungen gehören auch die sportmedizinischen Untersuchungen. Den folgenden Aushang habe ich in einer Hausarztpraxis gefunden (Abb. **34**).

Kooperation mit einem Fitnessstudio

Falls Sie sportmedizinisch interessiert sind, bietet sich eine Kooperation mit einem Fitnessstudio an. Die Kunden dieser Zentren zahlen einen Jahresbeitrag bis zu 700 EUR. Sie sind es gewohnt, für ihre Gesundheit zu zahlen und daher interessant für niedergelassene Ärzte.

Die Frage ist: Mit welchem Studio soll man kooperieren? In jeder mittelgroßen Stadt gibt es mehrere Fitnesscenter. Das wichtigste Kriterium ist die Ausstattung. Setzt das Fitnesscenter auf Hanteln und Kraftmaschinen, ist die Gesundheit nicht der primäre Fokus des Betreibers. Es sollten in erster Linie Herz-Kreislaufgeräte angeboten werden wie Stepper, Ergometer, Laufbänder, Klettermaschinen und Skilanglaufmaschinen. Darüber hinaus ist die Qualifikation der Trainer ein wichtiger Faktor. Die Mindestanforderung ist der B-Schein des DSSV (Deutscher Sportstudioverband). Besser sind Zusatzqualifikationen wie Physiotherapeut, Krankengymnast oder Sportlehrer!

Haben Sie das geeignete Studio gefunden, setzen Sie sich mit dem Betreiber in Verbindung und bieten ihm die Vorteile einer Kooperation an:

- Profilierung gegen andere Studios mit dem Qualitätssiegel: Fitnesscenter mit medizinischer Betreuung.
- Jedes gute Studio unterzieht die Kunden einem Fitnesstest bei der Aufnahme, um sicherzugehen, dass der Kunde gesund ist und das Training aufnehmen kann. Bei

Ab **sofort** in unserer Praxis:

Check für Breiten- und Leistungssportler

Für unsere (Freizeit-)Sportler bieten wir zur Überprüfung ihrer individuellen Konstitution und Kondition spezielle Untersuchungen an:

☐ Untersuchung	€ **15,–**
☐ Belastungs-EKG mit Laktat-Messung	€ **70,–**
☐ Lungenfunktionsprüfung	€ **10,–**
☐ Impedanzmessung zur Berechnung der Muskel- und Fettanteile des Körpers	€ **15,–**
☐ Kontrolle der Elektrolyte im Blut	€ **15,–**
☐ Bestimmung von Muskelenzymen	€ **15,–**

Mit diesen Untersuchungen möchten wir Ihnen eine Auskunft über Ihre aktuelle Leistungsfähigkeit und Leistungsentwicklung geben. Weiterhin können wir die Qualität Ihres Trainings überprüfen und Ihnen bei Ihrer sportlichen Betätigung beratend zur Seite stehen.

Abb. **34** Aushang: Check für Sportler.

einem auffälligen Test hat man dann die Möglichkeit, den Kunden zum Berater (oder aber Hausarzt) zu schicken.

- Alle guten Studios bieten Vorträge und Kurse zu Gesundheitsthemen an: Osteoporose, Fettstoffwechselstörungen, Gewichtsreduktion, Frauen in der Menopause oder Vitamine und Gesundheit. Für jedes Studio ist es ideal, diese Themen mit einem Mediziner transparent zu machen.

Der Kunde hat durch die medizinische Betreuung den Vorteil, einen ganz auf seine Gesundheit abgestimmten Fitnessplan zu erhalten. Letztlich ist nur der Arzt der Spezialist für Fitnessdiagnostik und Beratung.

Ihre Vorteile liegen auf der Hand: Junge, gesunde Patienten, die evtl. mittels Check-up an die Praxis gebunden werden können.

Vielleicht hängen Sie auch einen netten Spruch in der Anmeldung auf:

Dr. XY, Facharzt für Fitness

Abschließend noch etwas ganz Entscheidendes: Nach neuester Rechtsprechung darf kein Geld zwischen Studio und Ihnen fließen. Es darf keine „Kopfprämie“ weder in die eine noch in die andere Richtung gezahlt werden!

1 = **Das ist unsere absolute Stärke**
2 = **Darin sind wir gut**
3 = **Naja, geht so**
4 = **Hier haben wir noch Möglichkeiten**
5 = **Hier besteht absoluter Handlungsbedarf**

	1	2	3	4	5
Der Check-up und die Krebsvorsorge sind für uns wichtige Instrumente der strategischen Praxisführung.	☐	☐	☐	☐	☐
Wir achten sehr sorgfältig auf die regelmäßige Ansprache der Patienten.	☐	☐	☐	☐	☐
Wir sprechen besonders die nicht chronisch kranken Patienten darauf an.	☐	☐	☐	☐	☐
Wir führen mindestens die Hälfte der durchschnittlichen Quartalfallzahlen im Jahr an Checks durch.	☐	☐	☐	☐	☐
Wir führen ein Recallsystem für alle Vorsorgeuntersuchungen durch.	☐	☐	☐	☐	☐
Wir geben den Patienten vor der ersten Untersuchung einen Anamnesebogen mit.	☐	☐	☐	☐	☐
Die Jugend-Gesundheits-Untersuchung ist ein wichtiges Instrument unseres Marketings.	☐	☐	☐	☐	☐
Jeder in Frage kommende Patient wird auf die entsprechenden Impfungen aufmerksam gemacht.	☐	☐	☐	☐	☐
Sportuntersuchungen werden bei uns aktiv beworben.	☐	☐	☐	☐	☐
Wir kooperieren mit einem Fitnessstudio..	☐	☐	☐	☐	☐

Abb. **35** Checkliste „Prävention“.

Geschäftsfeld Patientenschulungen

Disease-Management-Programme

Disease-Management-Programme werden langfristig ein wichtiges Geschäftsfeld innerhalb der GKV bleiben. Die Kostenträger versuchen mit diesem Instrument die Folgekosten chronischer Erkrankungen in Grenzen zu halten. Ob das so ist, wird sich noch herausstellen. Zumindest darf man heute schon die Sinnhaftigkeit anzweifeln, die DMP's an den Risikostrukturausgleich (RSA) zu koppeln. Es macht sicherlich wenig Sinn, nur sehr leicht erkrankte oder Patienten mit grenzwertigen Labordaten in diese Programme aufzunehmen. Die Kassen haben jedoch auch bei diesen Patienten ein großes finanzielles Interesse (RSA!), diese in die Programme aufzunehmen. Nun ist hier sicherlich nicht die Stelle, an der medizinische Gründe oder der Sinn dieser Programme diskutiert werden kann oder soll. Eines ist jedoch mit Sicherheit völlig klar:

Als Unternehmer mache ich auch einen unsinnigen Vertrag mit, falls er Gewinn verspricht und den Patienten nicht schadet!

Und dass diese Programme für die Praxen wirtschaftlich lukrativ sind steht außer Frage. So ist es durchaus möglich, mit 100 Diabetikern im DMP-Diabetes ca. 17000 EUR p.a. einzunehmen, falls man die Schulungen selbst durchführt. Die Dokumentation wird z.Zt. immer weiter vereinfacht und wird demnächst komplett elektronisch zu erledigen sein.

Es wird nicht bei den 4 DMP's bleiben, die eingeführt werden sollen, sondern es werden noch einige andere Programme folgen! Alle beinhalten Patientenschulungen und damit werden Schulungen ein wichtiges Geschäftsfeld der Hausarzt- und Facharztpraxen werden.

Spezielle Räume zur Verfügung zu haben, die Schulungen während der normalen Praxisöffnungszeiten möglich machen, wird zum einen wirtschaftlich sein, denn man muss keine Überstunden für die Mitarbeiterinnen zahlen. Zum anderen können Schulungen nun professionell in geeigneten Räumen stattfinden. Jede Praxisplanung muss in Zukunft darauf Rücksicht nehmen und jeder Praxisinhaber sollte sich heute fragen, durch welche baulichen Maßnahmen er einen Schulungsraum zur Verfügung stellen kann.

Eine Möglichkeit ist es z.B., ein zu groß dimensioniertes Labor umzubauen oder aber, falls zwei Sprechzimmer vorhanden sind und eines von beiden groß genug ist, dieses zeitweise – während der Schulung – umzufunktionieren!

Andere Möglichkeiten können selbstverständlich auch Kooperationen bieten.

Schulungen im Non-GKV-Bereich

Ein weiteres Geschäftsfeld mit großer Zukunft sind Schulungen außerhalb des GKV-Bereichs. Heute schon führen viele Praxen Schulungen für Übergewichtige, teilweise in Zusammenarbeit mit der Pharmaindustrie, in den Praxisräumen durch. Sie sollten dabei lediglich bedenken, dass keine Waren wie z.B. Diätmittel verkauft werden dürfen, da sonst Ihre gesamten Einnahmen gewerbesteuerpflichtig werden (s. Kap. *Non-GKV-Leistungen*). Andere Schulungen wie z.B. das Raucherentwöhnungstraining oder Schulungen für Patienten mit Haltungsschäden, Neurodermitiker oder Allergiepatienten versprechen Erfolg.

Für alle Schulungsmaßnahmen gilt:

- Ein ansprechender Schulungsraum ist anzustreben. Falls Sie das Wartezimmer dazu nutzen, macht es einen wenig professionellen Eindruck, wenn erst Stühle gerückt werden müssen, um die Schulung durchzuführen. Darüber hinaus beschränken Sie damit den Zeitraum für Schulungen immer außerhalb der Sprechzeiten.

Außerdem sollte gerade für die Non-GKV-Schulungen ein Top-Ambiente zur Verfügung gestellt werden, da mit diesen Trainings entsprechend gut situierte Klientel angesprochen werden soll.

- Ihre Mitarbeiterinnen benötigen eine gute Ausbildung. Diese qualifizierte Ausbildung wertet die Mitarbeiterin natürlich auf. Sie hat damit ggf. bessere Chancen am Arbeitsmarkt.
- Eine andere Möglichkeit ist es, bei Schulungen im Non-GKV-Bereich auf externe Mitarbeiter wie z. B. Ökotrophologen oder Krankengymnasten zurückzugreifen.
- Angemessene Technik ist erforderlich: Ein Overheadprojektor, Flipchart, Videorekorder, PC mit 19-Zoll-Monitor und entsprechender Software (etwa Microsoft-Powerpoint oder Ähnliches) sind sinnvoll und geben den Schulungen einen professionellen Auftritt!

Praxisambiente

Das Ambiente ist einer der wichtigsten Mosaiksteine im Praxismarketing. Patienten suchen die Praxen auf, in denen sie sich wohl fühlen, was ja nur zu verständlich ist. Wenn man krank ist, möchte man sich nicht in einer Umgebung aufhalten, die nüchtern, kalt oder abstoßend wirkt.

Beleuchtung

Ausreichende, nicht blendende Beleuchtung erreichen Sie mit Deckenflutern oder indirekt leuchtenden Strahlern.

Leuchtstoffröhren gehören nicht in die Arztpraxis. Eine Ausnahme sind die Operationsräume. Das Licht wirkt kalt und ungemütlich. Energiesparbirnen sollten aus dem gleichen Grund zumindest im Sprechzimmer keine Verwendung finden.

Lichtinseln helfen bei der Orientierung, wenn sie z. B. in langen Gängen eingesetzt werden. Zweigen Räume von Gang ab, werden hellere Leuchtelemente eingesetzt! Auch das Praxisschild und der Eingangsbereich sollten gut beleuchtet und erkennbar sein. Dieser Bereich ist häufig der erste Kontakt Ihrer Patienten zur Praxis. Hat die Außentüre Lackschäden oder ist unansehnlich, ziehen viele Patienten damit Rückschlüsse auf die medizinische Qualität!

Spiegel

Interessante Effekte erreichen Sie mit Spiegeln. Sie vergrößern kleinere Räume und verteilen das Licht gleichmäßig. Alle Spiegel in der Praxis sollten einen leichten Bronzeton haben. Dieser kleine Effekt lässt die Menschen gesünder aussehen, so als ob sie eine leichte Urlaubsbräune hätten. Das hebt die Stimmung der Patienten, aber auch die Ihres Personals. Kleine Ursache – große Wirkung!

Auf dem Weg vom Wartezimmer zum Untersuchungs- oder Sprechzimmer sollten Sie einen möglichst großen Spiegel anbringen. Damit haben Ihre Patienten noch einmal die Möglichkeit, ihr Äußeres zu kontrollieren und damit Sicherheit zu gewinnen.

Bilder

Bilder sind interessante gestalterische Elemente. Verwenden Sie keine dunklen oder tristen, sondern freundliche, helle Bilder. Nach Möglichkeit sollten die Bilder einen einheitlichen Stil erkennen lassen.

Andere Kunstobjekte verraten darüber hinaus einiges über den Praxisinhaber. Falls Sie selbst ein Hobby betreiben, sollten Sie davon Fotos im Wartezimmer aushängen. Das bringt Sie den Patienten näher.

Eine gute Möglichkeit bieten Ausstellungen. Evtl. ist einer Ihrer Patienten Künstler. Diese Objekte können dann für ein Quartal in Ihrer Praxis ausgestellt werden. Sie sollten sich jedoch schriftlich bestätigen lassen, dass Sie keine Gewähr für Beschädigungen oder Diebstahl übernehmen!

Das Wartezimmer

Das Wartezimmer ist in vielen Praxen der Raum, in dem die Patienten die meiste Zeit verbringen. Die Bestuhlung sollte bequem, einheitlich und rückenfreundlich sein. Alte, nicht mehr benötigte Sitzmöglichkeiten aus dem Privathaushalt haben nichts im Wartezimmer verloren!

Investieren Sie in ein gutes Lesezirkelangebot und legen Sie keine Zeitschriften aus, die Sie umsonst ins Haus geliefert bekommen: z. B. Arzt und Reisen, BMW- oder Daimler-Benz-Kundenzeitschrift.

Die Spielecke ist ein „Muss" für jedes Wartezimmer. Wie sonst sollen Mütter oder Väter ihre Sprösslinge beschäftigen, während sie sich im Wartezimmer aufhalten. Nicht nur Spielzeug ist wichtig, auch einige Bücher sollten ausliegen. Ideal ist ein kleiner Warteraum, der nur für Eltern mit Kindern eingerichtet ist.

Da die Patienten einige Zeit im Wartezimmer verbringen, können Sie es intensiv für das Praxismarketing nutzen. Angebote über Non-GKV-Leistungen und präventive Untersuchungen können optisch ansprechend platziert werden. Wandtafeln, Vitrinen, Litfasssäulen, Flipcharts oder Wechselrahmen können genutzt werden. Entscheidend ist die Art der Präsentation. Ihrer Kreativität sind dabei keine Grenzen gesetzt. Sie sollten nicht nach dem Motto verfahren „was einmal hängt, das hängt für immer." Es macht keinen guten Eindruck, wenn man als Berater im Frühjahr ein Plakat antrifft wie „der neue Grippeimpfstoff ist da." Begehen Sie selbst mindestens einmal monatlich Ihre Praxisräume und schauen Sie sich die Aushänge und Plakate kritisch an. Setzen Sie auf wechselnde Aktionen. Sie machen damit die Patienten neugierig auf die nächste Aktion und das Ambiente lebhafter. Jedes Quartal sollte von einer neuen Aktion begleitet werden. Infrage kommen:

- Reisemedizinische Untersuchungen
- Präventive Leistungen
- Hautscreening
- Umweltmedizin
- Jugendvorsorge
- Allergologische Themen
- Grippeimpfungen
- Allgemeine Impfungen
- Ernährungsberatung
- Alle sonstigen Non-GKV-Leistungen

Begleitet werden diese Aktionen von Ihrer Praxiszeitung. Diese sollte ebenfalls quartalweise erscheinen. Der Aufwand für diese zwei oder drei DIN A 4 Seiten lohnt allemal. Die Patienten fühlen sich gut informiert z. B. über aktuelle Therapien und Gesundheitstrends. Ihre Praxis hat darüber hinaus die Möglichkeit, alle Leistungen, die sie anbietet, zu kommunizieren.

Die Praxiszeitung erhält jeder Patient, der die Praxisgebühr zahlt (Quartal-Erstkontakt). Das ist dann auch ein gewisser Nutzen, der dafür geboten wird. Damit ist eine breite Abdeckung bei Ihren Patienten gewährleistet.

Musik

Musik können Sie zur Untermalung in der Anmeldung, den Gängen und im Wartezimmer einsetzen. Sie sollte jedoch nur sehr dezent zu hören sein. Ein Zusatzeffekt von Musik erzielen Sie, falls die Praxis über einen schlechten Schallschutz verfügt, also Arzt-Patienten-Gespräche in den Gängen mitzuhören sind. Den Geschmack aller Patienten werden Sie jedoch nie treffen. Im Übrigen wird sich früher oder später die GEMA bei Ihnen melden und Gebühren verlangen.

Corporate Identity

Prinzipiell sind alle Arztpraxen für die Patienten austauschbar, da kein Patient die medizinische Kompetenz einschätzen kann. Die Kriterien für die Auswahl der Praxis sind also alles andere als Medizinische. Um zu verhindern, dass Sie ausgetauscht werden, sollten Sie Ihrer Praxis ein unverwechselbares und einheitliches „Gesicht" geben, eine so genannte „Corporate Identity"(CI) bzw. „Corporate Design" (CD). In der Wirtschaft ist die Nutzung einer CI für alle größeren und mittleren Unternehmen selbstverständlich. Der Vorteil einer CI liegt darin begründet, dass wir heute, wie schon beschrieben, in einem Käufermarkt leben, die Menschen also unter mehreren gleich guten Produkten oder Dienstleistungen auswählen können.

Die Anbieter sind heute austauschbar. Um nicht ausgetauscht zu werden, und um sofort wiedererkannt werden zu können, schafft man sich eine Corporate Identity, also eine Außendarstellung, die sich von den Mitbewerbern deutlich abhebt.

Logo

Für die Arztpraxis bedeutet beginnt die CI meist mit einem Logo, einer „Praxisfarbe" und einem bestimmten Schrifttyp für alle Praxisinformationen und Praxisformularen usw.

Kriterien für gute Logos sind:

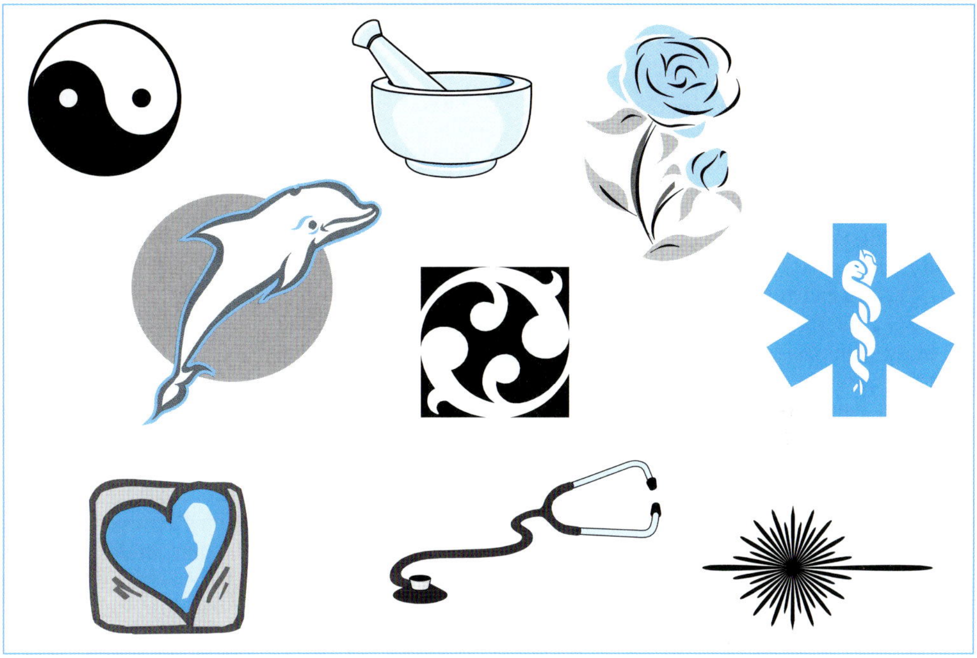

Abb. **36** Einige Beispiele für Logos.

- Das Symbol sollte möglichst lange beibehalten werden, um den Wiedererkennungswert zu erhalten.
- Es sollte ein positives Image oder Assoziation haben.
- Es sollte leicht erkennbar sein.
- Das Logo sollte zu Ihnen und zu Ihrem Team passen.
- Es sollte nach Inhalt und Darstellung der Praxisphilosophie entsprechen.

Das Logo erscheint auf allen gedruckten Praxisunterlagen und an der Anmeldung. Sie können es auch innen **an den Fenstern als Klebefolie** anbringen und bei Dunkelheit von innen anstrahlen. Das ergibt einen hervorragenden Werbeeffekt nach außen und ist keine Werbung außerhalb der Praxis!

Ein schönes Beispiel habe ich vor einiger Zeit in einer großen internistischen Dreierpraxis in Duisburg gesehen: Auf der großen weißen Theke der Praxisanmeldung war ein stilisiertes, rotes Herz zu sehen. Daneben der Spruch, ebenfalls in Rot: „Ihre Praxis mit Herz."

Generell stehen die Kammern auf dem Standpunkt, dass das Logo keinen Bezug zur Medizin haben darf. Diese Meinung ist eines der vielen Rückzugsgefechte, die die Kammern zurzeit liefern.

Sehr viele Praxen führen schon heute ein Logo, das dem Kammerrecht widerspricht. Sogar Praxisnetze, die mit Zustimmung verschiedener KV'en gegründet wurden, nutzen solche Logos. Daher nur Mut!

Praxisfarbe

Zum CD gehört ebenfalls eine Farbe, um ein einheitliches Auftreten zu ermöglichen. Diese Farbe erscheint genau wie das Logo in allen gedruckten Unterlagen der Praxis. Darüber hinaus sollten alle Türbeschläge und Türrahmen in dieser Farbe erscheinen. Die Türrahmen farblich abzusetzen, bietet interessante Möglichkeiten, um dem sonst vorherrschenden Weiß oder Beige etwas mehr Kontur zu geben!

Fachärzte können aktives Marketing betreiben, in dem sie die **Praxisfarbe auf allen Brief-**

bögen, rechts außen ca. 0,5 cm breit, aufdrucken. Die Zuweiser erkennen so auf den ersten Blick, von welchem ihrer Fachärzte der Befundbrief erstellt wurde!

Praxismotto

Etwas Ähnliches wie ein visuelles Logo kann man auch verbal nutzen. Nämlich einen Spruch, der ein Unternehmensziel kommuniziert. Ford oder Opel tun was und haben verstanden. Clausthaler oder Toyota haben auch ein Motto. Allerdings ist der Spruch von Toyota (nichts ist unmöglich) ein sehr schlechtes Beispiel. Das „verbale Logo" sollte nichts Negatives wie „unmöglich", enthalten. Der Kunde assoziiert unbewusst sonst den Firmennamen damit. Ich würde Toyota „alles ist möglich" empfehlen.

Für Ihre Praxis käme infrage:

- Die Vorsorgepraxis
- Ihre Praxis mit Herz
- Die alternative Praxis
- Die Gesundheitspraxis
- Die freundliche Praxis
- Die Praxis für die ganze Familie

Wichtig: Alle Vorschläge sollten **positive Assoziationen** beinhalten.

Bekleidung

Das gesamte Team sollte eine einheitliche Bekleidung tragen. Das ist nicht nur professionell, sondern zeigt auch den Teamgeist! Als Grundfarbe empfehle ich weiß, wegen der Bedeutung für Sauberkeit und Hygiene. Abgesetzt wird sie durch die Praxisfarbe. Ein weiterer Vorteil dieser Bekleidung ist, dass die Patienten sofort ihren Ansprechpartner finden. Das T-Shirt oder Polohemd sollte mit dem Praxislogo versehen werden. Diese Logos werden maschinell aufgestickt.

Insbesondere bei **Praxisfusionen** kann eine gemeinsame Dienstkleidung den Teamgeist sehr schnell beflügeln!

Namensschilder

Alle Teammitglieder sollten Namensschilder tragen. Die Schilder sollten gut lesbar und mit der Berufsbezeichnung versehen sein: *Erika Musterfrau, Praxismanagerin.* Die Patienten können dann jedes Teammitglied mit Namen ansprechen und eine Kommunikation mit Namensnennung ist persönlicher! Das gilt natürlich auch für Sie als Mediziner/in, insbesondere wenn Sie in einer Mehrarztpraxis tätig sind!

Wenn Sie schon einige Zeit niedergelassen sind, sollten Sie von Zeit zu Zeit Ihre Praxis überprüfen. Leider werden wir alle im Laufe der Jahre „betriebsblind", was unsere direkte Umgebung betrifft. Lassen Sie also einen Bekannten oder einen Pharmareferenten Ihre Praxis inspizieren. Sie werden erstaunt sein, wie viele „Macken" in den Türzargen, defekte Tapeten, Laufspuren auf dem Boden, defekte Fußleisten oder überalterte Aushänge gefunden werden. Der Königsweg, Ihre Praxis zu optimieren, ist natürlich eine Praxisberatung durch einen professionellen Berater!

WC-Hygiene

Wie halten Sie es mit der Überprüfung der WC-Hygiene? Jedes drittklassige Hotel oder Fitnesscenter hängt einen **Kontrollplan** aus, der im Ein- oder Zweistundenrhythmus eingehalten und abgezeichnet wird. Dieser Plan zeigt den Gästen, dass man es mit der Hygiene im Unternehmen genau nimmt.

Für eine Arztpraxis ist das Thema Hygiene selbstverständlich noch vordringlicher. Daher müssen regelmäßige Hygienekontrollen mit Prüfplan durchgeführt werden!

Die Garderobe

Die Garderobe gehört nicht ins Wartezimmer. Ansonsten legen einige Patienten nur ihren Mantel ab und gehen z.B. gleich zum Labor. Für wartende Patienten entsteht der Eindruck, dass andere bevorzugt behandelt werden. Für einige, z.B. Privatpatienten, trifft das im Übrigen häufig zu. Die Garderobe mit Spiegel gehört ins Sichtfeld der Anmeldung.

Hinweisschilder

Hinweisschilder dienen den Patienten zur Orientierung. Sie sind jedoch auch eine gute Möglichkeit zur Praxiswerbung.

Alle Türen müssen beschriftet sein. Schreiben Sie drauf, was drin ist. Das ist nicht nur eine Orientierungshilfe, sondern auch Marketing.

Ersparen Sie Ihren Patienten alle Verbotsplakate und Aushänge und senden besser **positive Signale** z. B. was Sie genau anbieten.

Negative Signale, wie z. B. die Botschaft der KV'en, dass die Budgets ausgeschöpft sind, ersparen Sie sich und Ihren Patienten. Die Patienten sind durch die Presse sowieso gut informiert. Beschriftungen wie:

- „kein Eintritt"
- „keine Haftung für Garderobe" (denn diese ist im Anmeldebereich)
- „keine Behandlung ohne Chipkarte"
- „Mittwoch und Freitag Nachmittag geschlossen"
- „folgende Leistungen werden nicht erstattet: ..."

gehören nicht in Ihre Praxis. Genauso gut können Sie gleich aushängen: Patienten sind hier unerwünscht!

Organisatorische Hinweise, die plakatiert werden, sollten ebenfalls patientengerecht formuliert werden. Leider finde ich auch heute noch Anweisungen „aus praxisorganisatorischen Gründen" vor. Ich denke, diese Gründe interessieren Ihre Patienten herzlich wenig. Sinnvoller ist es, die Vorteile zu kommunizieren, die der Patient dadurch hat, z. B. „damit es für Sie schneller geht."

Info- und Praxisbroschüren

Sehen Sie sich genau Ihre **Infobroschüren** an. Die Pharmaindustrie, Kassen und Verbände stellen vielfältiges Material zur Verfügung. Viele taktieren mit erhobenem Zeigefinger und Verboten. Sinnvoller sind Broschüren, die motivieren und Ihre Patienten zu einer veränderten Lebensführung anregen.

Eine **Praxisbroschüre** ist die Visitenkarte und ein „Muss" für jede Praxis. Sie sollten dabei jedoch nicht auf Massenware z. B. der Pharmaindustrie zurückgreifen. Sie sollte auf hochwertigem Papier gedruckt werden, denn an der Darstellung der Praxis darf auf keinen Fall gespart werden. Fotokopien sind nicht nur billig, sie sehen auch genauso aus. Besser sind individuelle, einmalige Broschüren mit allen Möglichkeiten der Darstellung. Sie heben sich dadurch von vielen anderen Praxen wohltuend ab. Sinnvolle Daten sollten enthalten sein wie:

- Anfahrtsskizze
- Parkmöglichkeiten
- Busverbindungen
- Sprechzeiten
- Telefon- und Notfallnummer
- Urlaubsregelung
- Das Team stellt sich vor
- Rezeptbestellungen
- Hausbesuchsregelung
- Geräte
- Diagnostiken
- Praxisphilosophie (Leitbild QM)

Eine Kernbotschaft ist die Aufzählung des Leistungsspektrums. Alle GKV- und Non-GKV-Leistungen werden kommuniziert.

Falls Sie einen **Facharzttitel oder Zusatzbezeichnungen** führen, können Sie in der Broschüre kurz und knapp den zeitlichen Ablauf der Ausbildung darlegen. Die Broschüre ist schließlich auch ein Instrument zur Imagebildung der Praxis!

Sie sollte in einer patientenorientierten Sprache verfasst werden. Es ist wenig hilfreich, mit dieser Broschüre den Patienten Regeln zu erklären, wie sie sich in der Praxis verhalten sollen!

Den Vermerk, dass die Broschüre nur zum Verbleib innerhalb der Praxis gedacht ist, können Sie sich nach heutigem Recht ersparen!

Die Praxisbroschüre erhält jeder neue Patient. Auch bei telefonischen Anfragen neuer Patienten wird sie versandt!

1 = **Das ist unsere absolute Stärke**
2 = **Darin sind wir gut**
3 = **Naja, geht so**
4 = **Hier haben wir noch Möglichkeiten**
5 = **Hier besteht absoluter Handlungsbedarf**

	1	2	3	4	5
In den Sprechzimmern gibt es keine Energiesparbirnen oder blendende Röhren.	☐	☐	☐	☐	☐
Die Räume werden weitgehend von Deckenflutern beleuchtet.	☐	☐	☐	☐	☐
Vor jedem Sprechzimmer gibt es einen (bronzierten) Spiegel.	☐	☐	☐	☐	☐
An den Wänden gibt es geschmackvolle Bilder.	☐	☐	☐	☐	☐
Unser Wartezimmer hat eine einheitliche Bestuhlung.	☐	☐	☐	☐	☐
Alle Stühle sind in einem einwandfreien Zustand. (Bitte selbst den Sitztest machen!)	☐	☐	☐	☐	☐
Unser Wartezimmer verfügt über eine Spielecke.	☐	☐	☐	☐	☐
Wir bieten ein reichhaltiges Lesezirkelangebot an.	☐	☐	☐	☐	☐
Ich schaue mindestens einmal in der Woche ins Wartezimmer, um u.a. einen Blick auf die vorhandene Literatur zu werfen.	☐	☐	☐	☐	☐
Wir führen eine quartalweise wechselnde Wartezimmeraktion durch.	☐	☐	☐	☐	☐
Unsere Praxis hat eine Corporate Identity.	☐	☐	☐	☐	☐
Wir führen ein Logo.	☐	☐	☐	☐	☐
Das Logo befindet sich als Folie auf der Innenseite der Fenster, die zur Straße führen.	☐	☐	☐	☐	☐
Einheitliche Arbeitsbekleidung ist für uns selbstverständlich.	☐	☐	☐	☐	☐
Alle Teammitglieder tragen Namensschilder.	☐	☐	☐	☐	☐
Wir haben eine Praxisbroschüre, die jeder neue Patient ausgehändigt bekommt.	☐	☐	☐	☐	☐
Wir haben eine regelmäßig erscheinende Praxiszeitung.	☐	☐	☐	☐	☐
Wir führen einen Kontrollplan für die WC-Hygiene.	☐	☐	☐	☐	☐
Alle Türen sind beschriftet.	☐	☐	☐	☐	☐
Unsere organisatorischen Hinweise sind patientengerecht.	☐	☐	☐	☐	☐

Abb. **37** Checkliste „Praxisambiente“.

Privatpatienten

Ein wichtiges Geschäftsfeld für alle Praxen. Leider wird dieses Feld von vielen Praxisinhabern kaum effektiv genutzt. Durchschnittlich hat jede Praxis ca. 10% Privatumsatz. Haben Sie einen höheren Privatanteil, kann das zum einen an der Lage der Praxis liegen und zum anderen – und das ist entscheidender – an der Orientierung auf die Klientel!

Privatpatienten sollten generell im Servicebereich andere Angebote erhalten als GKV-Patienten. Eine durchschnittliche Privatrechnung ist 3- bis 4fach höher als vergleichbare gesetzliche Kassenleistungen. Das liegt an der GOÄ, die ohnehin schon höher bewertet ist als der EBM, und an den Steigerungssätzen derselben.

Die privaten Kassen subventionieren heute durch ihre Zahlungen das gesamte Kassensystem. Ohne Privateinnahmen und Selbstzahlerleistungen wären vielen Praxen in den letzten Jahren gar nicht mehr lebensfähig gewesen. Machen Sie sich bitte auch bewusst, dass Sie neben Ihrer Ausrichtung als Arzt auch Unternehmer sind. Das Finanzamt erwartet von Ihnen Gewinne, ansonsten wird man Ihre Praxis über kurz oder lang schließen. Ihre Mitarbeiter erwarten Entlohnung für ihre Arbeit und die Banken erwarten eine Rückzahlung der Verbindlichkeiten. Ziehen Sie sich also bitte nicht allein auf Ihren hippokratischen Eid zurück. Das System erwartet von Ihnen ein funktionierendes sowie Gewinn bringendes Unternehmen und kein „Mutter-Teresa-Syndrom".

Es kann und darf daher nicht vorkommen, dass Privatpatienten auf der Serviceseite die gleichen Angebote erhalten wie Kassenpatienten. Nun sollten Sie auf keinen Fall ein separates Wartezimmer für diese Patientengruppe einrichten. Ihr Team sollte dagegen eher **unauffällig agieren** und diese Patienten erst gar nicht ins Wartezimmer dirigieren!

Einige Privatversicherer haben die Servicelücke erkannt und reagieren mittlerweile. So hat die DKV in Stuttgart und Köln Zahnarzt- und Hausarztpraxen mit freiberuflich tätigen Ärzten gegründet, die allen Privatpatienten offen stehen! Glaubt man der DKV, ist das erst der Anfang. Sollte die niedergelassene Ärzteschaft nicht serviceorientierter agieren, werden die Privatpatienten wohl mit den Füßen abstimmen und nur noch diese Privatpraxen besuchen!

Praxen, die den besonderen Wert dieser Patientengruppe erkannt haben, verfügen über die 3- bis 4fache Anzahl von Privatpatienten. Folgende Angebote für Private finde ich bei diesen Praxisteams fast immer vor:

- Wartezeiten für Privatpatienten gibt es kaum
- Im Terminkalender werden bestimmte Zeiten reserviert bzw. es wird eine flexible Terminvergabe angeboten
- Professioneller, freundlicher Umgang **mit allen Patienten**

Allein diese Maßnahmen erhöhen deutlich den Privatumsatz! Zustande kommt dieser Erfolg durch die **Mundpropaganda der Privatpatienten**. Gerade P-Patienten gehören zu bestimmten sozialen Gruppen. Man kennt und trifft sich und tauscht selbstverständlich auch Informationen zu Arztpraxen aus.

Weitere Mosaiksteine im Praxismarketing erhöhen den P-Umsatz weiter:

- Professionelle „Effektive Sprache" und Serviceorientierung des Praxisteams
- Geschmackvolles Ambiente mit einer hochwertigen Einrichtung
- Störungsfreie Konsultationen
- Privatsprechstunden

Ich habe schon Praxisteams kennen gelernt, die dieses **gesamte Marketingmix** ausnutzten.

Liebe Frau YZ,

unser ärztliches Team und unsere Praxisassistentinnen freuen sich, dass Sie sich für uns entschieden haben. Wir werden uns engagiert für Sie einsetzen! Wir haben klare Vorstellungen und Konzeptionen unserer Arbeit, die wir Ihnen auf diesem Weg vorstellen werden:

Dienstleistung

Wir sehen uns als Dienstleistungsunternehmen im Gesundheitsbereich. Unser Ziel ist es, Diagnose und Therapie nach aktuellen, abgeklärten und seriösen Kriterien zu bieten. Ziel ist es, eine sehr zeitnahe Diagnostik und Therapie für Sie zu leisten.

Die Untersuchungen werden äußerst diskret, professionell und freundlich durchgeführt. Wir behandeln unsere Patienten genauso, wie wir selbst im vergleichbaren Fall auch behandelt werden wollen. Das Umfeld dafür verlangt eine umfassende logistische Struktur mit großem Aufwand, der in der heutigen Zeit nur noch im privatärztlichen Bereich so erbracht werden kann!

Alles unter einem Dach

Auf .... qm bieten wir Ihnen alle hausärztlichen Standarduntersuchungen inkl. Radiologie, Endoskopie, kardiologische Untersuchungen, Lungenfunktionsdiagnostik, Bluttests und spezielle Funktionstests des Magen-Darm-Traktes. Weitere Überweisungen werden daher häufig nicht notwendig. Ist das doch einmal der Fall, arbeiten wir sehr eng mit anderen fachärztlichen Leistungszentren zusammen. Wir kümmern uns um Ihre Termine und sorgen dafür, dass Sie auch in unseren Partnerunternehmen, in Klinik und Praxis genauso gut behandelt werden wie bei uns!

Kooperation

ist für uns selbstverständlich! Heute kann man nur optimale Diagnostik und Therapie bieten, wenn man mit anderen Fachbereichen kooperiert. Die Mitarbeiter dieser Zentren müssen immer die gleiche Einstellung zu Ihnen haben wie wir! Wir haben mit bestimmten Kliniken, Kolleginnen und Kollegen daher Absprachen getroffen, um Ihren berechtigten Interessen Folge zu leisten.

Von anderen, die mit uns kooperieren, verlangen wir:

- nachkontrollierbare, dokumentierte Qualität
- Absprache und Rücksprache
- ggf. Vermittlung zu weiteren Spezialisten

Unter Berücksichtigung des Datenschutzes bedienen wir uns für den Datenaustausch sämtlicher modernen Methoden.

Seriosität

ist eine Selbstverständlichkeit. Besonders im Arztberuf muss sie gewährleistet sein. Aus unserer Sicht bedeutet dies, dass wir eine klare, moderne, aktuelle Medizin betreiben, von der wir immer selbst überzeugt sein müssen.

Fortbildung

ist für unser gesamtes Team eine Notwendigkeit. Das medizinische Wissen verdoppelt sich alle 5 Jahre, und wer dabei nicht „am Ball bleibt“, kann nicht optimal behandeln.

Höchste Qualität

in der Leistungserbringung ist unser Ziel. Heute bedeutet es einen hohen, finanziellen Aufwand im technischen und hygienischen Bereich modernsten Ansprüchen zu genügen. Bei uns findet eine dokumentierte und systematische Qualitätssicherung statt. Unsere Untersuchungen werden ausführlich dokumentiert (Video/CD/DVD).

„Hightech“ menschlich

ist unsere Devise. Wir legen sehr viel Wert auf eine gut gelaunte, patientenzugewandte Betreuung unter Wahrung der notwendigen Distanz! Wir stehen dazu, uns moderner Methoden zu bedienen, Sie jedoch immer im Mittelpunkt zu sehen. Unser Team bietet Ihnen daher immer eine individuelle Betreuung.

Weitere Informationen können Sie auch über unsere Internetseite www. .... .de bekommen.

Mit herzlichem Gruß

Abb. **38** Brief an neue Privatpatienten.

Bei einer relativ normalen Lage waren dann auch schon einmal bis zu 45% Privatumsatz anzutreffen. Selbst in den neuen Bundesländern oder Gebieten mit einer sehr hohen Arbeitslosigkeit, haben Praxen mit dieser Ausrichtung einen überdurchschnittlich hohen Privatumsatz!

Ich möchte Ihnen nun drei weitere Mosaiksteine im Praxismarketing vorstellen, die sehr effektiv von Ihnen genutzt werden können:

Brief für neue Privatpatienten

Das erste Instrument ist ein Brief, den Ihre Praxis bei der **Neuanmeldung eines Privatpatienten** am gleichen Tag per Post versendet. Meldet sich ein neuer Patient an, sollte die erste Bitte der Mitarbeiterin am Telefon oder in der Praxis sein: „Nennen Sie mir bitte Ihre Krankenkasse." Bitte niemals: „Privat oder Kassenpatient." Hört die Praxisassistentin: Barmenia, Axa, DKV o.Ä., so stellt sie gleich die Frage nach der Adresse, um den Brief versenden zu können. Dieser Brief, in dem sich die Praxis darstellt, könnte so aussehen (Abb. **38**).

Die Vorteile, die dieser professionelle Auftritt bietet, liegen auf der Hand:

- Der Patient hat schon einen weiteren Kontakt mit Ihnen und dem Praxisteam. Es sollte daher auch die Praxisbroschüre beiliegen.
- Er wird in der Auswahl der Praxis bestätigt werden.
- Bestehende Ängste und Unsicherheiten können ein wenig abgebaut werden.
- Ihre Praxis hat wiederum etwas für eine positive Mundpropaganda getan, denn diesen Vorgang wird der Patient weiter kommunizieren.
- Tendenziell wird die Kennenlernphase im späteren Gespräch verkürzt.

Diesen Brief habe ich in einer fachärztlich-internistischen Praxis kennen gelernt. Obwohl die Lage der Praxis in keiner Weise Besonderheiten aufwies, verfügte sie dennoch über ca. 60% Privatumsatz. Ich denke, die Zahlen sprechen für sich!

Brief Zufriedenheitsbefragung

Eine weitere ideale Möglichkeit sich im Gesundheitsmarkt zu positionieren, bietet der nachfolgende Brief (Abb. **39**). Dieser wird entweder der Rechnung einmal im Jahr beigelegt oder aber falls Sie die Rechnung nicht selbst versenden, von Ihnen direkt an den P-Patienten versandt. Selbstverständlich auch nur dann, wenn er im gleichen Jahr Ihre Praxis aufgesucht hat.

Dieser Brief ist selbstverständlich Praxismarketing. Er dient jedoch auch dem **Qualitätsmanagement** Ihrer Praxis. Auf diesem Weg kommen Sie zu Informationen, die Ihnen sonst nicht zugänglich wären. Denn es gibt kaum etwas Geschäftschädigenderes als ein unzufriedener Privatpatient. Besonders dieser wird seine negativen Erfahrungen weitertragen!

Im Rahmen von QM sagen die Ergebnisse auch sehr viel aus. Insbesondere dann, wenn Sie eine nachlassende Zufriedenheit bei einer der Fragen feststellen. Es gilt dann genau zu untersuchen, was die Ursachen dafür sind, diese schnellstmöglich zu beheben um in einer späteren Befragung zu testen, ob die Maßnahmen, die Sie ergriffen haben, erfolgreich waren!

Sprechstunde Vitalität und mehr

Der nächste und letzte Brief, den ich Ihnen anbieten möchte, ist dagegen eher etwas für die echten Profis im Selbstzahler- bzw. Privatpatientenmarkt (Abb. **40**).

Falls Sie Ihre Angebote im Selbstzahlermarkt ausbauen möchten, bietet diese Aktion **eine ideale Basis** dazu. Rein rechtlich sind Sie auf der sicheren Seite, denn Sie sagen ja nicht, dass die Patientin direkt darum gebeten hat, sondern dass Sie das beim letzten Gespräch herausgehört haben. Ein kleiner, aber feiner Unterschied.

Selbstverständlich reicht die GOÄ Ziffer 29 nicht dazu aus, betriebswirtschaftlich in der angebotenen Zeit zu arbeiten. Es müssen schon andere Ziffern dazukommen.

Je mehr der beschriebenen Mittel Sie nutzen, um so größer wird die Akzeptanz Ihres Unternehmens in diesem vielversprechenden Markt sein. Früher oder später kann es sehr

Lieber Herr XY,

vielen Dank für das Vertrauen, welches Sie meinem Praxisteam und mir in diesem Jahr entgegengebracht haben.

Da wir uns seit Jahren kontinuierlich weiterentwickeln, bitten wir Sie um Ihre Mithilfe. Bitte beantworten Sie unsere Fragen, damit wir diesen Weg weiter konsequent fortsetzen können. Der Fragebogen ist anonym gehalten. Zur Rücksendung können Sie den beiliegenden Freiumschlag nutzen.

Ihr Dr. XYZ und Praxisteam

persönliche Angaben:

Geschlecht: weiblich ☐ männlich ☐

Alter: unter 25 ☐ 35–55 ☐ über 55 ☐

Waren Sie zum ersten Mal in unserer Praxis?

nein ☐ ja ☐

Was hat Ihnen während Ihres Aufenthaltes in unserer Praxis am besten gefallen?

....

....

Wo sehen Sie noch Verbesserungspotenzial für mich oder unser Team?

....

....

Mit welchen Schulnoten, 1 sehr gut bis 6 ungenügend, beantworten Sie folgende Fragen

War die Wartezeit für Sie akzeptabel? .... (ca. Minuten: ....)

Wie benoten Sie die Freundlichkeit unseres Teams? ....

Waren Sie mit der ärztlichen Leistung zufrieden? ....

Werden Sie unsere Praxis weiterempfehlen? ja ☐ nein ☐ weiß nicht ☐

Vielen Dank

Abb. **39** „Zufriedenheitsbefragung“.

sinnvoll werden, eine echte **Privatsprechstunde** einzuführen. Ärzte, die einen Nachmittag aus der GKV-Versorgung ausgestiegen sind, berichten immer wieder, wie entspannt, planbar, befriedigend und insbesondere lukrativ die Arbeit in dieser Zeit ist.

Liebe Frau YZ,

bei Ihrem letzten Besuch hatten Sie zum Ausdruck gebracht, dass Sie gerne umfassend über neue und aktuelle Gesundheitsthemen informiert werden wollen. Ich werde diesem, im Übrigen häufig geäußerten Wunsch, mit einem besonderen Angebot nachkommen. In der

Sprechstunde Vitalität und mehr

reservieren wir Ihnen jeweils eine halbe Stunde Zeit für ein besonderes Gespräch. Folgende Themen können dabei z. B. besprochen werden:

- Fragen der gesunden Lebensweise und Lebensführung.
- Der Arzt als Ratgeber und Begleiter zur Gesunderhaltung des Lebens.
- Der Arzt als Ratgeber und Unterstützer bei der Planung und Durchführung sportlicher Aktivitäten.
- Der Arzt als Ratgeber und Helfer bei stressbedingten alltäglichen Herausforderungen.

Nutzen Sie die Möglichkeit eines konstruktiven und fördernden Gespräches und vereinbaren Sie mit unserem Personal einen Termin.

Darüber hinaus werde ich Sie in Zukunft regelmäßig per Post über neue und aktuelle Trends gesunder Lebensführung informieren. Sollten Sie zwischenzeitlich kein Interesse mehr an diesen Themen haben, so teilen Sie uns dies bitte mit. Wir werden Sie dann umgehend aus dem Verteiler streichen.

Ihr

Abb. **40** Brief „Sprechstunde Vitalität und mehr“.

1 = **Das ist unsere absolute Stärke**
2 = **Darin sind wir gut**
3 = **Naja, geht so**
4 = **Hier haben wir noch Möglichkeiten**
5 = **Hier besteht absoluter Handlungsbedarf**

	1	2	3	4	5
Im Terminkalender werden bestimmte Zeiten reserviert bzw. es wird eine flexible Terminvergabe angeboten.	☐	☐	☐	☐	☐
Professioneller, freundlicher Umgang mit allen Patienten ist bei uns Pflicht.	☐	☐	☐	☐	☐
Wir haben für Privatpatienten bestimmte, reservierte Sprechzeiten.	☐	☐	☐	☐	☐
Privatpatienten werden am Wartezimmer vorbeigeschleust.	☐	☐	☐	☐	☐
Wartezeiten für Privatpatienten gibt es bei uns kaum.	☐	☐	☐	☐	☐

Abb. **41** Checkliste „Privatpatienten“.

Non-GKV-Leistungen

Ein Geschäft zu eröffnen ist leicht;
schwer ist es, es geöffnet zu halten.
Chinesisches Sprichwort

Daten

Für Hausarztpraxen ist es sinnvoll, mittelfristig, also in den nächsten 3 – 5 Jahren, einen Non-GKV-Umsatz von mindestens 20% zu realisieren. Damit machen sie sich unabhängiger von den Schwankungen der jeweils gültigen Honorarordnung!

Fachärzte wie Dermatologen, Gynäkologen, HNO-Ärzte, Orthopäden, Augenärzte oder Urologen sollten deutlich mehr Non-GKV-Umsatz erzielen. Etwa um die 40% sind notwendig, um die in diesen Gruppen zu erwartenden Einnahmeverluste aus der GKV kompensieren zu können. Die genannten 20 bzw. 40% sind die untere Basis. Nach oben sind selbstverständlich keine Grenzen gesetzt!

Selbst die KV'en haben sich in letzter Zeit für diese Leistungen engagiert, weil sie erkannt haben, dass alleine mit den Einnahmen aus der GKV auf Dauer keine Praxis zu führen sein wird.

Welches Potenzial hat der gesamte GKV-Markt? Zurzeit werden ca. 270 Milliarden EUR im gesamten Gesundheitsmarkt umgesetzt, 140 Milliarden alleine im Non-GKV-Bereich.

Wichtig ist es, dass darin auch Leistungen in Höhe von 21 Milliarden EUR enthalten sind, die auch von niedergelassenen Ärztinnen oder Ärzten erbracht werden können. Das ist immerhin fast genauso viel, wie die niedergelassenen Ärzte 2003 aus der vertragsärztlichen Versorgung erhalten haben und etwa 15% des gesamten Non-GKV-Bereiches! **21 Mrd. EUR stehen also zur Disposition;** Einnahmen, die von Ihnen getätigt werden können und in sehr vielen Fällen auch besser von Ärztinnen oder Ärzten erbracht werden sollten!

Weitere wichtige Fakten sind:

- **20% der Bevölkerung führen einen präventiven Lebensstil.** Sie treiben Sport, ernähren sich bewusster als andere und sind daher auch bereit, für präventive Maßnahmen selbst zu zahlen. Z. B. treiben ca. 5 Millionen Bundesbürger Sport in Fitnessstudios!
- **40% der Bevölkerung sind nach Umfragen bereit, je nach Leidenssituation selbst dazuzuzahlen.** Das sind beispielsweise Patienten, die für die Akupunktur, die Lasertherapie oder eine Ernährungsberatung infrage kommen.
- **40% lehnen jede eigene Beteiligung, über die Kassenbeiträge hinaus, ab.** Viele ernähren sich ungesund, rauchen und trinken. Wenn sie jedoch krank werden, soll die Allgemeinheit dafür gerade stehen! Falls Sie an einen solchen Patienten geraten, brauchen Sie sich nicht zu wundern, falls er Ihre Angebote ablehnt.

Welche Umsatzchancen ergeben sich daraus für jede Praxis?

Teilen wir die 140 Mrd. EUR, die in Deutschland im Non-GKV-Bereich ausgegeben werden, durch die Anzahl der Bundesbürger, so erhalten wir statistisch ca. 1700 EUR pro Einwohner!

Nehmen wir nun die 15% davon, die für Leistungen ausgegeben werden, die Ärztinnen oder Ärzte erzielen können, so erhalten wir immerhin 255 EUR pro Patient!

Bei einer 1000-Fälle-Praxis unterstellen wir ein stabiles Kontaktvolumen von vorsichtig gerechnet 1500 Patienten im Jahr, denn diese Praxis hat ja nicht in jedem Quartal die gleichen Patienten.

Multiplizieren wir nun 1500 Patienten mit 255 EUR, so erhalten wir die erstaunliche Zahl von ca. **380 000 EUR, die statistisch in einer 1000-Fälle-Praxis umgesetzt werden können.**

Das ist selbstverständlich nur eine theoretische Größe, da jede Praxis nur einen kleinen Teil der Leistungen anbieten kann, die aus dem gesamten Non-GKV-Bereich infrage kommen.

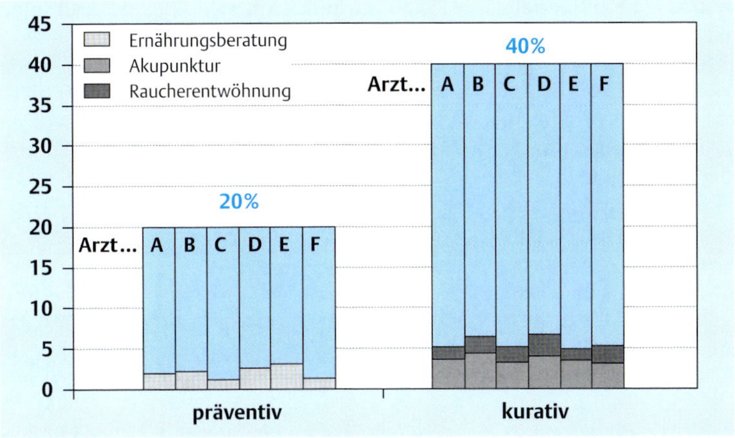

Abb. **42** Selbstzahlerleistungen gemeinsam anbieten.

Das Potenzial ist jedoch da und das in jeder Praxis, gleich in welchem Bundesland. In allen Bundesländern, auch in Gebieten mit hoher Arbeitslosigkeit, florieren z.B. die Fitnessstudios. Dort zahlen die Mitglieder bis zu 700 EUR p.a.

Kooperation

Wirklich erfolgreich und gewinnträchtig wird die Leistungsanbietung jedoch erst, wenn man mit Kolleginnen und Kollegen kooperiert und die vorhandenen Potenziale gemeinsam nutzt. Die eigenen wären sonst gering und zu schnell erschöpft. Als Berater erlebe ich es immer wieder, dass Einzelkämpfer Non-GKV-Felder eröffnen. Die Umsatzkurve im ersten Jahr der Leistungserbringung steigt rasant an. Bis ca. zum 3. oder 4. Jahr nun stagniert das Geschäftsfeld und die Umsatzkurve flacht danach sehr schnell wieder ab. Die Ursache dafür liegt darin begründet, dass die eigenen Patienten, die für diese Leistungen infrage kommen, naturgemäß endlich sind.

Da man keinen Bauchladen von Leistungen anbieten sollte (siehe Kap. *Spezialisierung*), hat man von diesem Punkt an mit sinkenden Einnahmen aus dem betreffenden Geschäftsfeld zu rechnen, es sei denn, man kann Kollegen und Kolleginnen motivieren, Patienten zu schicken!

Oberster Grundsatz in dieser Wettbewerbskooperation: **Niemand rekrutiert fremde Patienten!** (Siehe Kap. *Unternehmenskonzepte*)

Es gibt in diesen Selbstzahlerkooperationen für jede alternative Therapieform **ein Vielfaches an Patienten**. Falls sich eine Gruppe von ca. 5 – 10 Ärztinnen oder Ärzten einig ist, das Potenzial gemeinsam zu vermarkten, ergeben sich völlig neue Perspektiven (Abb. **42**).

- Hat Arzt A, der die Ernährungsberatung durchführt, vielleicht 3 oder 4% Patienten, die dafür infrage kommen, so potenziert sich die Anzahl der Patienten, falls sich seine Mitstreiterinnen und Mitstreiter einig sind. Patienten mit Gewichtsproblemen werden dann konsequenterweise zu ihm überwiesen.
- Ärztin B, die sich seit Jahren auf die Schmerztherapie konzentriert hat und auch die Akupunktur als Selbstzahlerleistung anbietet, bekommt selbstverständlich von Arzt A und allen anderen kooperierenden Partnern diese Patienten zugewiesen.
- Arzt C hat sich seit einiger Zeit auf die Raucherentwöhnung spezialisiert und dabei auch beträchtliche Erfolge zu verzeichnen. Es ist daher für die gesamte Gruppe nur konsequent, diese Kunden zu ihm zu schicken.

Das Schöne daran ist, dass alle für ihre Spezialisierung werben dürfen, wie das Urteil des Bundesverfassungsgerichtes ausführt (Kap. *Spezialisierung*).

Niedergelassene Ärztinnen und Ärzte sind jedoch zumeist Einzelkämpfer. Selbst wenn sie in Kooperationen tätig sind, ist diese Denkstruktur noch vorhanden. **Das eigene Handeln endet häufig an der Praxistüre.**

Viele haben schlechte Erfahrungen gemacht. Bei der Niederlassung spürten sie den heftigen Gegenwind, der aus anderen Praxen wehte. Der enger werdende Gesundheitsmarkt tat sein Übriges dazu. Jedoch aus genau diesem Grund ist ein Umdenken und „Umhandeln" unumgänglich. Die alten Handlungsweisen bergen das Risiko, Umsatzchancen zu verspielen. Nur im Verbund entsteht ein Potenzial, das es ermöglicht, unabhängiger von der GKV zu werden. Dazu bedarf es einiger Absprachen und Spielregeln, an die sich alle halten müssen, um wirklich erfolgreich zu sein:

- **Die Mitglieder der Selbstzahlerkooperation sehen sich als Wettbewerbsgemeinschaft.** Es gilt, die Gemeinschaft zu stärken, um dadurch selbst erfolgreicher zu werden. Es geht also nicht um Altruismus, sondern letztlich um puren Egoismus!
  Das bedeutet, dass jeder Patient, der für eine Behandlung eines Netzkollegen infrage kommt, konsequent auf diese Möglichkeit aufmerksam gemacht wird.
- **Jeder Patient wird nach der Behandlung stets zum Zuweiser zurückgeschickt.** Das ist zumindest zu Beginn der Zusammenarbeit eine wichtige Voraussetzung, um Vertrauen zu bilden. Dieses Vertrauen ist notwendig, um das Einzelkämpferdenken verlassen zu können. Selbstverständlich wird es nicht in allen Fällen möglich sein, die Patienten davon zu überzeugen, die frühere Praxis wieder aufzusuchen. Der Wille dazu muss jedoch erkennbar sein.
  Später ist es durchaus vorstellbar und sinnvoll, dass sich Patienten mit ihren bestimmten Problemen oder Grunderkrankungen auch in einer bestimmten Praxis ansammeln. Das dient letztlich den Patienten und der Praxis.
- **Der Zuweiser erhält eine kurze schriftliche Information über den Verlauf der Therapie.** Das zeigt die Ernsthaftigkeit der Kooperation und hilft dem Zuweiser im weiteren Verlauf in der Zusammenarbeit mit den betreffenden Patienten. Den Patienten wird durch dieses Vorgehen die Professionalität der Kooperation bewusst. Darüber hinaus werden sie sich innerhalb dieses Verbundes gut betreut fühlen.
- **Man verpflichtet sich zu regelmäßigen Treffen, an denen alle Mitglieder teilnehmen.** Dieser Punkt ist der Entscheidende für den Erfolg des Verbundes. Leider sieht die Wirklichkeit in vernetzten Strukturen häufig anders aus. Meist gibt es 10% Macher, 40% Ärztinnen und Ärzte, die nur schwer zu motivieren sind und 50% Trittbrettfahrer. **Für ein Selbstzahlernetz ist dies undenkbar.**

Erfolgreiche Selbstzahlerkooperationen erfordern engagierte Mitglieder

Bei jedem Treffen des Netzes z. B. alle 3 Monate, stellt jedes Mitglied **eine oder zwei interessante Kasuistiken** vor. Diese Fallbeschreibungen sollten professionell vorbereitet und präsentiert werden. Dadurch wird bei den Zuhörern erst einmal ein Bewusstsein geschaffen, welche Möglichkeiten oder Therapieformen die Kolleginnen und Kollegen anzubieten haben. Ich habe es schon häufiger erlebt, dass durch dieses Vorgehen ein Aha-Effekt entstand: „Ja, wenn ich genau gewusst hätte, welche Möglichkeiten Sie haben, hätte ich Ihnen schon eher Patienten geschickt." Diese Äußerung habe ich bei einer Diskussion in einem Selbstzahlernetz aufnehmen können.

Es ist also tatsächlich entscheidend, **den Kolleginnen und Kollegen die Möglichkeiten darzustellen.** Die Netztreffen werden dadurch zu Erfolgsgaranten für die Zusammenarbeit. Wer daran nicht teilnimmt beraubt sich selbstverständlich auch der wirtschaftlichen Möglichkeiten des Netzes.

- **Alle Netzteilnehmer verpflichten sich zur Weiterbildung in ihrem Fachbereich und berichten darüber.** Gleichzeitig sollten selbstverständlich die besten technischen Möglichkeiten zum Einsatz kommen.
- **Die Gruppe erstellt eine „Gelbe Liste" der teilnehmenden Praxen und hält diese mit den entsprechenden Leistungen auf dem neusten Stand.**

Um den Grundstein für eine solche Kooperation zu legen, sind 2, 3 oder 4 Praxen ausreichend. In diesem kleinen Kreis kann die Zusammenarbeit zuerst einmal erprobt und gelebt werden. **Die überschaubare Gruppe bie-**

tet zudem die Gewähr, dass Vertrauen zueinander aufgebaut werden kann. Später können selbstverständlich noch weitere Praxen dazu stoßen. Es sollten jedoch nicht mehr als 10 bis 12 Teilnehmer sein, da sonst der Verwaltungsapparat und die Treffen zu umfangreich werden.

In größeren Netzen kann es sinnvoll sein, mehrere Selbstzahlerzirkel zu installieren. Natürlich können einzelne Leistungen auch von z.B. zwei Praxen gleichzeitig angeboten werden. Diese Konstellation birgt jedoch die Gefahr, dass Unruhe in den Verbund hineingetragen wird.

Wichtig ist es, dass jede Praxis ihren Selbstzahlerschwerpunkt klar definiert.

Soll die Gruppe erweitert werden, ist es sinnvoll **Ausschau nach Ärztinnen oder Ärzten zu halten, die das Leistungsspektrum des Netzes erweitern.**

Wie bietet man die Leistungen an?

Die Schwierigkeit für viele Mediziner liegt darin, diese Leistungen **aktiv** an die Patienten – bzw. Kunden! – zu bringen. Das Selbstverständnis des Berufs lässt es häufig nicht zu, Patienten etwas anzubieten, das nicht von der Krankenkasse übernommen wird. Damit befinden sie sich im Einklang mit vielen Patienten, die immer noch die Meinung vertreten, dass alle Kosten, die innerhalb der Praxis entstehen, von den Kassen getragen werden.

Ein Beispiel dazu habe ich vor einigen Jahren erlebt:

Ein hausärztlich tätiger Internist, Alter 52 Jahre. Die Ehefrau führt ein Gewerbe, Ernährungsberatung, inkl. Diätmittelverkauf. Sie ist damit sehr erfolgreich, was viele Kunden bestätigen.

Eine Patientin, 62 Jahre, Diabetikerin mit Hypertonie und Fettstoffwechselstörungen ist im Gespräch mit ihrem Hausarzt. Nach zwei Minuten äußert die Patientin, was bis dahin nicht Thema des Gespräches war: „Herr Doktor ich werde immer dicker!" Der Internist geht nicht darauf ein, er spricht weiter über die Hochdruckeinstellung. Nach einer weiteren Minute: „Herr Doktor, ich muss mir immer wieder neue Kleider kaufen, weil die alten nicht mehr passen!" Ihr Arzt ging wieder nicht auf das Thema ein.

Nach dem Gespräch habe ich ihn gefragt, was der Grund war, keine Ernährungsberatung bei seiner Frau anzubieten. Die Antwort war bezeichnend: „Ich habe ihr schon oft genug gesagt, dass sie ihr Gewicht reduzieren soll, aber das Gewerbe kann ich doch nicht anbieten!" – Er glaubte, dass es unethisch sei, diese Leistungen anzubieten.

Ursächlich für dieses Verhalten ist die eigene Psyche. Es sind **Glaubenssätze** wie oben beschrieben – „das kann ich als Mediziner nicht anbieten." Diese Glaubenssätze resultieren aus der Identität und dem Selbstverständnis als Arzt. Dieses Selbstverständnis hat sich in den letzten Jahren, bei den Berufseinsteigern, deutlich verändert. Daher haben junge Mediziner seltener solche limitierenden Glaubenssätze.

Schauen wir uns einmal das **Modell der neurologischen Ebenen** (Abb. **43**) an, weil es sehr anschaulich verdeutlicht, was Glaubenssätze bedeuten!

Robert Dilts schreibt dazu: Das Gehirn ist wie praktisch jedes biologische oder soziale System in Form von Ebenen organisiert. Das Gehirn hat verschiedene Verarbeitungsebenen. Das ist der Grund, weshalb verschiedene Ebenen des Denkens und des Seins existieren. Wenn wir das Gehirn verstehen oder Verhaltensweisen verändern wollen, müssen wir uns mit den unterschiedlichen Ebenen befassen. Das Gleiche gilt auch innerhalb des Systems ei-

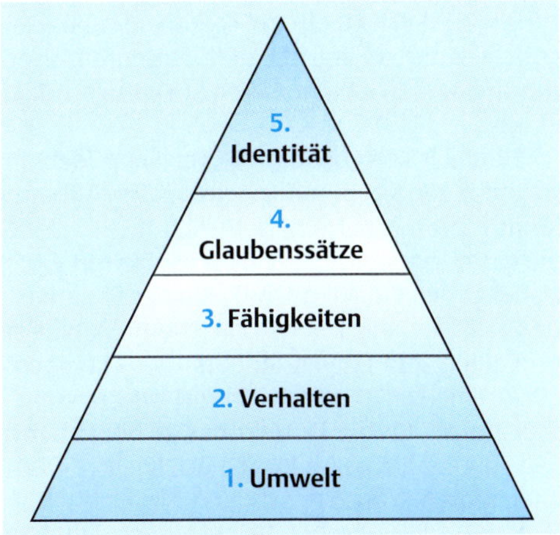

Abb. **43** Modell der neurologischen Ebenen.

nes Unternehmens, in welchem es verschiedene Organisationsebenen gibt.

Aus psychologischer Sicht scheint es fünf Ebenen zu geben, mit denen man am häufigsten arbeitet. Die grundlegende Ebene ist die Umgebung, in der Sie leben, d.h. Ihre äußeren Einschränkungen. Sie wirken auf diese Umgebung durch Ihr Verhalten ein. Ihr Verhalten wird durch Ihre mentalen Landkarten und Strategien gesteuert, die Ihre Fähigkeiten definieren. Diese Fähigkeiten werden mithilfe von Glaubenssystemen organisiert (Dilts, R. B.: Die Veränderung von Glaubenssystemen. Paderborn: Junfermann Verlag, 1993).

Das bedeutet nichts anderes als: Man kann sich seine eigenen Glaubenssätze nicht „ausreden", auch nicht, wenn man scheinbar davon überzeugt ist, dass sie hinderlich oder falsch sind.

Beispiel: Bis vor einiger Zeit haben viele Verkaufsleiter in Unternehmen geglaubt, sie könnten ihre unterdurchschnittlichen Verkäufer zu mehr Abschlüssen bringen, indem sie ihre Fähigkeiten und Verhalten im Verkaufsgespräch trainierten. Das funktionierte bei den meisten nur kurzfristig und sehr bedingt, weil die höhere Ebene der Glaubenssätze ihnen z. B. sagte: „Ich bin ein schlechter Verkäufer." Oder: „Eigentlich bin ich Lehrer und kein Verkäufer."

Glaubenssätze sind, wie gesagt, sehr zäh. Dazu eine kleine Anekdote von Robert Dilts:

Ein Patient glaubt, er sei eine Leiche! Leichen essen und trinken bekanntlich nichts, da sie so etwas nicht benötigen. Der Patient kommt natürlich dahin, wo er mit seiner Störung hingehört, zu einem Therapeuten. Dieser spricht stundenlang mit dem Patienten, kann ihn aber letztlich nicht davon überzeugen, dass er lebt.

Plötzlich kommt ihm die rettende Idee. Er fragt: „Sagen Sie, bluten Leichen?" Die Antwort kommt prompt: „Nein, natürlich nicht." „Sind Sie damit einverstanden, dass ich Sie mit einer Nadel in den Finger steche?" Da der Patient eine Leiche ist und Leichen nicht bluten, gibt er großzügig sein Einverständnis. Der Therapeut zückt eine Nadel und sticht zu. Was passiert: Blut strömt aus der Wunde, darauf der Patient: „Ach du lieber Gott, ich habe mich geirrt – Leichen bluten ja doch!"

Eine lustige Geschichte, die jedoch den Kern der Sache trifft. Nicht einmal ein Beweis, für einen „falschen" Glaubenssatz kann diesen so schnell ändern. Da muss schon einiges mehr passieren!

Glaubenssätze sind natürlich auch, von einer Therapie nicht überzeugt zu sein. Insbesondere betrifft das Therapien, die außerhalb der Schulmedizin liegen. Meine Empfehlung ist: Leistungen, von denen Sie keinesfalls überzeugt sind, sollten Sie nicht anbieten. Sie wirken unglaubwürdig und werden über kurz oder lang diese Leistungen meiden.

Ich kenne den Fall eines Allgemeinarztes, der sich für 10000 EUR ein O_2-Gerät angeschafft hat. Die Maschine war eine Woche in Betrieb, danach verschwand sie ungenutzt hinter einem Vorhang!

Glaubenssätze sind erworbene Wahrnehmungstendenzen, die unsere innere Kommunikation beeinflussen (Anthony Robbins, Das Power Prinzip, Heyne Verlag, München 1991). Letztlich heißt das, dass wir unsere Glaubenssätze in der Vergangenheit selbst erzeugt haben und was selbst erzeugt wurde, muss auch veränderbar sein!

Das Thema der **Veränderung von Glaubenssätzen** wird in meinem Buch *Kommunikation in der Medizin* (Eco-med Verlag 2005) intensiv dargestellt!

Tipps zum Verkaufsgespräch

- **Falls Sie Non-GKV-Leistungen anbieten, sprechen Sie nie von Kosten.** Sprechen Sie besser von Investition. Bei einer Investition weiß jeder, dass er etwas für sein Geld bekommt. Bei Kosten ist das nicht der Fall.
  Bezeichnen Sie Ihren Preis als seinen Eigenanteil. Das klingt wesentlich positiver und der Patient bekommt genau das mitgeteilt, nämlich, dass **er seinen Teil** dazu beitragen muss, wenn sich sein Zustand verbessern soll. Manchmal beträgt der Eigenanteil auch 100%!
  Der Anteil, den Sie mit in das Geschäft bringen, ist ein akzeptabler GOÄ-Steigerungssatz!
  Eine gute Formulierung ist daher: „Ihre Investition für diese Leistung sind XX EUR, als Ihr Eigenanteil!"
- **Bieten Sie den Patienten die Leistung mit Ihren guten Erfahrungen und Erfolgen an,** die Sie mit dieser Therapie gemacht haben.

Ihre Patienten wollen Ihre Meinung hören! Die Meinung des Geräteherstellers oder der Pharmaindustrie interessiert die Menschen daher wenig oder gar nicht.

- **Sprechen Sie den Patienten persönlich an.** Reden Sie nicht nur allgemein von den Vorteilen der Methode, sondern verkaufen Sie die Vorteile für ihn: „*Sie* haben dadurch die Möglichkeit" (Chance) usw. Möglichkeiten und Chancen sind positive Begriffe, die Vorteile signalisieren! Diese Begriffe sind auch aus einem weiteren Grund sinnvoll. Falls Sie den Therapieerfolg als gegeben hinstellen: „Sie werden besser aussehen", geben Sie eine Erfolgsgarantie, und das kann keine Leistung bieten!

> **Kein Patient kauft eine Leistung!**
> **Das Einzige, was er bereit ist zu kaufen, sind Vorteile oder Nutzen!**

Sie kaufen kein Auto um des Autos willen, sondern **wegen des Nutzens**, den das Fahrzeug verspricht: Hausbesuche durchführen, zur Praxis fahren o. ä.

- Absolut professionell ist der Verkauf, den Patienten **sinnesspezifischen Nutzen** anzubieten.
  Beispiele Cellulite: „Mit dieser Methode haben Sie die Chance, sich beim Baden am Strand wieder wohl zu fühlen. Die Blicke anderer werden Ihnen dann wieder angenehm sein."
  Beispiel Gewichtsreduktion: „Sie haben dann die Möglichkeit, wieder Komplimente über Ihre Figur zu hören." Oder: „Sie haben die Chance, sich im Spiegel wieder gerne zu sehen."
  Bei diesen Beispielen wird der Patient innerlich die sinnesspezifische Aussagen reproduzieren und die Vorteile hören, sehen und fühlen. Er wird davon beeindruckt sein!
- **Sollten Ihre Angebote trotzdem nicht angenommen werden, dürfen Sie nicht enttäuscht reagieren!** Das ist unprofessionell und das Anbieten oder Verkaufen von Leistungen gehört nun einmal heute zu Ihrem Beruf dazu.
  Wenn Sie sich in einem Autohaus für ein Fahrzeug interessieren und letztlich doch nicht kaufen, wird ein guter Verkäufer nicht gleich beleidigt sein, denn er wird Sie langfristig trotzdem als Käufer binden wollen.
- Vergessen Sie den Ausdruck **„IGeL-Leistungen"**. Die Bezeichnung ist durch die Diskussionen in den letzten Jahren z. B. von den Kassen negativ besetzt worden. Außerdem stechen Igel und sind daher nicht für jeden Patienten Sympathieträger. Werten Sie diese Leistungen auf und bezeichnen Sie als **besondere Leistungen** Ihrer Praxis!

Drei technische Hinweise zum Anbieten von Non-GKV-Leistungen:

- **Nutzen Sie für jedes Argument nur einen Satz.**
  Wenn Sie alle Vorteile in einen Satz packen, wird wahrscheinlich nur einer in Erinnerung bleiben, in der Regel der letztgenannte und der Rest wird vergessen.
- **Wenn Sie Ihr entscheidendes Argument nennen, betonen Sie es.**
  Etwa so: „Und nun komme ich zum größten Vorteil für Sie." Damit schaffen Sie sich einen starken Auftritt für Ihr bestes Argument. Ihr Gegenüber wird diesen Vorteil gespannt aufnehmen.
- **Wirklich Wichtiges sollten Sie nach einiger Zeit wiederholen.**
  Es ist optimistisch zu glauben, dass Ihr Kunde alles in Erinnerung behält, was Sie ihm im Laufe eines Gespräches kommuniziert haben.

Zusammenfassend die Reihenfolge des Gespräches:

- **Kurze Schilderung der Situation** des Patienten. Erkrankung und bisherige Therapieversuche. Definieren Sie die Einschränkungen, die Ihr Patient durch die jetzige Situation hat.
- **Therapieziel aufzeigen.**
- **Vorteile und eigene Erfahrung** der angebotenen Methode darstellen.
- **Ergebnis bildhaft darstellen.** „Das bedeutet für Sie ..." Lassen Sie ihn erleben, wie es ist, wenn das Therapieziel erreicht ist. Sie schaffen damit eine typische Win-win-Situation!
- **Akzeptanzfrage.** Stellen Sie unbedingt die Akzeptanzfrage sofort und schicken den Patienten nicht nach Hause zum Überlegen!

Jeder Verkäufer hat das Recht, als Abschluss des Verkaufsgespräches diese Frage zu stellen. Jetzt ist die Chance deutlich besser, dass die Zustimmung gegeben wird. Denn die Vorteile sind Ihrem Kunden noch präsent. Falls er noch Bedenken bekommen sollte, kann er immer noch zurücktreten. Ich denke jedoch, durch eine Zustimmung wird er sich sehr wahrscheinlich positiv auf Ihre Leistung einstellen.
Ich habe dieses Vorgehen einmal in einem Workshop empfohlen. 4 Tage später rief mich einer Ihrer Kollegen begeistert an: „Sie haben völlig recht gehabt. Früher schickte ich die Patienten immer nach Hause zum Überlegen. Nicht einmal 20% haben sich danach gemeldet. Wenn ich sie nun direkt frage, erhalte ich zu 80% ein OK."

Es ist sehr hilfreich, zu Beginn des Anbietens von Non-GKV-Leistungen, diese fünf Stufen aufzuschreiben und auf dem Schreibtisch zu platzieren, evtl. in der Schreibtischunterlage. Bei Bedarf liegen sie dann immer bereit!

Was immer du sagst, sage es kurz, und sie werden dir zuhören. Sag es klar, und sie werden es verstehen. Sag es bildhaft, und sie werden es im Gedächtnis behalten.

Joseph Pulitzer

Selbstverständlich muss Ihr gesamtes Team ebenfalls hinter dem Verkauf von Selbstzahlerleistungen stehen. Viele Patienten holen sich dort eine „Zweitmeinung" über die von Ihnen empfohlene Leistung ein. Falls Ihre Mitarbeiterinnen nicht hinter den Leistungen stehen, war das gesamte Verkaufsgespräch für die Katz! Aus zwei Gründen sind Mitarbeiterinnen gegenüber Selbstzahlerleistungen, die ja selbst bezahlt werden müssen, eher skeptisch:

1. Sie sind mit einem ähnlichen Ansatz wie viele Ärzte in den Beruf eingestiegen, nämlich helfen zu wollen und nicht um Profit zu erwirtschaften. Die Grundeinstellung zum Verkauf fehlt also.
2. Sie sind aufgrund Ihres Verdienstes in einer ähnlichen Situation wie die meisten GKV-Patienten und solidarisieren sich daher mit diesen!

Machen Sie Ihrem Team bei der Besprechung klar, wie wichtig diese Leistungen für den Erfolg der Praxis sind. Drei nützliche Dinge bringen Ihr Team mit hoher Wahrscheinlichkeit auf den richtigen Kurs:

1. Bieten Sie Ihren Mitarbeiterinnen und deren Familien die Selbstzahlerleistungen zum Nulltarif an. Sind Erfolge ersichtlich, werden diese mit Sicherheit an die Patienten weitergegeben: „Frau Müller, die Ozontherapie hat bei meiner Mutter auch sehr gut gewirkt. Ich kann Ihnen nur empfehlen sie durchzuführen!"
2. Lassen Sie Ihre Praxisassistentinnen hospitieren. Nur so erhalten Ihre Mitarbeiterinnen Einblick und Vertrauen in die Techniken.
3. Schütten Sie einen gewissen Prozentsatz des Umsatzes an Non-GKV-Leistungen an Ihr Team aus. Nur wer auch partizipiert, wird sich dafür einsetzen!

Gewerbliche Aktivitäten

Immer wenn etwas gehandelt wird, sind es gewerbliche Aktivitäten, die dem Gewerbesteuerrecht unterliegen. Das beginnt schon bei der Tasse Kaffee, den Telefongebühren oder Fotokopien, die Sie in der Praxis verkaufen, außer Sie können diese nach GOÄ abrechnen. Dabei ist es unerheblich, ob dabei ein Gewinn entsteht oder nicht. In allen Fällen werden Ihre gesamten Einnahmen aus der ärztlichen Tätigkeit mit der Gewerbesteuer infiziert. Sie sollten daher peinlich genau die Spielregeln einhalten, die das Steuerrecht vorschreibt:

- **Kein Verkauf in den Praxisräumen.** Das Gewerbe muss über eigene Räume mit eigenem Eingang verfügen. Zu Beginn der gewerblichen Aktivitäten begeben sich einige Ärzte in eine Grauzone. Man weiß ja noch nicht, ob das Gewerbe erfolgreich zu führen sein wird. Also nutzt man vorübergehend die Praxisräume außerhalb der Sprechzeiten und macht dafür mit dem Betreiber des Gewerbes einen offiziellen Miet- oder Nutzungsvertrag. Das schränkt natürlich das Publikum ein, das man ansprechen kann, da das Gewerbe nur am Abend zur Verfügung steht.

- **Der offizielle Betreiber des Gewerbes dürfen nicht Sie sein.** Vorzugsweise nimmt man dazu Familienangehörige.

Weitere wichtige Hinweise:

- Im Gewerbebetrieb dürfen Sie **nicht „beraten“**, denn das ist eine ärztliche Tätigkeit. Sie würden damit in einer Zweigstelle Ihrer Praxis arbeiten, und das ist nicht erlaubt. Wenn Sie dagegen **„informieren“**, sind Sie auf der sicheren Seite.
- Bei der Gründung des Gewerbes immer einen **Steuerberater** einschalten.
- Machen Sie erst eine **Marktanalyse**, bevor Sie ein Produkt in den Markt bringen. Gute Informationsquellen sind Pharmareferenten, die schon lange im Gebiet sind. Sie können Ihnen sagen, welche Praxis in der Nähe z. B. die Ernährungsberatung durchführt.
- Überdenken Sie genau, ob es als Einzelkämpfer Sinn macht, noch weitere Stunden für den Beruf zu opfern, oder ob es nicht sinnvoller ist, mit anderen **zu kooperieren** und sich Risiko, Zeitaufwand und Kapitaleinsatz zu teilen.

Die eigene Internetadresse

Die Werbemöglichkeiten für niedergelassene Ärzte sind beschränkt. Ob es werbewirksam ist, spezielle therapeutische oder diagnostische Möglichkeiten der Praxis in der Tagespresse bekannt zu geben, darüber mag man streiten. Unstrittig ist jedoch, dass die elektronischen Medien auf dem Vormarsch sind. Das Internet wird von immer mehr, insbesondere von jungen oder gut situierten Patienten genutzt. Viele stellen schon heute, insbesondere bei der Facharztsuche oder bei der Suche nach Angeboten im Selbstzahlerbereich im Internet Recherchen an, um geeignete Angebote zu finden. Sie sollten nicht warten, bis alle Patienten dieses Medium akzeptieren, sondern schon heute eine Vorreiterrolle spielen, um auch in Sachen elektronische Medien die Nase vorn zu haben.

Darüber hinaus ist das Internet besonders für Fachärzte interessant geworden. Viele Zuweiser informieren sich gerne mit diesem Medium über Facharztpraxen. Auch junge, das Internet häufig nutzende Hausärzte sind gerne gewillt, diese Informationsquelle zu nutzen.

Folgende Informationen können Sie ins Netz stellen:

- Die gängigen **Hinweise für Patienten** wie z.B. Name der Praxis, Adresse, Wegbeschreibung, Telefonnummern, E-Mail-Adresse, Sprechzeiten, Buslinien, Parkmöglichkeiten oder behindertengerechte Einrichtung der Praxis.
- **Zugehörigkeit zu Praxisnetzen** und deren Aufgabenstellung.
- **Fotos** der Ärzte, am besten beim Patientengespräch und des gesamten Teams bei der Arbeit. Besonders wichtig ist ein Bild der Anmeldung, als Visitenkarte der Praxis.
- **Fremdsprachenkenntnisse von Arzt und Mitarbeiterinnen** können kommuniziert werden.
- **Qualifikationen und Weiterbildungen der Ärzte** können dargestellt werden, auch solche, die nicht zu den bekannten Weiterbildungen gehören.
- **Links** (Verknüpfungen) zu den regionalen Krankenhäusern, Selbsthilfegruppen oder Vergiftungszentralen dürfen nicht fehlen. Weitere mögliche Links können zu Zeitungen, medizinischen Verlagen oder sonstigen Informanten für Gesundheitsinformationen führen.
- **Interessante Themen** aus dem medizinischen Bereich können aufgegriffen werden.
- **Als „Pflichttext" schreibt der § 6 des Teledienstgesetzes vor:**
  - Die zuständige Ärztekammer muss genannt werden.
  - Die gesetzliche Berufsbezeichnung muss angegeben werden.
  - Die Universität muss genannt werden, wo der akademische Grad erlangt wurde.
  - Die gültige Berufsordnung muss einsehbar sein (Link zur Kammer reicht).

Generell kann man nur empfehlen, etwas forscher mit dem Medium Internet umzugehen. Denn auch schon heute zeigt die deutsche Justiz eine Annäherung an Europa, wie das beschriebene Urteil des Bundesverfassungsgerichtes im Kap. *Spezialisierung* zeigt. Diese Rechtsprechung gilt für Anzeigen und Broschüren und daher selbstverständlich auch für das Internet.

Der **Name der Domain** ist ein wichtiges Kriterium für viele Surfer im Netz. Klingt er interessant, ist man eher bereit ihn aufzurufen.

Die **Verwaltung im Netz**, die die Namen vergibt, ist www.denic.de. Hier können Sie feststellen, ob Ihr Wunschname noch frei ist oder welche anderen Möglichkeiten es noch gibt. Haben Sie sich für einen Namen entschieden, entstehen Kosten von ca. 110 EUR im Jahr.

Eine andere Möglichkeit ist es, einen Provider (Anbieter) zu nutzen, wie z. B. www.puretec.-de. Hier sind die Kosten deutlich günstiger und Sie erhalten gegen eine geringe Gebühr einen Speicherplatz von 2 MB für Ihre Daten!

Falls Sie die **Leistungen verschiedener Provider vergleichen** wollen, bietet die Adresse www.webhostlist.de eine geeignete Möglichkeit dazu.

Was benötigen Sie, um eine Homepage zu erstellen?

Selbstverständlich erst einmal einen internettauglichen PC. Einen Zugang zum Internet, Modem oder ISDN-Karte, einen Telefonanschluss und die entsprechende Software. Falls Sie die Seiten selbst gestalten wollen, bietet das Microsoft-Programm Frontpage eine gute Möglichkeit dazu. Dieses Programm übersetzt alle Eingaben in das HTML-Format, auf dem das gesamte Internet aufbaut. Die Darstellung erfolgt ähnlich wie in Microsoft Word.

Eingescannte Bilder können übernommen werden; jedoch ist es sinnvoll, eine Seite nicht größer als 50 bis 60 KB zu gestalten. Die Bilder sollten also einen niedrigen Auflösungsgrad haben.

Die Seite wird mittels ftp (file transfer protocol) an Ihren Webserver übertragen. Die dazu notwendige Software erhalten Sie z. B. unter www.ipswitch.com. Vielfach wird es jedoch nicht möglich sein, die Seiten selbst zu gestalten. Professionelle Hilfe ist erforderlich. Es bieten sich viele Webmaster oder Firmen zur Unterstützung an. Eine einfache Standardlösung sollte nicht mehr als 500 EUR kosten. Die Standardlösung beinhaltet in der Regel ein virtuelles Praxisschild, einige Informationen zu Ihrer Praxis und 3 oder 4 Fotos.

Viele Pharmafirmen bieten ebenfalls einen sehr guten Service, der zum Teil kostenlos angeboten wird. Selbst wenn Sie eine unabhängige, eigene Seite haben, ist es sinnvoll, diese Angebote zu nutzen und damit auf Ihre eigentliche Domain zu verweisen!

Eine eigene E-Mail-Adresse gehört zu jeder Domain, um ein Feedback der Besucher Ihrer Internetseiten zu ermöglichen. Diese können damit direkt mit Ihnen Kontakt aufnehmen. Wichtig ist es in jedem Fall, die Mailbox täglich abzufragen. Machen Sie die Patienten darauf aufmerksam, dass **Hausbesuche oder Notfälle nur über die Telefonleitung** der Praxis angefordert werden können, ansonsten haben Sie solche Anforderungen als E-Mail im PC!

Beachten Sie bitte, dass eine Behandlung via E-Mail grundsätzlich verboten ist.

In jedem Fall sollten Sie Ihre Berufsordnung und die damit bestehenden Beschränkungen für die Werbung beachten. Falls Sie sich nicht ganz sicher sind, ist es sinnvoll, den Entwurf Ihrer Homepage der Ärztekammer vorzulegen. Sie könnten sonst Opfer von Abmahnvereinen oder besonders netter Kollegen werden.

Wie werden Sie im Internet von Ihren Patienten im Netz gefunden? Sie benötigen Einträge bei den diversen Suchmaschinen, damit man Sie im Internet findet.

Da die Anmeldeprozedur bei jeder Maschine sehr aufwändig ist, empfiehlt es sich ein Programm zu nutzen, das die Einträge erleichtert.

Unter www.hello-engines.de bietet man Ihnen die Möglichkeit, Einträge bei ca. 200 Suchmaschinen für Sie zu erledigen. Falls Sie diesen Service in Anspruch nehmen, kommen Kosten von ca. 100 EUR auf Sie zu. Weitere Möglichkeiten finden Sie z. B. unter www.metacrawler.de.

Einen guten Service bieten auch die Ärztekammern oder der BDA.

Viele Verbände und Firmen bieten im Internet eine regionale Zuordnung der Praxen an. Die Patienten geben bei der Suche die gewünschte Fachgruppe und den Postleitzahlenbereich ein und erhalten dann eine Auswahl der entsprechenden Praxen. Diese sind geordnet nach der Menge der Informationen, die jede Praxis im Netz zur Verfügung stellt. Sie können dort auch eine Homepage schnell und mit wenig Mitteln einrichten. Auch die Provider wie T-online bieten regional zuzuordnende Praxisadressen an.

Praxiswertermittlung

Eine Wertermittlung Ihrer Praxis kann aus verschiedenen Gründen notwendig werden. Eventuell ist sie für eine Versicherung oder für Ihre Bankgeschäfte erforderlich. Oder Sie wollen eine/n Partnerin oder Partner aufnehmen, mit einer weiteren Praxis fusionieren oder planen allgemein die Veräußerung. Jedoch auch ohne zwingenden Grund kann es interessant sein, den ungefähren Wert des eigenen Unternehmens zu kennen. Daher sollen an dieser Stelle kurz einige wichtige Aspekte der Praxiswertermittlung beschrieben werden.

Der Good-will-Wert

Der Good-will- oder ideelle Wert ist neben dem materiellen Wert Kenngröße für die Wertermittlung einer Praxis. Er wird für die Leistung des Verkäufers gezahlt, die Praxis auf die heutige Fallzahl, Patienten- oder Zuweiserbindung zu bringen. Plant man dagegen eine Praxisneugründung, erspart man sich den Good-will, fängt jedoch bei Null an!

Dieser Good-will-Wert ist von vielen verschiedenen Faktoren abhängig und wird in der Regel zwischen 33 und 50% des gewichteten Umsatzes der letzten 3 Jahre angenommen, wobei die letzten Jahre höher bewertet werden. Das Beispiel einer hypothetischen Praxis zeigt, wie diese Berechnung aussehen kann:

Einnahmen aus 2001 =
250 000 EUR × 1 = 250 000 EUR
Einnahmen aus 2002 =
240 000 EUR × 2 = 480 000 EUR
Einnahmen aus 2003 =
230 000 EUR × 3 = 690 000 EUR
Summe dieser Einnahmen = 1 420 000 EUR

Diese Summe wird nun durch 6 geteilt und es ergibt sich ein gewichtetes arithmetisches Mittel von 236 000 EUR!

In diesem Beispiel ergibt sich eine Bandbreite des Good-will zwischen 77 900 EUR und 118 000 EUR.

Die höhere Bewertung der letzten Jahre wird angewandt, um den aktuellen Umsatztrend stärker in die Wertermittlung einfließen zu lassen. Die alleinige Zugrundelegung des letzten Umsatzjahres spiegelt dagegen nur eine Momentaufnahme und ist daher keine sinnvolle Berechnungsgrundlage.

Es kommt jedoch nur der Umsatz infrage, den der Nachfolger auch erzielen kann! Hat der abgebende Arzt z. B. die Zulassung für die Röntgendiagnostik und kann oder darf der Käufer der Praxis diese nicht durchführen, so kommen die Umsätze aus dem Geschäftsfeld der Röntgendiagnostik nicht zur Anrechnung! Es ist daher sinnvoll, einen Käufer zu suchen, der das gleiche Spektrum wie man selbst in Diagnostik und Therapie abdeckt.

Steht eine Änderung der Honorarordnung ins Haus oder geänderte gesetzliche Rahmenbedingungen, z. B. eine veränderte Budgetierung o. Ä., so können auch nur die Umsätze zur Berechnung herangezogen werden, die der Käufer in Zukunft erzielen kann.

Es gibt keine festen Regeln für die Ermittlung des ideellen Wertes. Die Festlegung verlangt eine umfassende Würdigung aller wertbeeinflussender Faktoren. Neben dem großzügigen Spielraum zwischen 33 und 50% der gewichteten drei Jahresumsätze, bestimmen weitere wichtige Parameter den Praxiswert. Für diese gilt die Devise „knappes Gut – hoher Preis“:

- Wird die Praxis in einem **gesperrten Gebiet** für Neuzulassungen verkauft, so steigt der Wert.
- Der momentane **Stand von Angebot und Nachfrage** nach Praxen der jeweiligen Fach-

richtung. In der letzten Zeit gab es häufig Schwankungen z.B. durch eine bevorstehende neue Bedarfsplanung, geänderte politische Rahmenbedingungen, die Altersbegrenzung für die Berufsausübung der abgebenden Ärzte oder andere entscheidende Faktoren. In einigen Fällen habe ich daher sogar deutlich höhere Zahlungen als den berechneten Good-will erleben können!

Weitere Faktoren für die Ermittlung des Good-will sind:

- **Die aktuellen Ertragsaussichten.**
- **Der Standort der Praxis.**
  Eine gute Lage wie z.B. in einer Citylage oder Stadtteil mit einem hohen Privatanteil verspricht in Zukunft steigende Umsätze. Für die Lagebeurteilung sind jedoch auch die Erreichbarkeit mit dem PKW (Parkplätze) und die Anbindung mittels öffentlicher Verkehrsmittel interessant.
- **Die Patientenstruktur.**
  Ein hoher Privatanteil erhöht den Praxiswert, wogegen, jedenfalls bis vor kurzer Zeit, ein hoher Anteil an alten Patienten den Wert schmälert. In Zukunft gilt diese Devise nicht mehr uneingeschränkt. Die Honorarstrukturen ab 2005 sprechen eine andere Sprache: Chronisch kranke Patienten werden deutlich besser honoriert, sei es im EBM durch bestimmte Komplexziffern, die Regelleistungsvolumina oder die DMP's!
- **Die Praxisstruktur.**
  - Wie ist die Funktionalität der Praxisräume?
  - Die Laufzeit des Mietvertrages. Gerade dem Mietvertrag sollte man eine große Bedeutung beimessen. Heute gilt die Devise flexibel zu bleiben und auf neue regionale Gegebenheiten schnell reagieren zu können. So ist ein lang laufender Mietvertrag eher ein Hemmnis!
  - Wie hoch ist die Miete per Quadratmeter?
  - Wie hoch sind die Personalkosten?
  - Wie ist der allgemeine Zustand der Praxis? Ist man auf der Höhe der Zeit?
  - Gibt es eine Corporate Identity?
- **Die Qualität in Medizin und Organisation.**
  - Behandelt man in der Praxis nach Leitlinien oder Behandlungsplänen?
  - Wurden regelmäßig Patientenbefragungen durchgeführt und hat man dann auch gehandelt, wenn Möglichkeiten zur Verbesserung offensichtlich wurden?
  - Wie ist die Patientenorientierung des Teams, wird sie im Alltag auch gelebt? (Protokolle der Teambesprechungen!!)
  - Gibt es Checklisten, Verfahrensanweisungen sowie Arbeitsplatzbeschreibungen?
  - Kann die Praxis Zertifizierungen, wie z.B. TÜV med., ISO 9000 oder EFQM nachweisen?
  - Arbeitet die Praxis mit einem geringen Anteil an Papier, führt also eine elektronische Karteikarte und einen elektronischen Terminkalender mit Warteliste?
  - Sind die diagnostischen Geräte mit der Praxis-Software vernetzt?
  - Werden eingehende Befunde elektronisch verwaltet?
- **Die Wettbewerbssituation** am Ort beeinflusst die Wertermittlung ebenfalls. Ist der Konkurrenzdruck groß, kann das den ideellen Wert schmälern. Arbeitet die Praxis dagegen in einem funktionierenden Praxisnetz oder Modellvorhaben mit oder hat man sogar einen Vertrag in der „integrierten Versorgung“, steigert das den Wert natürlich.
- Wie stabil ist die **Bindung der Zuweiser** an die Praxis?

Zur Ermittlung des ideellen Wertes werden die **bereinigten Erträge** (ausgewiesenes Ergebnis + AfA + Finanzierungskosten) der letzten 3 Jahre herangezogen. Das ist besonders wichtig, da nicht nur Umsätze über den Wert eines Unternehmens entscheiden, sondern auch die Erträge, die daraus resultieren!

Für unser Rechenbeispiel bedeutet das:
Erträge aus 2001 =
120 000 EUR × 1 = 120 000 EUR
Erträge aus 2002 =
110 000 EUR × 2 = 220 000 EUR
Erträge aus 2003 =
100 000 EUR × 3 = 300 000 EUR
Summe der Erträge: 640 000 EUR

Die Summe wird nun wieder durch 6 geteilt, und es ergibt sich ein gewichtetes arithmetisches Mittel von 107 000 EUR für den Ertrag!

Der materielle Wert

Diese zweite Kenngröße wird durch einen Inventarspiegel dargestellt: Der Buchwert ist keine Kenngröße, sondern der **Wiederbeschaffungswert**! Es werden alle Werte erfasst, also auch die geringwertigen Wirtschaftsgüter (Schrankinhalt). Bei Geräten ist es sinnvoll, einen Händler einzuschalten, der den Zeitwert genau kennt. Sind die Geräte älter als 5 Jahre, so nimmt man, wenn kein Zeitwert ermittelt werden kann, einen Restwert von 10% an.

Die Addition aus dem ideellen und dem materiellen Wert bestimmt den Kaufpreis der Praxis.

Fazit

Sollten Sie sich ernsthaft mit der Abgabe der Praxis beschäftigen oder die Wertermittlung für die Aufnahme eines Partners benötigen, so kann dieses Kapitel nur ein Anhaltspunkt sein. Unbedingt ratsam ist es, einen unabhängigen, professionellen Fachmann einzuschalten, der ein anerkanntes Wertgutachten erstellen kann. Nur er ist in der Lage, Vergleichskennzahlen einzubeziehen und alle Besonderheiten der Praxisbewertung zu berücksichtigen, denn keine Praxis ist wie die andere. Die Kosten für ein Gutachten rechnen sich auf jeden Fall und sind sehr gut angelegt. Sie beugen damit späteren Auseinandersetzungen über die Korrektheit der Wertermittlung vor.

Regresse

In Zeiten knapper werdender Mittel wird der wirtschaftliche Umgang mit Arzneimitteln einen noch höheren Stellenwert bekommen. So sagt der § 12 SGB V, dass alle Leistungen, also auch alle Verordnungen

- zweckmäßig
- ausreichend
- wirtschaftlich
- notwendig

sein müssen. Die Verordnung ist darauf ausgerichtet, einen Heilungserfolg zu erzielen oder Linderung zu bewirken. Es ist daher erforderlich, jede Verordnung durch eine geeignete Diagnose zu begründen. Wird ein Medikament verordnet, das über dem Kostenniveau der üblichen Therapeutika in dieser Indikation liegt, ist es ratsam, dieses genau zu **begründen**. Beispiel: Sie verordnen statt eines preiswerten Diclofenac-Präparates bei einem Rheumapatienten ein teureres modernes Antirheumatikum. In einem solchen Fall sollte dringend eine fundierte Begründung in der Patientenakte niedergelegt werden!

Begründungen für teurere Präparate sind z. B.:

- bessere Wirkung
- bessere Compliance, z. B. durch eine Einmalgabe
- bessere Verträglichkeit, weniger Nebenwirkungen
- Kontraindikationen anderer Medikamente
- Das bisher verordnete Präparat brachte keinen Erfolg.

Konsequente **Wirtschaftlichkeitsprüfungen** sollen als Richtgrößenprüfung nach § 84 SGB V erfolgen. Ersatzweise ist in Ausnahmefällen noch die Prüfung der Verordnungen nach Durchschnittswerten zulässig. Darüber hinaus werden 2 % der Kassenärzte per Stichprobe geprüft.

Überschreitet der Kassenarzt die Verordnungsrichtgrößen um 25 %, trägt er die Beweislast wirtschaftlicher Verordnungsweise. Kann er die Überschreitung nicht mit **Praxisbesonderheiten** begründen, erfolgt zwangsläufig ein Regress.

Besteht eine Überschreitung der Verordnungsrichtgrößen zwischen 15 % und 25 %, so liegt die Beweislast der Unwirtschaftlichkeit beim Prüfgremium. Dabei ist zu beachten, dass es sich bei den Richtgrößen um Jahreswerte handelt, also eine Quartalsrichtgröße von 115 % oder mehr, alleine nicht unbedingt zum Regress führt.

Der Kassenarzt hat auch hier die Möglichkeit, diese Überschreitung mit Praxisbesonderheiten zu begründen (§ 106 Abs. 5 a SGB V).

Praxisbesonderheiten gehen immer vom Patienten aus. Im Prüfverfahren mit bestimmten Diagnose- oder Therapiemöglichkeiten zu argumentieren, die man anbietet, ist also wenig hilfreich.

Bestimmte Patienten oder Patientengruppen können dagegen erfolgreich Praxisbesonderheiten darstellen:

1. **Patienten, deren Behandlung besonders teuer ist.** Infrage kommen z. B. pAvK-Patienten (Prostavasin), transplantierte Patienten (Sandimmun Opthoral), HIV-Patienten etc.
   Grundsätzlich ist es sinnvoll, eine **Aufstellung besonders teurer Patienten** oder Fallgruppen anzufertigen und diese bereits mit der Quartalsabrechnung der KV einzureichen. Die Verordnungskosten sind darin besonders genau zu benennen. Der Prüfungsausschuss hat dann die Möglichkeit, diese Fälle zeitnah zu berücksichtigen! (s. Tab. **7**).
2. **Patienten, die in Diagnose oder Häufigkeit unüblich für die Fachgruppe sind.** Hier wäre z. B. ein Hausarzt betroffen, der sich auf die Behandlung phlebologischer Patienten

spezialisiert hat und daher einen übergroßen Verordnungsanteil an niedermolekularen Heparinpräparaten statistisch aufweist. Weitere **Beispiele für Patientengruppen**, die bei gehäuftem Auftreten eine Praxisbesonderheit für die entsprechende Fachgruppe darstellen:

- Diabetiker
- Hypertoniker
- Patienten mit Fettstoffwechselstörungen
- HIV-Patienten
- Asthmatiker
- Rheumatiker
- Allergiker
- onkologische Patienten
- magenkranke Patienten
- depressive Patienten
- kardiologische Patienten mit besonders hohem Aufwand
- besonders alte Rentner usw.

Eine entscheidende Bedeutung kommt der Häufung dieser Patienten zu. Behandeln Sie z.B. sehr viele kardiologische Patienten mit besonders hohem Aufwand, so stellen Sie diese per EDV zusammen:

- Name und Geburtsdatum des Patienten
- Kasse und Status
- Diagnose
- Medikament/e
- Begründung für die Wahl des Medikamentes

Ihre EDV-Software sollte die **Diagnose und Medikamente verknüpfen** können. Leider leisten ältere Programme dies nicht, was die Sache etwas aufwändiger macht. Sie müssen dann einzeln diese Patienten ausfindig machen.

Falls die von der KV genannten Verordnungszahlen und die Daten Ihrer Praxis-EDV sich wesentlich widersprechen, sollten Sie von Ihrem Recht auf Akteneinsicht in der Geschäftsstelle des Prüfungsausschusses Gebrauch machen!

Eine Ihrer Mitarbeiterinnen (mit einer schriftlichen Vollmacht) kann dort alle Ihre Rezepte fotokopieren und anschließend die Verordnungssummen addieren. Bei widersprüchlichen EDV-Daten sind letztlich die tatsächlich vorliegenden Rezepte für die Ermittlung der Verordnungssumme entscheidend.

Praxisbesonderheiten sollten substanziert dargelegt werden; am besten ist der durch sie verursachte Mehraufwand in Euro anzugeben.

Sind Sie in der Lage, die Kosten für eine oder mehrere Patientengruppen zu benennen, teilen Sie diese dem Prüfungsausschuss mit. Informieren Sie zusätzlich darüber, dass nach Ihrem Kenntnisstand die meisten anderen Kollegen der Fachgruppe eine deutlich geringere Häufigkeit dieser aufwändigen Patienten betreuen.

Den Prüfgremien liegen keine Vergleichsdaten vor. Das bedeutet, dass es keine statistischen Daten der Kosten gibt, die bestimmte Krankheitsbilder verursachen und das, obwohl der ICD 10 schon seit vielen Jahren im Einsatz ist!

Gegen einen evtl. **Regressbescheid** sollten Sie fristgerecht, d.h. innerhalb eines Monats schriftlich Beschwerde bei der Geschäftsstelle des Prüfungsausschusses, einlegen und zur Begründung auf Ihre Praxisbesonderheiten hinweisen.

Tabelle **7** Quartalweise Darlegung der besonders teuren Patienten

Name, Vorname	Geb.-Datum	Kasse	Diagnose	Therapie	Begründung	Kosten im Quartal

Unternehmenskonzepte

Viele Kenner des Gesundheitswesens sind der Meinung, dass ca. 20 bis 30% der Kassenärzte überflüssig sind. Die Politik stellt die Weichen, damit die KV'en oder Krankenhäuser Kassenarztsitze aufkaufen können. Auf diesem Weg möchte man eine Verringerung der Arztdichte erreichen bzw. in den Wettbewerb der Systeme eintreten.

Schaut man sich die Situation im internationalen Vergleich an, so wird man feststellen, dass auf die Bevölkerungsdichte bezogen Deutschland in der Tat über mehr niedergelassene Mediziner verfügt als andere Länder. Eine Erklärung liegt im deutschen System begründet. Darüber hinaus fragen die KV'en nicht nach der wirtschaftlichen Effizienz einer Praxis, sondern stehen auf dem Standpunkt, dass es allen gut gehen muss, die an diesem System partizipieren. Im Zeichen knapper werdender Ressourcen wird ein Umdenkungsprozess stattfinden müssen. Darauf sollten Sie sich als Praxisinhaber einstellen!

„Der Einzelkämpfer ist tot." Dieser oft gehörte Spruch ist nicht ganz richtig. Es wird auch weiterhin die Möglichkeit geben, als Einzelkämpfer zu bestehen. Jedoch müssen diese Marktnischen besetzen und mit einem deutlich höheren Zeitaufwand arbeiten als Mehrarztpraxen. Schon heute bietet die **Gemeinschaftspraxis** ihren Ärzten einen höheren Freizeitwert als die Einzelpraxis.

Zur kleinen Einzelpraxis ein bezeichnendes Zitat von Prof. Hurrelmann (Univ. Bielefeld):

> **„Die kleine Arztpraxis wird zu einem Tante-Emma-Laden der Medizin. Liebenswert, gemütlich, umständlich, langsam, aber ganz persönlich."**

Ich denke, er trifft den Nagel auf den Kopf. Wir alle haben die kleinen Lebensmittelläden geliebt und betrauern ihren Abgang. Wir waren und sind dennoch nicht bereit weiterhin dort einzukaufen, weil die großen Einzelhandelsketten uns mehr Vorteile bieten. In der Preisgestaltung wie im Service!

Genauso werden die Patienten in Zukunft mit den Füßen abstimmen, welche Praxis wirtschaftlich erfolgreich sein wird und welche nicht. Die Patienten haben heute eine Volkskrankheit wie es RA Schade, Wiesbaden, ausführt. Diese Krankheit heißt „angina temporis" – chronischer Zeitmangel. Das erklärt den Erfolg von Ärztehäusern und Praxen, die aus mehreren Fachgruppen bestehen. Die Patienten finden viele „Spezialisten" unter einem Dach vor und fühlen sich daher gut versorgt!

Ein weiterer Vorteil für Mehrarztpraxen sind die Kostenvorteile. Rechnet man heute für eine Einzelpraxis, je nach Fachgruppe, 50 bis 60% Kosten, so erreichen Praxen mit mehreren Medizinern deutlich günstigere Kostensätze, was auch logisch erscheint, da man sich Räume, Personal und Geräte teilt.

Hier noch einmal die Vorteile auf einen Blick:

> **Weniger Kosten = mehr Gewinn**
> **Weniger Zeitaufwand = mehr Freizeit**
> **Höhere Patientenakzeptanz = mehr Patienten**

Welche Wege bieten sich heute an, wenn man dem Einzelkämpfertum entkommen will? Es sind Kooperationsformen wie **Gemeinschaftspraxis, Praxisgemeinschaft, Medizinisches Versorgungszentrum (MVZ) oder die integrierte Versorgung.**

Gemeinschaftspraxis

Eine ideale Möglichkeit der Kooperation für niedergelassene Ärzte. In Zukunft wird diese Form der Niederlassung auch ortsübergreifend möglich sein. Leider ist das die tendenziell schlechtere Möglichkeit, denn es entfallen viele Kostenvorteile gegenüber einer Praxis unter einem Dach!

Vorteile der Gemeinschaftspraxis gegenüber der Einzelpraxis:

- **Enorme Kostenvorteile.** Nichts schlägt effektiver bei der Gewinnsteigerung durch, als eine Reduktion der Kosten. 60% Kosten in der Einzelpraxis sind die Norm. Ich habe viele Gemeinschaftspraxen beraten, die Kostensätze um die 30–35% hatten.
- **Aufteilung der unternehmerischen Aufgaben.** Der Einzelkämpfer muss sich schlichtweg um alles selbst kümmern, was die Leitung der Praxis betrifft. In der Vergangenheit war das noch zu machen, obwohl wir als Praxisberater mittlerweile einen Zeitbedarf von über 30% an Bürokratie im Praxisalltag des Einzelkämpfers gemessen haben. In Zukunft werden viele Aufgaben alleine kaum mehr optimal zu bewältigen sein. Beispielhaft seien hier nur die verschiedenen **Disease-Management-Programme** oder das **Qualitätsmanagement** genannt. In Kooperationen können sich unterschiedliche Personen um die jeweiligen Bereiche kümmern. Weitere Felder, die in der Absprache bzw. Aufteilung der Aufgaben besser zu bewältigen sind:
  - **Personalführung**
  - **Außendarstellung der Praxis** (z.B. Zuweiserbetreuung)
  - **EDV und Kommunikationsmedien**
  - **Gestaltung der Praxisräume**, Ambiente
  - **Abrechnung** (GKV + PKV)
  - **Hygiene** etc.
- **Bessere Chancen im Gesundheitsmarkt.** Da ist zum einen die bessere Akzeptanz der Patienten zu nennen. Mehrarztpraxen können verschiedene Ausrichtungen bieten: Unterschiedliche Fachrichtungen, Schulmedizin, sanfte Medizin, alternative Medizin oder unterschiedliche Ausrichtungen im Selbstzahlermarkt. Auf der anderen Seite bieten sich gute Chancen als Vertragspartner der Krankenkassen an. In einem neu entstehenden Gesundheitsmarkt, der sich neben der GKV etablieren wird, werden sich insbesondere große Gemeinschaftspraxen oder MVZ sehr gut etablieren können.
- **Bessere Honorarstrukturen.** Auch schon in der Vergangenheit wurde die Gemeinschaftspraxis mit einem Aufschlag beim Honorar, von den KV'en, gefördert. In Zukunft wird sich diese Förderung noch drastisch ausweiten: Gemeinschaftspraxen können ab 2005, mit dem neuen EBM, ca. 60 Punkte je Patient mehr abrechnen. Darüber hinaus wird es einen Aufschlag von 130 Punkten auf das jeweilige Regelleistungsvolumen geben. In der Presse wird z.Zt. von einigen, selbstverständlich Einzelkämpfern, gegen diese Aufschläge polemisiert. Ich halte diese Politik der KV'en jedoch für absolut gerechtfertigt – siehe Punkt 2. der Aufzählung „Aufteilung der unternehmerischen Aufgaben"! Das gesamte Spektrum der Aufgaben, wird für die Einzelkämpfer eine kaum lösbare Aufgabe darstellen. Daher ist das „Zuckerbrot" der KV'en völlig gerechtfertigt!

> **Je größer eine Praxis ist, um so zukunftssicherer wird sie im Markt bestehen können!**

Einige Gemeinschaftspraxen scheitern nach einiger Zeit. Nach meinen Erfahrungen ist es zu 90% die Gewinnverteilung oder unklare Vertragsverhältnisse, die dieses Scheitern bedingt. Für jeden Kooperationsvertrag ist es sinnvoll, einen mit der Materie vertrauten Anwalt einzubeziehen. Die Kosten dafür lohnen allemal, auch wenn Ihnen die Honorarsätze der Anwälte hoch erscheinen.

Viele Ärzte meinen, man könne sich mit einem Standardkooperationsvertrag begnügen. Das funktioniert in den wenigsten Fällen, denn die Menschen, die Verträge schließen, sind zu unterschiedlich.

Es sind:

- die Mentalität,
- die Arbeitsbereitschaft,
- der Wunsch nach Freizeit,
- das Streben nach materiellem Gewinn,
- die Qualifikation,
- die Qualität der Arbeit,

- und **als wichtigster Faktor die Kommunikationsfähigkeit**,

die sie unterscheiden. Absolut wichtig und für das Funktionieren der Gemeinschaft ist daher die Verteilung der Gewinne und die Vertragsgestaltung **durch einen strikt neutralen Gestalter**. Es ist wichtig, den Gewinn entsprechend der Ergebnisse zu verteilen, die erbracht werden. Eine 50-zu-50-Verteilung ist der Keim zum Scheitern der Kooperation. Sinnvoll ist es z.B. nach erbrachten Punkten den Gewinn zu verteilen, denn wer mehr Leistung in die Gemeinschaft einbringt, soll auch mehr davon profitieren. Wir leben schließlich in einer Leistungsgesellschaft und die Gemeinschaftspraxis ist ein Teil davon! Die Punkteverteilung wird recht einfach mit den modernen EDV-Systemen ermöglicht. Eine andere Möglichkeit der Gewinnverteilung ist die Verteilung des Gewinnes nach aufgewandter Arbeitszeit, obwohl das nur die zweitbeste Lösung ist!

Führen Sie schon heute zu zweit eine Gemeinschaftspraxis, so sollten Sie eine noch **professionellere Ausrichtung Ihres Unternehmens** auf den Gesundheitsmarkt überdenken, falls die baulichen Gegebenheiten umgesetzt worden sind, die im Kap. *Raumnutzung und Praxisablauf* ausführlich besprochen wurden. Es kann ein weiterer Arzt eingestellt werden, und das Ärzteteam arbeitet dann im Schichtbetrieb! Zu Beginn der Tätigkeit kann das durchaus ein Zeitentlastungsassistent (Job-Sharing-Partner) sein. Das gilt jedoch nur dann, falls Ihr Planungsbereich gesperrt für Neuzulassungen ist. Der Zeitentlastungsassistent bringt leider kein weiteres Budget mit (nächster Abschnitt), bringt jedoch eine echte Entlastung für das Ärzteteam. Ist Ihr Planungsbezirk dagegen offen für Neuniederlassungen, sollte Ihr neuer Partner oder Partnerin selbstverständlich einen Kassenarztsitz anstreben!

Wie das Ganze funktionieren kann, zeigt noch einmal die Tab. **5**, die schon im Kap. *Raumnutzung und Praxisablauf* (S. 57) beschrieben wurde.

Der Zeitentlastungsassistent

Diese Möglichkeit wurde mit dem 2. NOG geschaffen. Er soll die Möglichkeit zur Entlastung bieten, wie der Name schon sagt. Das ist z.B. sinnvoll, wenn Sie im GKV-Bereich Entlastung suchen, um sich anderen, evtl. lukrativeren Tätigkeitsfeldern widmen möchten.

Außerdem soll der Zeitentlastungsassistent älteren Praxisinhabern den langsamen Ausstieg aus der Praxis ermöglichen.

Sinnvoll ist der Zeitentlastungsassistent nur dann, wenn ein gesperrtes Gebiet für Neuniederlassungen vorliegt. Die Nachteile gegenüber einer Vollzulassung sind in jedem Fall zu hoch, wie gleich zu sehen sein wird.

Grundsätzlich gibt es zwei Möglichkeiten einen Zeitentlastungsassistenten anzustellen:

1. **Jobsharing in Gemeinschaftspraxen** (§ 101, SGB V, Abs. 1, Nr. 4). Diese Form ist nach außen eine echte Gemeinschaftspraxis. Der neue Partner steht also auch auf dem Stempel und dem Praxisschild, hat jedoch eine beschränkte Zulassung, da er sich den Kassenarztsitz mit einem Kassenarzt teilt. Der Kooperationsvertrag muss von der KV genehmigt werden (Zulassungsausschuss). Jeder Arzt haftet für seine Tätigkeit selbst. Nach fünf Jahren ist der Juniorpartner auf der Bewerberliste an Nr. 1, falls der Senior die Praxis abgeben will. Nach zehn Jahren erhält der Junior eine echte Vollzulassung.
   Wie beschrieben ist diese Möglichkeit nur dann sinnvoll, wenn der Senior langsam aussteigen will, oder andere Tätigkeitsfelder, wie z.B. Non-GKV-Leistungen zu erbringen, anstrebt.
   Für den Juniorpartner ist es außerdem alle-

Tabelle **5**

	MO	DI	MI	DO	FR
8 – 13 Uhr	Arzt A	Arzt C	Arzt B	Arzt A	Arzt C
	Arzt B	Arzt A	Arzt C	Arzt B	Arzt B
13 – 18 Uhr	Arzt C	Arzt B	Arzt A	Arzt C	Arzt A

mal sinnvoll, parallel einen Antrag auf Vollzulassung zu stellen, da Jobsharingpartner auf der Bewerberliste relativ hoch eingestuft werden. Es ist also i.d.R. davon auszugehen, dass, falls ein Sitz frei wird, relativ kurzfristig eine Vollzulassung erteilt werden kann!

2. **Anstellung als ganztags oder halbtags beschäftigter Arzt** (§ 101, SGB V, Abs. 1, Nr. 5). Ist nur sinnvoll zur Entlastung des Seniors. Der oder die Juniorpartner (zwei halbtags beschäftigte) erscheinen nicht auf dem Praxisschild oder Stempel und der Senior haftet für seine Angestellten. Dieser Vertrag muss der KV vorgelegt werden.

Für beide Möglichkeiten gilt: Die Partner müssen der gleichen Fachgruppe angehören und dürfen ihre Leistungsmenge nicht mehr als 3% ausweiten (Punktzahlvolumen).

Partnerschaftsgesellschaft

Eine Kooperationsform mit Zukunft. Diese Rechtsform gibt es bei den Anwälten schon länger. Hintergrund ist, dass auch in diesem Beruf enorm viel Fachwissen präsent sein muss, was der Einzelne alleine nicht mehr optimal leisten kann. Kein Anwalt kann Top-Spezialist für Familien-, Arbeits-, Wirtschafts- oder Verkehrsrecht sein. In der Partnerschaftsgesellschaft schließen sich mehrere Spezialisten unter einem Namen zusammen. So findet der Mandant in einer Kanzlei, seinen Anwalt für alle Fälle!

Die Gesellschaft für Mediziner firmiert unter einem Namen wie z.B.:

Dr. Kröger und Partner
Dr. Siegfried Kröger
 Facharzt für Allgemeinmedizin
Dr. Peter Meyer
 Facharzt für innere Medizin
Dr. Irene Grün
 Fachärztin für Hautkrankheiten
Rainer Oberdorf
 Psychotherapeut
Andrea S. Schwabe
 Dipl.-Oecotrophologin

Diese Gesellschaftsform ist ideal geeignet, wenn sich der Seniorpartner aus dem Geschäft zurückziehen will oder muss (Altersbeschränkung). In jedem Fall behält er die Kontrolle über die Gesellschaft und kann sich weiter um die Privatpatienten und die Urlaubsvertretungen kümmern.

Der größere Vorteil liegt darin, den Patienten **viele Spezialisten unter einem Dach** anbieten zu können, analog dem Ärztehaus, hier jedoch unter einem Namen, Praxisschild und Briefkopf.

Ein weiterer Vorteil entsteht durch die Integration anderer Gesundheitsberufe, außer Heilpraktikern. Es werden dadurch viele Problemlösungen aus einer Hand angeboten. Präventive Non-GKV-Leistungen können z.B. durch Oecotrophologen, Krankengymnasten oder Physiotherapeuten in die Gesellschaft integriert werden. In dieser Form wird eine Maximalversorgung von GKV-Patienten durch Zuzahlung ermöglicht.

Die medizinische Partnerschaftsgesellschaft muss anders als die der Anwälte **unter einem Dach praktizieren** und rechnet zurzeit noch mit einer Abrechnungsnummer bei der KV ab. Die Gewinnverteilung wird intern durch Verträge geregelt. Der 10%-Zuschlag, den die Gemeinschaftspraxis erhält, wird nicht gewährt!

Medizinische Versorgungszentren

Eine neue Versorgungsform, die das GMG zum 1.1.2004 möglich gemacht hat, sind die medizinischen Versorgungszentren. Sie sind **fachübergreifend, unter einem Dach** organisiert. Das MVZ soll fachübergreifend und interdisziplinär seine Leistungen durch angestellte Ärzte erbringen. Diese Zusammenarbeit soll Patienten umfassend „aus einer Hand“ versorgen.

Die Anstellung eines Arztes in einem zugelassenen medizinischen Versorgungszentrum **bedarf der Genehmigung** des Zulassungsausschusses.

Betreiber dieser Zentren können niedergelassene Ärzte oder auch Krankenhäuser sein, was sicherlich zu einer weiteren **Verschärfung des Wettbewerbes** im ambulanten Bereich führen wird. Das MVZ muss zwar von einem Arzt geleitet werden. Das bedeutet jedoch nicht, dass dieser auch der Geschäftsführer dieses Zentrums sein muss. Diese Aufgabe kann auch ein Nichtmediziner wahrnehmen.

Als Rechtsform lässt der Gesetzgeber viele Möglichkeiten zu. Im SGV V kommt zum Ausdruck, dass **alle zulässigen Rechtsformen möglich** sind, also z. B. GmbH oder AG. Kaum möglich werden jedoch OHG oder KG sein, da der ärztliche Beruf kein Gewerbe ist (HGB bzw. BÄO).

Im SGB V werden Medizinische Versorgungszentren als fachübergreifende **ärztlich geleitete Einrichtungen** definiert. In diesen Zentren tätig werden, dürfen nur Ärzte, die in das Arztregister eingetragen und als **Angestellte oder Vertragsärzte** tätig sind. Es ist allerdings noch völlig offen, wie Vertragsärzte in ein medizinisches Versorgungszentrum integriert werden können, falls diese nicht als Angestellte, sondern weiterhin als niedergelassene Vertragsärzte tätig werden wollen. Viele rechtliche Fragen bleiben noch ungeklärt, so dass man erst einmal abwarten muss wie sich die MVZ in den Gesundheitsmarkt integrieren werden.

Sicherlich werden die MVZ eine gute Möglichkeit der ärztlichen Tätigkeit bieten, z. B. falls man als Berufsanfänger selbst kein unternehmerisches Risiko eingehen möchte. Auf der anderen Seite ist es für bereits niedergelassene Ärzte schon mit einem gewissen Risiko behaftet, sich im MVZ anstellen zu lassen. Man verliert durch die Anstellung den eigenen Kassenarztsitz und erhält ihn nicht sofort zurück, falls man wieder ausscheiden möchte. Diese Möglichkeit bietet sich erst nach 5 Jahren der Tätigkeit im MVZ.

Zusammengefasst noch einmal die Vorteile des MVZ:

- **deutlich mehr Zeit für die medizinischen Aufgaben,** da ein professionelles Management gebildet werden kann;
- **Kooperation auch mit Nichtmedizinern,** z. B. Apotheken;
- **abgestimmtes ärztliches Handeln untereinander,** dadurch evtl. Vermeidung von Doppeluntersuchungen und enges Zusammenarbeiten aller Beteiligten;
- **kein unternehmerisches Risiko;**
- **günstigere Kostenprofile** durch gemeinsame Nutzung der diagnostischen und therapeutischen Möglichkeiten;
- **keine Altersbegrenzung für die Niederlassung.** Auch nach dem 55. Lebensjahr kann sich der Arzt im MVZ anstellen lassen. Die Altersgrenze für die Tätigkeit als Kassenarzt bleibt selbstverständlich bestehen.

Branding

Für Zentren oder größere Praxen macht es sehr viel Sinn, diese als Marke im regionalen oder überregionalen Gesundheitsmarkt zu platzieren. Der Ausdruck Branding (engl. Brandmarken) stammt ursprünglich von den amerikanischen Viehzüchtern, die ihre Rinder mit Brandzeichen gekennzeichnet hatten.

Im Marketing wird heute im übertragenen Sinn für den Prozess der Verknüpfung von z. B. Dienstleistungen mit einer Marke der Begriff Branding genutzt. Wir alle kennen und benutzen Markennamen ständig. Was verlangen Sie, wenn Sie im Geschäft nach Papiertaschentüchern fragen? Eine Rolle Klebestreifen für das Büro? Babywindeln oder Hamburger? Brandings werden sehr erfolgreich von Unternehmen platziert. Eine erfolgreiche Marke bietet ein hohes Maß an Identifikation und Qualität. Sie ist anziehend, vertrauenswürdig und ruft Loyalität hervor. Häufig ist man sogar bereit einen höheren Preis zu zahlen, wenn man seine Marke bekommen kann!

Dieses erfolgreiche Vorgehen bietet sich gerade für niedergelassene Ärzte an. Außerdem macht es gar keinen Sinn, bei der Telefonnennung 3, 4 oder 5 Ärztenamen herunterzubeten. Ein kurzer, knackiger Markenname ist da schon effektiver!

Beispiele: Kardiologische Praxis Südstadt, Praxis am Kuhtor, Praxis Breddestraße, Ärztezentrum Neumarkt, Hausarztzentrum Essen-Frintrop, Orthopädisches Zentrum Mitte, etc.

Man kann nur dazu raten, kurzfristig gute, wirkungsvolle Brandings zu besetzen. Wenn Sie z. B. den Begriff „Zentrum“ in Ihrem regionalen Markt nicht nutzen, wird es jemand anderes tun!

Integrierte Versorgung

Ein enormer Hemmschuh unseres Gesundheitswesens ist die strikte, sektorale Trennung der Bereiche. Der Ambulante, Stationäre, Pflege-, Arznei- und der Rehabilitationssektor arbeiten, völlig abgeschottet voneinander, nebeneinander her. Patienten müssten daher heute häufig selbst tätig werden, falls sie einen dieser Bereiche verlassen und einen anderen Bereich aufsuchen wollen oder müssen. Es fehlen schlichtweg die adäquaten Ansprechpartner. Mehrfachuntersuchungen und erhöhte Kosten sind weitere Nachteile dieses Systems.

Die Notwendigkeit, mit wenig Mitteln ein optimales Ergebnis zu erzielen, kann in solchen Konstellationen kaum erreicht werden. Die Folgen sind häufig Unter-, Über- oder Fehlbelegungen in bestimmten Bereichen. Gerade die Überalterung der Gesellschaft wirkt sich verschärfend in dieser Situation aus. Ein enormer Anstieg der Kosten durch immer mehr chronisch kranke Menschen und häufige Multimorbidität erfordern neue Strukturen. Denn nur ein sektorübergreifendes Handeln ermöglicht gute Ergebnisse auch bei eingeschränkten Mitteln!

Da die finanziellen Anreize völlig anders gesetzt waren, hatte bis dato kaum jemand ein echtes Interesse daran, sektorübergreifend zu agieren – außer den Patienten selbstverständlich!

Mit dem GMG vom 1.1.2004 wurde das nun anders. Der § 140a SGB V – neu: „Abweichend von den übrigen Regelungen dieses Kapitels können die Krankenkassen Verträge über eine verschiedene Leistungssektoren übergreifende Versorgung der Versicherten oder eine interdisziplinäre-fachübergreifende Versorgung mit den in § 140 Absatz 1 genannten Vertragspartnern abschließen. Soweit die Versorgung der Versicherten nach diesen Verträgen durchgeführt wird, ist der Sicherstellungsauftrag nach § 75, Absatz 1 eingeschränkt."

Die Möglichkeiten, die sich daraus ergeben:

- Option auf Einzelverträge verschiedener Leistungserbringer.
- Dadurch eine Versorgung, bzw. Behandlungspfade „aus einer Hand."
- Neue Vertrags- und Vergütungsformen werden ermöglicht.
- Regelleistungsvolumina oder Budgets werden durch alternative Vergütungsformen umgangen.

Ermöglicht werden diese neuen Chancen der sektorübergreifenden Kooperation durch eine Anschubfinanzierung. 1% der Gesamtvergütungen von ambulantem und stationärem Sektor wird von den Kostenträgern einbehalten und der integrierten Versorgung zur Verfügung gestellt (~680 Mio. EUR). Damit erschließen sich die Teilnehmer dieser neuen Versorgungsform einen völlig neuen Markt und können Verluste, die ihnen durch den Vorwegabzug der 1% entstanden wären, kompensieren. Auf einen Nenner gebracht ist das zum ersten Mal eine echte Revolution:

Wer sich nicht an den neuen Möglichkeiten beteiligt, verliert.

Denn alle die sich nicht an diesen neuen Möglichkeiten beteiligen, subventionieren dieses System. Die Folgen werden in den nächsten Jahren sichtbar werden:

- Kliniken, kapitalkräftige Ärzte oder Investoren einer integrierten Versorgung, kaufen junge, risikoscheue Kollegen „preiswert" ein.
- Kleine Praxen bzw. kostenintensive Einzelpraxen erfahren einen enormen Konkurrenzdruck.

Die Verträge zur integrierten Versorgung werden mit den Kostenträgern geschlossen. Dazu müssen den Kassen Ideen für diese Modellprojekte vorgelegt werden, die zum einen helfen können, Kosten zu sparen und zum anderen eine Verbesserung der Versorgung für Patienten bedeuten. Diese Verträge sollen allerdings nicht das „normale Miteinander" beschreiben, sondern eine echte Verbesserung der Versorgung bedeuten!

Verschiedene Vertragsformen zwischen Krankenkassen und „Systemanbietern" sind denkbar. Es können Modellprojekte bei bestimmten Krankheitsbildern sein, die jeweils mit bestimmten Komplexpauschalen vergütet werden, oder aber eine Vollversorgungsvariante wie bei den amerikanischen Managed Care Projekten.

Vernetzung

Die Möglichkeit, nicht nur für Einzelkämpfer, die Herausforderungen der Zukunft zu meistern.

Ausdrücklich nicht gemeint sind die Vernetzungsbestrebungen der Kassen und KV'en. Diese binden wieder einmal alle Praxen, auch die ineffizienten und Trittbrettfahrer mit ein. Das erste und wichtigste Ziel dieser Netze sind Kostenreduktionen. Einerseits durch Einsparungen bei den Medikamenten, andererseits bei den Krankenhauseinweisungen. Diese Ziele sind selbstverständlich erstrebenswert, sie dürfen jedoch nicht der Fokus des Netzes sein. Viel wichtiger ist es doch, dass die gut wirtschaftenden Praxen direkt profitieren. Modelle wie das der AOK in Thüringen, bei dem die Praxen 1 bis 2 Jahre, bei Kosteneinsparungen im Medikamentenverbrauch, einen Bonus bekommen hätten, danach jedoch einen neuen niedrigeren Sockel für ihre Pharmakotherapie zur Verfügung gehabt hätten, sind für die einzelne Praxis sicher nicht erstrebenswert. Zumal die Ärzte in Erklärungsnot gegenüber ihren Patienten gekommen wären, wenn sie auf ein preiswerteres Präparat umgestellt hätten.

Leider sind die KV'en von Nordrhein und Berlin 2002 auf genau diesen Zug aufgesprungen. In der Öffentlichkeit machen diese Vereinbarungen einen überaus negativen Eindruck, denn für die Patienten stellt es sich so dar, dass ihr behandelnder Arzt an ihnen verdient, falls er ein preisgünstigeres Medikament verordnet!

Viel effizienter wird die Netzstruktur in Form von **Wettbewerbsnetzen**. Der ehemalige Berliner KV-Vorsitzende Dr. Roderich Nehls sagt dazu:

„Seien Sie klug und vernetzen Sie sich, mit anderen Klugen!"

Was ist mit einem Wettbewerbsnetz gemeint?

Es ist eine Vernetzung in kleinerer Form, zumindest am Anfang. Es genügt, mit vier oder fünf aktiven Ärztinnen und Ärzten zu beginnen. Später werden weitere Interessierte zu ihnen stoßen.

Zu Beginn der Netzarbeit sollten Ziele definiert werden. Jedem im Netz muss klar sein, wo die Reise hin geht und wo die Prioritäten des Netzes liegen!

In diesen überschaubaren Netzen kennt man sich, im Gegensatz zum Großnetz, bei dem man wieder – wie bei der KV – eine Nummer ist.

Diese Netze geben den Einzelkämpfern und kleinen Kooperationen die Möglichkeit, sich im neuen Gesundheitsmarkt besser zu positionieren. Die neue Wettbewerbssituation wird durch einige neue Versorgungsstrukturen entstehen:

- Viele Fachärzte werden an Kliniken oder an andere Zentren wechseln.
- Kliniken werden einzelne Bereiche ausgliedern und andere Fachbereiche mit Kassenarztsitzen an die Kliniken binden.
- Consultingunternehmen werden weitere Ärztehäuser und medizinische Zentren gründen.

Die Attraktivität dieser Zentren ist für viele Patienten sehr klar erkennbar.

Der Einzelkämpfer steht dieser Entwicklung relativ hilflos gegenüber. Hier bieten **regionale Netzstrukturen** effektive Möglichkeiten, die eigene Attraktivität für Patienten und Kassen zu steigern:

Alle Umfragen der letzten Zeit zeigen deutlich, dass die Patienten sich in vernetzten Strukturen besser aufgehoben fühlen. Das wird auch die Attraktivität für die lukrativen Chroniker steigern. **DMP-Schulungen** können in Absprache erfolgen. Für die Einzelpraxis wird es kaum möglich sein, alle Programme anzubieten. In der Kooperation bietet sich die Chance alle Programme in Absprache anzubieten!

Eine **gemeinsame Preisliste** kann erstellt und dokumentiert werden.

Selbstzahlerleistungen können in Absprache angeboten werden. Viele Netze haben eine Art „Gelbe Liste" erarbeitet, aus der ersichtlich wird, welche Leistungen außerhalb des normalen Spektrums angeboten werden.

Qualitätsmanagement wird durch Benchmarking (Patientenbefragungen etc.) des Netzes besonders effektiv.

Patientenveranstaltungen können gemeinsam, auch als PR-Aktionen durchgeführt werden.

Ein gemeinsamer **Zuweiserschein** und ein **Patientenpass** sind weitere Möglichkeiten der Außendarstellung des Netzes.

Gemeinsame Fortbildungsmaßnahmen des Netzes stärken die Zusammengehörigkeit der Kooperation.

Therapieleitlinien verbessern die medizinische Qualität, um z. B. Doppeluntersuchungen zu vermeiden. Schließlich ist das qualitative Argument das Entscheidende gegenüber den Patienten. Daher werden den Patienten die Netzstruktur und die Ziele kommuniziert.

Bei dieser Art der Zusammenarbeit wird im Laufe der Zeit Vertrauen zueinander entstehen. Man wird wesentlich eher bereit sein, zum Netzkollegen zu überweisen, weil man weiß, dass der Patient „vom Feindflug zurückkommt." Mitglieder in diesen Wettbewerbsnetzen sind Hausärzte und Fachärzte, für die es in Zukunft immer wichtiger sein wird, ihre **Zuweiser** zu kennen und mit ihnen zusammenzuarbeiten.

In späteren Stadien der Netzarbeit können z. B. eine **Notdienstregelung** getroffen oder eine zentrale Anlaufstelle für Patienten außerhalb der Sprechzeiten eingerichtet werden. Häufig stellen Krankenhäuser dafür Räumlichkeiten und Technik kostenlos zur Verfügung. Langfristig profitieren diese Häuser natürlich auch durch die Anbindung an das Netz!

Ein weiterer konsequenter Schritt in Richtung Optimierung des Netzes und der allgemeinen Versorgung der Patienten ist die **elektronische Vernetzung**. Damit haben im Notdienst und im Vertretungsfall die Patienten die Gewähr für eine optimale Versorgung.

Sie sollten jedoch bei dieser Form der Vernetzung nicht mit einem schnellen finanziellen Rückfluss oder Erfolg rechnen. Diese Netzarbeit ist strategisch angelegt. Sie ist letztlich die Optimierung Ihrer ärztlichen Tätigkeit!

Natürlich sollte ein bestehendes und aktives Netz versuchen, eine Anschubfinanzierung zu bekommen. Diese ist jedoch nicht zwingend erforderlich, da sie immer eine gewisse Form der Abhängigkeit mit sich bringt!

Es sollten nur erfolgreiche Praxen in diese Netze aufgenommen werden. Denn nur erfolgreiche Praxen bilden ein erfolgreiches Netz!

Literatur zum Themenbereich Praxisführung

Autor und Titel	**Themenbereich**
Balint E., Norell J. S.: Fünf Minuten pro Patient. Frankfurt: Suhrkamp, 1975	Kommunikation
Buckingham M., Coffmann C.: Erfolgreiche Führung gegen alle Regeln. Frankfurt: Campus, 2002	Personalführung
Feldmann T.: Igelmanagement. Landsberg/Lech: Ecomed, 2004	Selbstzahlermarkt
Gordon T.: Patientenkonferenz. München: Heyne Verlag, 1995	Kommunikation
Krimmel L.: MEGO. Landsberg/Lech: Arzt + Wirtschaft, 2003	„Preisliste Selbstzahler“
Nüllen H., Noppeney T.: Lehrbuch Qualitätsmanagement in der Arztpraxis. Köln: Deutscher Ärzte Verlag, 2003	QM
O'Connor J., Prior R.: Fair verkauft (sich) gut. Freiburg: Verlag für Angewandte Kinesiologie, 1996	Kommunikation/ Verkauf
Schüller D.: Die erfolgreiche Arztpraxis. Berlin: Springer, 2004	Praxisführung
Thill K.-D.: Die dienstleistungsorientierte Praxismanagerin. Hannover: Schlütersche GmbH, 2002	Praxisassistentin
Welling H.: Kommunikation in der Medizin. Landsberg/Lech: Ecomed, 2003	Kommunikation

Sachverzeichnis

A

Aktivität, gewerbliche 114 f
Akutsprechstunde 66 f
Anamnesebogen 61
Anerkennung 22
Angestellter Arzt 126
Anmeldebereich 59
Anrufbeantworter 81
Arbeitsblock 65
Arbeitsplatzbeschreibung 9
Arbeitsschritt, Überprüfung, systematische 6
Arbeitsvertrag 73
Arzneimittelrichtlinie 18
Arztgespräch s. Arzt-Patienten-Kommunikation 19
Arzthelferin 21
Arzt-Patienten-Gespräch s. Arzt-Patienten-Kommunikation
Arzt-Patienten-Kommunikation 42 ff
- Checkliste 56
- Dauer 42
- EDV 44
- optimierte 57
- Organisation 42 f
- Ratgeber 55
- Redewendung, bevorzugte 53
- Störungsvermeidung 43
- unbefriedigende 19
- Worte, blockierende 51 f
Arztwechsel 19
Assistenz, medizinische 36

B

Begrüßungsformel 80
Behandlungsausweis 9
Behandlungsplan, Chroniker 85
- - Beispiel 86
Bekleidung 100
Beleuchtung 97
Benchmarking 10
Bereich, medizinischer 36
Beschwerde 34 f
Besprechung s. Teambesprechung
Besserwisser 54
Besucher-Fragebogen 14
Betrachtungsweise, ökonomische 4
Bezahlung, leistungsorientierte 29 f
Bild 97
Brainstorming 26
Branding 127
Brief
- Privatpatient, neuer 105
- Zufriedenheitsbefragung 105
Briefing, morgendliches 22
Budget 18
Budgetsteuerung 85 f

C

Callcenter, internes 36
Champignon-Methode 20
Checkliste
- Prävention 94
- Qualitätsmanagement 7
- Qualität, organisatorische 9
Check-up 87 ff
- Befundbericht 90
- Patientenfragebogen 89
- Patienteninfo 89
- Sportler, Aushang 93
Check-up-Patient, Recallbrief 88
Corporate Identity 98

D

Datenfernübertragung 71
Datensicherheit 72
Datensicherung, tägliche 73
Datentransfer 75
Deming-Zyklus 8
Diagnosegespräch 46
Diagnostik 36
Diagnostikgerät, EDV-gestütztes 72
Dienstleistungsunternehmen, modernes 63
Disease-Management-Programm (DMP)
- Gemeinschaftspraxis 124
- Patientenschulung 95
- - Vernetzung 129
Diskretion 36
DMP s. Disease-Management-Programm
Dokumentation
- erleichterte 70
- Qualitätsmanagement 10

E

EDV-Einsatz 70
- Arbeitsvertrag 73
- Checkliste 76
EDV-Warteliste 57 f
- Beispiel 58
- Funktionsbereich 60
EFQM 11
EN ISO 9000 11
Entscheidungsprozess, gemeinsamer 24
Ergebnisqualität 7
Erstkraft 38
Evidence Based Medicine (EBM) 2

F

Facharztpraxis 60
Facharzttitel 101
Fallzahlsteigerung
- Bedeutung 84
- Patient, chronisch kranker 86
Feedback 22 f
Fehlerkultur 10
Fehlerliste 25
Festplatte 72
Flachbildschirm 73
Fördergespräch 10
Fortbildungsmaßnahme, gemeinsame 129
Fremdbefund 72
Führerscheinuntersuchung 77 f
Führung, Konfliktfeld 30 f
Führungskraft, Feedback 23 f
Führungsverhalten, günstiges 19
- - Motivation 21

G

Garderobe 100
Gemeinschaftspraxis 123 ff
- Ablauf 61
- Vorteil 124 f
- Jobsharing 125
Geschäftsfeld
- Patient, chronisch kranker 85 f
- Patientenschulung 95 ff
- Prävention 87
Gespräch (s. auch Arzt-Patienten-Kommunikation)
- diagnostisches 46

- Struktur 46
Gesprächsabschluss 48
Gesprächseinstieg, gezielter 46
Gesprächsführung
- gelungene 46
- Tipp, allgemeiner 48
Gesprächsklima, angenehmes 44
Gesprächspartner 48
Gesprächsposition
- effektive 45
- partnerschaftliche 44
Gesprächszeit 42
Gewerbe 114 f
Gewerbliche Aktivität 114 f
GKV-Bereich
- Präventionsleistung 87
- Zeitsystem, funktionierendes 65
Good-will-Wert 118
- Ermittlungsfaktor 119
Grippeimpfung 87, 91

H

Handzettel 67
Hardware 73
Hausbesuch 75
Hepatitis-B-Impfung 87
Hierarchie 38
Hintergrundgeräusch 80
Hinweis, organisatorischer 101
Hinweisschild 101
Homepage 117
Honorarstruktur 124
Hygienekontrolle 9

I

ICD 10, Software 71
Ideenbuch 25
Infobroschüre 101
Internetadresse, eigene 116 f
Internetnutzung 72

J

Jobrotation 37
Jobsharing, Gemeinschaftspraxis 125
Jugendgesundheitsuntersuchung 87, 91 f
- Aushang 91
- Mailing 92

K

Kabinenkonzept 60
Kabinensprechstunde 66
Kaizen 7
Karteikarte, elektronische 70 ff
Killerphrase 26
Kindervorsorgeuntersuchung 87
Kommunikation (s. auch Arzt-Patienten-Kommunikation)
- fehlende 22
- Rezeption 33
Kommunikationsfähigkeit 5
- Gemeinschaftspraxis 125
Kommunikationshemmnisse 44
Kommunikationskompetenz, Praxisteam 19
Kompetenz-und Verantwortungsbereich 36 f
Konfliktfeld, Führung 30 f
Konsultation s. auch Arzt-Patienten-Kommunikation
- Dauer 42
- Organisation 42 f
- störungsfreie 43 f
Kontaktmodul, differenziertes 65 ff
Kooperation 4
- Arzt, niedergelassener 4 f
- Fitnessstudio 92
Körpersprache 49
Kostenvorteil, QM 7
KPQ 11
Krebsvorsorge 87
Kritik 22
Kurzkontakt 66

L

Langkontakt 66
Laufzettel 70
- Hausbesuch 75
- interner 60
Lebensversicherung
- Gutachten 79
- Musterbrief 78
Leistungsklima, positives 27
Leitbild 11
Leitlinie 9
Logo 98 f

M

Management, schlechtes 20
Marktsegment, neues 4
Medikamentenbestellung
- E-mail 82
- Servicetelefon 82
Mehrarztpraxis s. Gemeinschaftspraxis
Mitarbeiter
- Krankheit 30 f
- Kundenumgang, professioneller 34
- motivierter 19 ff
Mitarbeiterbefragung 10
- Fragebogen 15
Mitarbeiterinnengespräch, jährliches, Dokumentationsbogen 39
Modell der neurologischen Ebenen 111
Musik 98

N

Namensschild 100
Negativdenker 54
Non-GKV-Bereich
- Patientenschulung 95 f
- Umsatzförderung 43
- Zeitsystem, funktionierendes 64
Non-GKV-Leistung 108 ff
- Daten 108
- Kooperation 109
- Preis 32
- Umsatzchancen 108
- Verkaufsgespräch 112 f
Nörgler 54
Normalkontakt 66
Notdienstregelung 130

O

Öffnungszeit 62

P

Partnerschaftsgesellschaft 126
Patient
- chronisch kranker 85 f
- neuer 32
- schwieriger 54
- teurer 121 f
- ungeliebter 50
- zufriedener 32
Patientenbefragung 9
- Beispiel 12 f
Patientengespräch s. Arzt-Patienten-Kommunikation
Patienteninformationsrezept 9
Patientenpass 129
Patientenschulung 95 ff
Patientenstruktur 119
Patienten-und Mitarbeiterzufriedenheit 6 f
Patientenveranstaltung 129
Personal control 23
Personalkosten 64
Prämiensystem 29 f
Prävention 87 ff
Praxisablauf 57 ff
- Checkliste 63
Praxisambiente 97 ff
- Checkliste 102
Praxisassistentin 21
Praxisbesonderheit 121 f
Praxisbesucher
- Befragung 10
- Fragebogen 14

Praxisbewertung
- Patienten-Fragebogen 12 f
- Besucher-Fragebogen 14
- Mitarbeiterbefragung 15
Praxisbroschüre 101
Praxisbudget 18
Praxiserfolg, Basis 19 ff
- - Checkliste 40 f
Praxisfarbe 99 f
Praxisführung, patientenorientierte 31 f
Praxismanagerin 38 f
Praxismotto 100
Praxisorganisation 36 ff
Praxisstandort 119
Praxissteuerung 36
Praxisstruktur 119
Praxisteam, motiviertes 19 ff
Praxisverwaltung 36
Praxiswechsel 19
Praxiswert
- ideeller 119
- materieller 120
Praxiswertermittlung 118 f
Praxisziel 11
Preisliste 77 ff
- Aushang 77
- Checkliste 79
Privatpatient 103 ff
- Checkliste 107
- neuer 104 f
Problemfeld s. Konfliktfeld
Prozessqualität 7
Pufferzeit 67 f

Q

QM s. Qualitätsmanagement
Qualität
- Definition 7
- effektive 6
- medizinische 9
- organisatorische 9
Qualitätsmanagement (QM) 6 ff
- Beauftragter 11
- Einführung 11
- Gemeinschaftspraxis 124
- Handbuch 11
- Qualitätseinteilung 7
- Regelkreis 8
- - Patientenbefragung 9
- Vernetzung 129
- Vorteil 7
Qualitätsmanagementsystem 2
Qualitätsmanager (QMB) 11
Qualitätsregelkreis s. Qualitätsmanagement, Regelkreis
Qualitätssicherung
- Regelkreis 8
- Zielbenennung 8

R

Raumnutzung 57 ff
- Checkliste 63
Recallsystem 9
Recallverfahren 88
Regress 121
- EDV 72
Regressbescheid 122
Regressschutz 71
Reiseimpfung 77 f
- EDV-Programm 92
- Preisliste 77
Rezept 82
Rezeption
- Kommunikation 33 ff
- Service 33

S

Schichtbetrieb 61
Schulungsbereich 36 f
Schulungsraum 60
Selbsthilfegruppe 17
Selbstzahlerleistung
- Leistungsanbietung 111
- Vernetzung 129
Server 73
Servicebereich 36
Servicetelefon 82
Software 74
Softwarehaus 74
Sozialraum 60
Spezialgebiet 16 f
Spezialisierung 16 ff
Spiegel 97
Sportuntersuchung 92 f
- Abrechnung 77 f
- Aushang Check 93
Sprechstunde Vitalität u. m. 105 f
Sprechstundenorganisation 67
Sprechzimmer
- Anzahl 57
- Nutzung, parallele 43
Stellenbeschreibung 37
Stromausfall 73
Strukturqualität 7

T

Tagesmanagement 36
Teambesprechung 24 ff
- Gebote 27
- Protokoll, strukturiertes 27 f
- regelmäßige 24 f
Teamwork 38
Teilzeit 126
Telefon 80
Telekommunikation 80 ff
- Checkliste 83
Termingestaltung, differenzierte 67
Terminpatient 65
Terminsprechstunde 67
Terminsystem 64
- Checkliste 69
- Einführung 68 f
Terminvergabe 65
Therapie, Arbeitsbereich 36
Therapiegespräch 47 f
Therapiezeitrahmen 48
Therapiezeitraum 48
Therapieziel 48
TopService 33

U

Überweisung 82
Unique Selling Proposition (USP) 17
Unternehmenskonzept 123 ff
Unternehmensvision 28 f
Untersuchungsliege 42
Untersuchungsraum 57

V

Verfahrensanweisung 9
Vernetzung 128 f
- elektronische 130
- Patientenveranstaltung 129
Versorgung, integrierte 127
Versorgungsbedarf, besonderer 18
Versorgungszentrum, medizinisches 126 f
Vielredner 54
Vorsorgeuntersuchung 87 f

W

Wartezimmer 97 f
WC-Hygiene 100
Wettbewerbsnetz 128
Wettbewerbssituation 119
Wirtschaftlichkeitsprüfung 121
Wortwahl, bewusste 51 f

Z

Zeitentlastungsassistent 125 f
Zeitmanagement, elektronisches 68
Zeitsystem, funktionierendes 64 f
Zertifizierung 11
Zielbeschreibung 26
Zielkriterien 25
Zufriedenheitsbefragung 105 f
Zuhören, aktives 49
Zusatzbudget 18
Zuweiserschein, gemeinsamer 129
Zuwendung, ärztliche 49